術前・術後ケアの これって正しい？ Q&A 100

編著
西口幸雄

照林社

はじめに

　6年前の9月に、直腸がんで手術を受けることになりました。私自身、たくさんの直腸がんの手術をしてきましたが、自分が手術を受けるなど、予想もしていませんでした。手術の前々日に入院し、看護師のオリエンテーションを受け、主治医の説明を聞きました。前日には腸管洗浄剤を吐き気を催しながら飲み、当日はグリセリン浣腸もしてもらいました。手術は無事に終わり、「枕はするな」と言われ、翌日からは「歩け、歩け」でした。術後2日目にはお粥を食べ、7日目にはイレウスになり、また絶食になりました。イレウスはうまく管理してくれて、手術をせずに回復しました。その後は順調に経過し、現在は経過観察も不要の状態です。

　医療者が患者になってはじめて気づくことはたくさんあります。「術前の腸管洗浄剤は必要なの？」「浣腸は絶対するの？」「こんなに意識がしっかりしているのに枕はだめなの？」など。私たちが普段病棟で何気なく患者さんに指示していることが、本当に正しいことなのか、術前や術直後の、精神的に、肉体的に疲れている状態のときに患者さんを苦しめているだけではないのか、というような疑問が、患者になってはじめて湧いてきました。病棟での術前後の患者管理については、現在でも多くの処置があり、そのほとんどが慣習的に、言い伝えのように行われています。この分野はなかなかエビデンスを確立するのが難しいといわれています。術前・術後管理も少しずつ変化してはきていますが、あまり進歩がないように思います。

　近年、ERAS（術後回復強化）の概念が導入され、術後退院が早くなってきています。侵襲の大きな手術には非常に効果が得られるものだと期待しています。病院経営上も得るところが大きいと考えられますが、今後は患者さんの術前・術後の満足度も検討してほしいところです。

　本書は「普段何気なく行っている術前・術後の管理や処置が本当に正しいことなのか」を、経験豊富な医療者にコメントしていただきながら作成しました。できるだけ根拠となる文献を挙げるようにしましたが、研究されていない分野もたくさんあります。また、病院によって考え方が違う場合もあると思いますが、現時点での、日本の多くの病院のできるだけ最大公約数的な回答にしたつもりです。

　本書が、医療者だけでなく患者さんの疑問の解決に少しでもお役に立てればこのうえない喜びです。

2014年5月

西口幸雄

編著者一覧

■編集

西口幸雄	大阪市立総合医療センター消化器センター 部長

■執筆（執筆順）

日月亜紀子	大阪市立総合医療センター 消化器外科 医長
竹岡由美子	大阪市立総合医療センター看護部 副部長
石川　彰	大阪市立総合医療センター消化器外科（現 医誠会病院消化器外科 医長）
井上　透	大阪市立総合医療センター消化器外科 副部長
吉井真美	大阪市立総合医療センター消化器外科
宮田　剛	東北大学大学院先進外科学分野 准教授
森　至弘	大阪市立総合医療センター消化器外科
加藤裕子	市立岸和田市民病院看護局
栗原重明	大阪市立総合医療センター臨床教育研修部（外科系）
栄　政之	大阪市立総合医療センター肝胆膵外科（消化器外科兼務）
豊山広勝	大阪市立総合医療センター麻酔科 副部長
大平　豪	大阪市立大学大学院医学研究科腫瘍外科
海堀昌樹	関西医科大学外科 准教授
神移　佳	大阪市立総合医療センター麻酔科 医長
中田一夫	大阪市立総合医療センター麻酔科 副部長
牧野圭子	大阪市立総合医療センター看護部（中央手術部）
奥谷　龍	大阪市立総合医療センター麻酔科
田嶋哲三	大阪市立総合医療センター消化器外科
清水貞利	大阪市立総合医療センター肝胆膵外科 副部長
久保健太郎	大阪市立総合医療センター看護部
池田克実	大阪市立総合医療センター乳腺外科 副部長
金沢晋弥	大阪市立総合医療センター麻酔科
金沢愛弓	元・大阪市立総合医療センター看護部（中央手術部）
末武千香	医療法人明和病院看護部 看護師長、皮膚・排泄ケア認定看護師
矢吹浩子	医療法人明和病院看護部 看護部長
細井雅之	大阪市立総合医療センター糖尿病・内分泌センター糖尿病内科 部長
上野宏樹	大阪市立総合医療センター糖尿病・内分泌センター糖尿病内科 医長
金沢景繁	大阪市立総合医療センター肝胆膵外科 副部長
小塚雅也	大阪市立総合医療センター消化器外科
後藤　航	大阪市立総合医療センター消化器外科

辛木吏恵	大阪市立総合医療センター看護部（中央手術部）
笠置益弘	大阪市立総合医療センター麻酔科
嵐　大輔	大阪市立総合医療センター麻酔科
佐々木　剛	大阪市立総合医療センター薬剤部
出口惣大	大阪市立総合医療センター消化器外科
伊東七奈子	前橋赤十字病院看護部
本田優子	大阪市立総合医療センター看護部、皮膚・排泄ケア認定看護師
榊　裕美	大阪市立総合医療センター看護部、皮膚・排泄ケア認定看護師
今﨑美香	大阪市立総合医療センター医療安全管理部、感染管理認定看護師
玉森　豊	大阪市立総合医療センター消化器外科 副部長
中島隆善	大阪市立総合医療センター消化器外科
山中英治	若草第一病院 院長
黒岩志津	大阪市立総合医療センター看護部
上川禎則	大阪市立総合医療センター泌尿器科 副部長
羽阪友宏	大阪市立総合医療センター泌尿器科
上田真美	大阪市立総合医療センター麻酔科
白野倫徳	大阪市立総合医療センター感染症センター/医療安全管理部 医長
宮原聡子	大阪市立総合医療センター集中治療部 主任、集中ケア認定看護師
竹本由香梨	大阪市立総合医療センター看護部
飯山由貴	大阪市立総合医療センター看護部
竹下静子	大阪市立総合医療センター看護部 主任
西口幸雄	大阪市立総合医療センター消化器センター 部長
山本　篤	大阪市立総合医療センター消化器外科 副部長
山中　昇	大阪市立総合医療センター栄養部 保健副主幹
比企直樹	がん研有明病院消化器外科 胃担当部長
峯　真司	がん研有明病院消化器外科 副医長
中村典子	大阪市立総合医療センター栄養部 主査
瀧藤克也	和歌山県立医科大学中央内視鏡部・第二外科 准教授、次長
甲斐利弘	大阪市立総合医療センター精神神経科 副部長
引地克仁	大阪市立総合医療センター精神神経科 副部長
田中政宏	大阪市立総合医療センター精神神経科 副部長
堀　治	大阪市立総合医療センター看護部 副師長
林　皓章	大阪市立総合医療センター精神神経科 医長

CONTENTS

1　術前の処置　　1

- **Q1**　術前の病棟での説明は、病棟看護師だけが行えばいい？ ……… 竹岡由美子　2
- **Q2**　術前の説明は医師任せでいい？　看護師はどのようにかかわる？ …… 竹岡由美子　3
- **Q3**　術前の抗血栓薬、止める期間は今でも1週間？ ……………… 石川　彰　4
- **Q4**　抗血栓薬のヘパリンによる代替療法は必要？ ………………… 石川　彰　6
- **Q5**　ステロイド投与中の患者にステロイドカバーは必要？ ……… 井上　透　8
- **Q6**　術前の呼吸訓練は必死に行わないとだめ？ …………………… 吉井真美　10
- **Q7**　大腸の手術前に、腸管洗浄剤は本当に必要？ ………………… 宮田　剛　12
- **Q8**　術直前の飲水は本当にだめ？ …………………………………… 宮田　剛　14
- **Q9**　術前の入浴・シャワー浴はSSI（手術部位感染）に関連する？ ……… 森　至弘　16
- **Q10**　剃毛は禁止？　除毛をする場合、いつ、どこまで行う？ …… 加藤裕子　17
- **Q11**　臍処置はそれほど必要ないって本当？　どのように行う？
　　　　　　　　　　　　　　　　　　　　　　……… 栗原重明、日月亜紀子　19
- **Q12**　術前に発熱がある場合、手術は行えない？ …………………… 栄　政之　20
- **Q13**　普段服用している睡眠薬は術前日も服用していいの？ ……… 豊山広勝　21
- **Q14**　術前の尿道カテーテル留置は必要？ …………………………… 大平　豪　22
- **Q15**　手術当日、緩下剤で排便があっても浣腸は必要？ …………… 日月亜紀子　23
- **Q16**　術前の輸液は必要？ ……………………………………………… 海堀昌樹　24
- **Q17**　手術当日の内服薬は麻酔科医や病院によって違うけれど、決まりはない？
　　　　　　　　　　　　　　　　　　　　　　　　　　　……… 神移　佳　26
- **Q18**　鎮静薬などの前投薬は必要？ …………………………………… 中田一夫　27
- **Q19**　手術室に入る前にひげは絶対に剃る？　かつらは絶対に外す？ … 牧野圭子、奥谷　龍　29
- **Q20**　術中手袋が破れなければ交換は不要？ ……………… 田嶋哲三、清水貞利　30

2　術後の観察（呼吸・循環・代謝）　　31

- **Q21**　術後の安静は必要？ ……………………………………………… 池田克実　32
- **Q22**　全身麻酔後、ルーチンの酸素投与は必要？ …………………… 久保健太郎　34
- **Q23**　脊椎麻酔後、髄液が漏れて頭痛が起こるというけれど、体位変換は禁止？
　　　　　　　　　　　　　　　　　　　　　　　　　　　……… 金沢晋弥　36
- **Q24**　全身麻酔後、覚醒状態でも枕は入れてはいけない？ ……… 金沢愛弓、奥谷　龍　38

Q25	術後の発熱には解熱薬を投与したほうがいい？	久保健太郎	40
Q26	発熱時のルーチンなクーリングは必要？	久保健太郎	42
Q27	術後の低体温予防は必要ないの？	末武千香、矢吹浩子	44
Q28	周術期の血糖コントロールはどう行う？	細井雅之、上野宏樹	46
Q29	腹水・胸水がたまったときは、利尿薬の投与だけでいいの？	金沢景繁	49
Q30	術後に尿が少なくても朝まで様子を見ていいの？	小塚雅也、金沢景繁	50
Q31	PONVの対策とは？	久保健太郎	52
Q32	術後の鎮静スケールは何を使用する？	久保健太郎	54

3　疼痛対策　57

Q33	腹腔鏡手術って本当に痛くないの？	後藤　航、井上　透	58
Q34	硬膜外カテーテルが留置されていたら痛みは感じない？	辛木吏恵、奥谷　龍	60
Q35	硬膜外投与と静脈投与ではどちらが疼痛緩和に有効？	森　至弘	63
Q36	PCAポンプを用いたほうが痛みの緩和に有効って本当？	笠置益弘	65
Q37	麻酔が切れなくても、鎮痛薬を投与していいの？	嵐　大輔	67
Q38	痛み止めを頻繁に希望する患者はどうすればいいの？	久保健太郎	68
Q39	NSAIDsばかり頻回に使ってもいいの？	久保健太郎	70
Q40	NSAIDsを続けて使う場合、種類を変更したほうがいい？	佐々木　剛	72
Q41	NSAIDsは、一度使うと次は6時間空けてと聞くけれど、その根拠は？	佐々木　剛	75
Q42	NSAIDsを使う場合に胃薬は必要？	佐々木　剛	77
Q43	医師がよく言う蠕動痛ってどうやって判断するの？	出口惣大、清水貞利	79
Q44	創を押さえながらの咳嗽が痛みの予防に効くって本当？	伊東七奈子	80

4　術後創の管理　81

Q45	手術創はどのように保護するとよいの？	本田優子	82
Q46	手術創が密閉ドレッシングされていても、消毒をする必要があるの？	榊　裕美	84
Q47	手術創はいつまで創部の被覆が必要？	今﨑美香	86
Q48	腹帯、T字帯は必要？	久保健太郎	88
Q49	酸素投与は創傷治癒に有効って本当？	久保健太郎	90
Q50	NPWTって何？	久保健太郎	91

5　ドレーン・カテーテル管理　93

- **Q51** ドレーンは、閉鎖式と開放式、どちらを使うのがいいの？ ………… 玉森　豊　94
- **Q52** 受動的ドレーンと能動的ドレーンの違いは？ ………………… 大平　豪　96
- **Q53** 術後、ドレーン排液の色調が変化するのはなぜ？ ………………… 中島隆善　98
- **Q54** 腹腔ドレーン排液の観察ポイントって何？ ………………………… 山中英治　99
- **Q55** 持続吸引ドレーン挿入時、貯留液（血液）がどのくらい増えたら危険？
　　　　……… 池田克実　101
- **Q56** ドレーンのミルキングは行っていいの？　悪いの？ ……………… 中島隆善　102
- **Q57** 胸腔ドレーンをクランプするとき、どうしてエアリークを確認するの？
　　　　……… 吉井真美　103
- **Q58** 離床の際、現在はドレーンをクランプしないって本当？ ………… 黒岩志津　104
- **Q59** 尿道カテーテル留置が長期になる場合、定期的な交換が必要？ … 上川禎則　105
- **Q60** 膀胱訓練は不要と聞くけれど、いつでも不要？ …………………… 羽阪友宏　107
- **Q61** 硬膜外カテーテルによる硬膜外血腫は、いつ発生しやすいの？ … 上田真美　109
- **Q62** ドレーン抜去時期が早くなっている気がするけれど、抜去の基準は？ … 玉森　豊　111
- **Q63** シャワー、入浴はドレーンが抜けるまでだめ？ …………………… 黒岩志津　112

6　感染対策　113

- **Q64** HBV、HCV などの感染症がある場合は特別な注意が必要？ …… 今﨑美香　114
- **Q65** 抗菌薬は、どのタイミングで投与するの？ ………………………… 白野倫徳　115
- **Q66** 術前抗菌薬投与は SSI のみを対象としているの？ ……………… 白野倫徳　117
- **Q67** 術中の抗菌薬追加投与のタイミングは？ …………………………… 白野倫徳　118
- **Q68** 発熱時の血液培養は本当に必要？ …………………………………… 白野倫徳　119
- **Q69** 中心静脈カテーテル刺入部の皮膚に発赤がなければ感染はない？ … 白野倫徳　121
- **Q70** 家族などの面会に、ガウンの着用やガウンテクニックは必要？ … 宮原聡子　123

7　早期離床　125

- **Q71** 術後のギャッチアップはどのような効果があるの？ ……………… 竹本由香梨　126
- **Q72** 身体を動かすと腸蠕動の回復に効果があるというのは本当？ …… 飯山由貴　127
- **Q73** 鎮痛薬を投与してでも離床したほうがいいって本当？ …………… 飯山由貴　128
- **Q74** 高齢者は転倒するリスクが高いので、術翌日は歩かせないほうがいい？… 吉井真美　130

8 深部静脈血栓症（DVT）予防　131

- **Q075** 術後の弾性ストッキングと間欠的空気圧迫法はどう使い分けるの？ …… 竹下静子　132
- **Q076** 弾性ストッキングは術後いつまで装着すればいいの？ …………………… 竹下静子　134
- **Q077** PAD（末梢動脈疾患）をもつ患者のDVT予防対策は？ ………………… 清水貞利　136
- **Q078** PAD患者と知らずに弾性ストッキングや間欠的空気圧迫法を行った場合の対策は？
　……… 清水貞利　138
- **Q079** 術後、ベッド上での下肢運動は静脈血栓症予防に効果的？ ……………… 竹本由香梨　140
- **Q080** 肺塞栓症は重篤な病態になりやすいけれど、事前に診断できないの？ … 清水貞利　142

9 栄養管理　143

- **Q081** 経口摂取の開始時期のめやすは？ ……………………………………………… 山本　篤　144
- **Q082** 早期経口摂取の注意点は？ ……………………………………………………… 井上　透　145
- **Q083** 消化管の手術ではない場合、翌日まで絶飲食する必要があるの？ ……… 海堀昌樹　147
- **Q084** 消化管術後の栄養は、流動食、3分、5分と段階的に上げていかなければいけない？
　……… 山本　篤　148
- **Q085** イレウス管が入っていたら絶対に絶飲食？ ………………………………… 久保健太郎　150
- **Q086** 縫合不全を起こしたら絶対に絶飲食？ ……………………………………… 西口幸雄　152
- **Q087** 経腸栄養剤っていろいろあるけれど、違いは？　どのように選ぶの？ … 山中　昇　154
- **Q088** 術前術後のimmunonutrition（免疫栄養）はなぜ行われるの？
　……… 比企直樹、峯　真司　157
- **Q089** ジー・エフ・オー（GFO®）っていったい何？　どういう患者に、なぜ飲ませるの？
　……… 中村典子　159
- **Q090** 大建中湯は飲み続けたほうがいいの？ ……………………………………… 佐々木　剛　161
- **Q091** 消化管出血に投与される経口用トロンビン末は牛乳での投与が必要？
　……… 佐々木　剛　163
- **Q092** 術後の輸液は、多すぎるとよくないって本当？ …………………………… 佐々木　剛　165
- **Q093** 術後の持続点滴って必要？ ……………………………………………………… 瀧藤克也　167
- **Q094** 術後の経口栄養も推奨されているって本当？ ……………………………… 海堀昌樹　169

10　精神的ケア（術後せん妄への対応）　171

- Q95　そもそも術後せん妄は予防できないの？ …………………… 佐々木　剛　172
- Q96　ベンゾジアゼピンはせん妄を誘発する場合が多いけれど、リスクが高いのはどんな人？
  ……… 引地克仁　174
- Q97　せん妄の患者には、まず何をしたらいいの？ ………………… 田中政宏　175
- Q98　術後せん妄が見られる患者の夜間対応はどうする？ ………… 堀　　治　177
- Q99　せん妄で処方された薬剤、投与に注意しなければならない状況って？ … 甲斐利弘　178
- Q100　せん妄の治療薬は内服薬がほとんどだけれど、絶飲食中はどうするの？
  ……… 林　皓章　180

コラム

周術期管理を変える"ERAS"とは？	西口幸雄	25
酸素投与してもSpO_2が上昇しない場合はどうする？	久保健太郎	35
全身麻酔からの覚醒後、"こんなときどうする？"	金沢愛弓	39
ERASの中の体温管理	末武千香	45
硬膜外麻酔の作用	辛木吏恵、奥谷　龍	62
医療者のエプロン・ガウン着用の意義	宮原聡子	124
術中体位と気をつけたい神経麻痺	池田克実	139
消化管術後に使用される漢方薬	佐々木　剛	162

索引 ……………………………………………………………………………… 181

装丁：町口　景（MATCH & COMPANY）　本文イラスト：ササキサキコ、村上寛人、SUNNY/FORMMART
本文デザイン：ササキサキコ　DTP製作：広研印刷株式会社

- 本書で紹介している治療・ケア方法などは、実践により得られた方法を普遍化すべく努力しておりますが、万一本書の記載内容によって不測の事故等が起こった場合、著者、出版社はその責を負いかねますことをご了承ください。
- 本書に記載している薬剤・材料・機器等の選択・使用方法については、出版時最新のものです。薬剤等の使用にあたっては、個々の添付文書を参照し、適応、用量等は常にご確認ください。

1 術前の処置

　術前の処置とは、患者がより安全で苦痛なく手術を受けることが可能となり、医師が安全に予定した手術を行うための助けとなるような処置のことをいいます。

　術前の下剤投与や浣腸、手術術野の除毛や臍処置などがあげられます。また、術前のインフォームドコンセントや看護師による術前オリエンテーションなども含まれます。

　それらを過不足なく行うためには、処置の必要性を十分理解したうえで実施することが重要です。

（日月亜紀子）

1 術前の処置

Q1 術前の病棟での説明は、病棟看護師だけが行えばいい？

A いいえ。術前オリエンテーションはさまざまなスタッフがかかわっており、役割分担があり、入院前から始まっています。

入院前に行うこと

手術を受ける多くの患者は、外来で病状を告知された後に入院となります。

例えば、当院の消化器センターでは、外来期間中に「がん告知」する際、不安があると医師が判断した場合は緩和チームの専門看護師や認定看護師に同席を依頼し、患者・家族をサポートしています。内容によっては、MSW（ソーシャルワーカ）や患者支援サポートが窓口となり、入院前に不安の軽減を図っています（図1）。

同席した看護師（専門・認定）は、入院病棟の看護師長に不安の程度を情報提供し、看護師長は入院時の部屋調整やスタッフへの伝達の参考にして入院を待ちます。

入院後に行うこと

入院後は医師からの病状の説明や手術方法の説明があり、看護師は術前オリエンテーションをしながら不安の軽減に努め、良好な人間関係をつくるべくコミュニケーションを図りながら、情報収集を行います。薬の種類によっては薬剤師が訪室し、個別指導も行っています。

手術前には麻酔科受診があり、多くは外来ですませているケースが多いですが、手術を受けることができるかが判断されます。その後、手術室看護師は術前に病棟を訪室して情報収集を行い、患者・家族が不安にならないよう手術室での流れをていねいに説明します。術後にICU入室が決定している患者には、ICU看護師も訪室します。

このように、手術を受けるまでにはさまざまなスタッフがかかわり、安全かつ安心して手術に臨めるよう、役割分担をしながら患者・家族を見守ることが大切です。

（竹岡由美子）

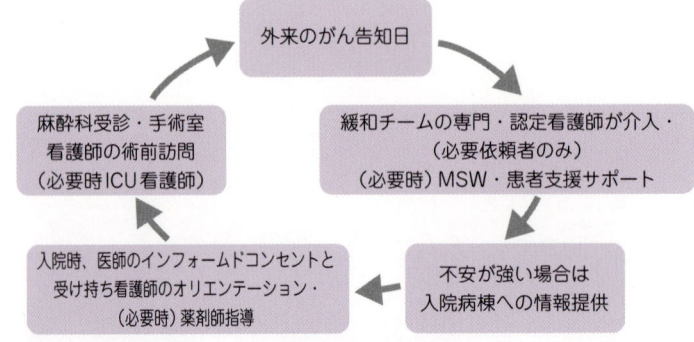

図1　術前オリエンテーションの役割分担

1 術前の処置

Q2 術前の説明は医師任せでいい？看護師はどのようにかかわる？

A 医師任せではなく、看護師による精神的サポートが大切です。

■ 看護師はできるだけ同席を

消化器疾患における手術を例に挙げると、緊急の場合を除き術前の説明はおおむね外来で行われ、患者は状況を納得したうえで入院してきます。しかし、告知が与える影響は大きく、将来に対する不安や恐怖を抱えながら入院するため、なかなか現実を受け入れられず、手術の説明を受けても内科的治療や放射線治療のほうがいいのではないかと迷う人も少なくありません。そのため、医師による手術前の説明の際は、患者・家族の表情の変化や発言（発現）に注意する必要があり、説明後の精神的サポートは看護師の大きな役割でもあります（表1、図1）。

（竹岡由美子）

表1　術前説明時の留意点

- 入院して間もないため人間関係が浅く、良好なコミュニケーションをとる必要がある。
- 看護師が同席して問題ないかを患者・家族に確認する。
- 医師、患者・家族が都合のよい時間帯を確認する。
- 患者・家族が聞きたいと思っている情報が十分に伝わっているか、質問内容や表情で確認し、患者自身の権利が守られるように配慮する（アドボカシー）。
- 同意書に迷いながらサインをしていないかを確認する。インフォームドコンセントは、患者が十分に理解したうえで意思決定するように支援するプロセスである。

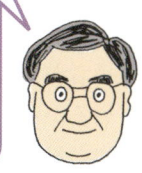

医師が疾患の診断や治療内容などを患者に説明することをムンテラといいます。文字どおりMund（口）でTherapie（治療する）という意味で、医師と患者の良好な関係を築くためには不可欠なものです。ムンテラはドイツ語であるため、今日ではインフォームドコンセント（IC）といわれることが多くなりました。

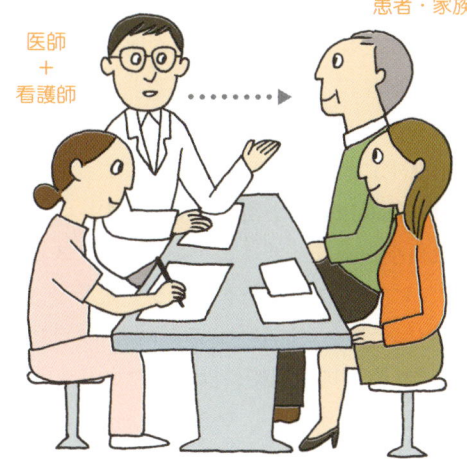

- 患者が説明内容を理解できているか判断する
- 理解できていなければ、医師とのパイプ役となり、わかりやすく言い換える
- 術後の処置などを具体的に説明する
- ショックを受けたり精神的に落ち込んでいれば、サポートする

図1　術前説明時の看護師の役割

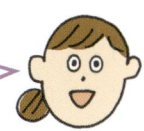

キーパーソンは誰か、医師に対して不満はないか、表情が暗い、無言、視線が下を向いているなど、迷いや不安の表情を見逃さないようにしましょう。

1 術前の処置

Q3 術前の抗血栓薬、止める期間は今でも1週間？

A 休薬による血栓塞栓症の発症リスクや受ける手術の出血リスクにもよります。また、術前に止める期間は抗血栓薬の種類によって異なります。

抗血栓薬ってどんな薬？

抗血栓薬とは、通常、"血液をさらさらにする薬"と患者に説明している薬剤のことです。動脈硬化を基礎疾患とする生活習慣病の治療あるいは予防目的で投与されています。

抗血栓薬には、さまざまな種類がありますが、大きく抗血小板薬と抗凝固薬に分類されます。狭心症、心筋梗塞、脳梗塞など動脈で起こる血栓症では「抗血小板薬」が、人工弁置換術後、心房細動、深部静脈血栓症、肺梗塞など主に血流の乱れやうっ滞による血栓症では「抗凝固薬」が使われています。

抗血小板薬にはアスピリン（バイアスピリン®、バファリン）やチクロピジン塩酸塩（パナルジン®）、クロピドグレル硫酸塩（プラビックス®）等、抗凝固薬にはワルファリンカリウム（ワーファリン）やダビガトランエテキシラートメタンスルホン酸塩（プラザキサ®）、ヘパリンナトリウム等があります（**表1**）[1,3]。

術前に休薬する必要がある？

抗血栓薬を服用していると（ヘパリンナトリウムには経口薬はありませんが）、当然ながら外科手術において出血のリスクが高くなります。安全に手術を受けるためには、術前にこれらの薬剤の服用を止める、すなわち"休薬"が必要です。

しかし、特に虚血性心疾患の患者においては、これらの抗血栓薬を休薬することによって、心血管合併症が発症する危険性もあり、休薬すべきかどうかの判断や、休薬した場合の再開時期を適切に判断することが重要となります。休薬による血栓塞栓症の高発症群に関しては**表2**に示します[2]。

どれくらい休薬するの？

抗血栓薬の休薬時期は、これらの薬剤の血小板の寿命期間や血中半減期に関係しています。

例えば、ワルファリンカリウムの血中半減期は通常約40時間、抗凝固作用は投与後12〜24時間に発現し、48〜72時間持続します。したがって、少なくとも術前3日前には休薬する必要があります。

また、アスピリンの抗血小板作用は不可逆的で、血小板の寿命が尽きて、新しい血小板に入れ替わるまで続きます。血小板の寿命は約10日間ですが、血小板は絶えず骨髄で産生されて新しいものに入れ替わっていくので、抗血小板作用の持続期間は通常7日間です。よって、少なくとも術前1週間前の休薬が必要となります（**表1**）。

患者がこれらの抗血栓薬を普段から服用しているかどうか、服用していればどのような疾患に対して処方されているのか、術前休薬

の必要はあるのか、その場合の休薬期間は十分か等のチェックは重要です。

（石川　彰）

文献
1. 佐々木洋：外科手術時に抗血栓薬の休薬は必要か？．大阪薬誌 2009；60(2)：7-9．
2. 藤本一眞，藤城光弘，加藤元嗣，他：抗血栓薬服用者に対する消化器内視鏡診療ガイドライン．日本消化器内視鏡学会雑誌 2012；54：2073-2102．
3. 循環器病の診断と治療に関するガイドライン．循環器疾患における抗凝固・抗血小板療法に関するガイドライン（2009年改訂版）2014年4月10日、日本循環器学会HP閲覧、最新情報は http://www.j-circ.or.jp/guideline/ をご確認ください

表1　主な抗血栓薬の種類と術前休薬期間のめやす [1-3]

抗血栓薬（商品名）	作用時間	休薬期間のめやす
アスピリン（バイアスピリン®、バファリン）	血小板の寿命期間	7日間（〜10日間）
チクロピジン塩酸塩（パナルジン®）	血小板の寿命期間	7日間（〜10日間）
クロピドグレル硫酸塩（プラビックス®）	血小板の寿命期間	7日間（〜10日間）
イコサペンタエン酸（エパデール）	血小板の寿命期間	7日間（〜10日間）
シロスタゾール（プレタール®）	血中半減期 18時間	2日間
サルポグレラート塩酸塩（アンプラーグ®）	投与後12.5時間後には効果消失	1日間
リマプロスト アルファデスク（オパルモン®）	血中半減期 7時間	1日間
ベラプロストナトリウム（プロサイリン®）	血中半減期 1.11時間	1日間
ジピリダモール（ペルサンチン®）	血中半減期 1.7時間	1日間
ワルファリンカリウム（ワーファリン）	血中半減期 40時間	3〜5日間
ダビガトランエテキシラートメタンスルホン酸塩（プラザキサ®）	血液凝固モニター不要	1〜2日間
ヘパリンナトリウム（ノボ・ヘパリン、ヘパリンナトリウム）	血中半減期 1.5時間	4〜6時間

表2　休薬による血栓塞栓症の高発症群

抗血小板薬関連	●冠動脈ステント留置後2か月 ●冠動脈薬剤溶出性ステント留置後12か月 ●脳血行再建術（頸動脈内膜剥離術、ステント留置）後2か月 ●主幹動脈に50％以上の狭窄を伴う脳梗塞または一過性脳虚血発作 ●最近発症した虚血性脳卒中または一過性脳虚血発作 ●閉塞性動脈硬化症でFontaine 3度（安静時疼痛）以上 ●頸動脈超音波検査、頭頸部磁気共鳴血管画像で休薬の危険が高いと判断される所見を有する場合
抗凝固薬関連*	●心原性脳塞栓症の既往 ●弁膜症を合併する心房細動 ●弁膜症を合併していないが脳卒中高リスクの心房細動 ●僧帽弁の機械弁置換術後 ●機械弁置換術後の血栓塞栓症の既往 ●人工弁設置 ●抗リン脂質抗体症候群 ●深部静脈血栓症、肺塞栓症

＊ワルファリン等抗凝固薬療法中の休薬に伴う血栓・塞栓症のリスクはさまざまであるが、一度発症すると重篤であることが多いことから、抗凝固薬療法中の症例は全例、高危険群として対応することが望ましい。

藤本一眞，藤城光弘，加藤元嗣，他：抗血栓薬服用者に対する消化器内視鏡診療ガイドライン．日本消化器内視鏡学会雑誌 2012；54：2084．より引用

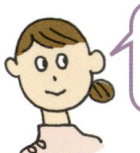

抗血栓薬を止めずに手術を行う場合もあると聞きました。

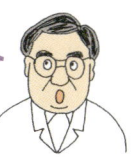

白内障手術や内視鏡の生検などの出血リスクが低い手術に関しては、止めずに行うこともあります。抗血栓薬を止めることの弊害（血栓塞栓症）を考慮してのことです。その場合は、出血のリスクについて患者に説明することが必要です。

1 術前の処置

Q4 抗血栓薬のヘパリンによる代替療法は必要？

A 休薬による血栓塞栓症の発症リスクが高く、受けられる手術の出血リスクが高ければ、通常抗血栓薬を休薬し、ヘパリンによる代替療法を行います。

代替療法って？

抗血栓薬を服用しているままでは、外科手術においては出血のリスクが高くなってしまいます。一方で抗血栓薬を休薬してしまうと、どうしても血栓塞栓症の発症リスクは上がります。血栓塞栓症のハイリスク症例においては、できる限り短期間の休薬で周術期を乗り切ることが重要なのです。

最近では休薬による血栓塞栓症の発症リスクを懸念し、抜歯や白内障手術、出血リスクの少ない内視鏡検査、また術後出血への対応が容易な体表小手術等では、術前に必ずしも抗血栓薬を休薬する必要はないとされています。一方で、出血リスクを伴う内視鏡処置や大手術等においては術前に抗血栓薬の休薬を行い、さらに血栓塞栓症の発症リスクの高い症例ではヘパリンナトリウム（以下、ヘパリン）による代替療法が勧められています[1,2]。

なぜヘパリンなの？

ヘパリンはワルファリンカリウム（以下、ワルファリン）とともに抗凝固薬に分類されます。

ワルファリンの血中半減期は通常約40時間、抗凝固作用は投与後12～24時間に発現し、48～72時間持続します。したがって、少なくとも術前3日前には休薬する必要があります（→ Q3）。

ヘパリンは血中半減期が短く、術前4～6時間前の投与中止により抗凝固作用はほぼ消失するため、休薬期間中の血栓塞栓症の発症リスクを最小限に抑えることが可能です。また、プロタミン硫酸塩の投与により術前にヘパリンの効果を中和することも可能であり、扱いやすい薬剤なのです。

どんな方法で行う？

ワルファリンを服用している場合のヘパリンによる代替療法を図1に示します。

大手術の場合は、術前3～5日前からワルファリンを休薬するとともに、ヘパリン1.0～2.5万単位／日程度を持続静注し、活性化部分トロンボプラスチン時間（activated partial thromboplastin time：APTT）が正常対照値の1.5～2.5倍に延長するように投与量を調整します。術後は出血傾向がないことを確認後、できるだけすみやかにヘパリンを再開します。病態が安定したらワルファリンの投与を再開し、プロトロンビン時間国際標準比（prothrombin time：International Normalized Ratio：PT-INR）を見ながらヘパリンを中止します（表1）[2]。

術後は創部やドレーン排液の観察はもとよ

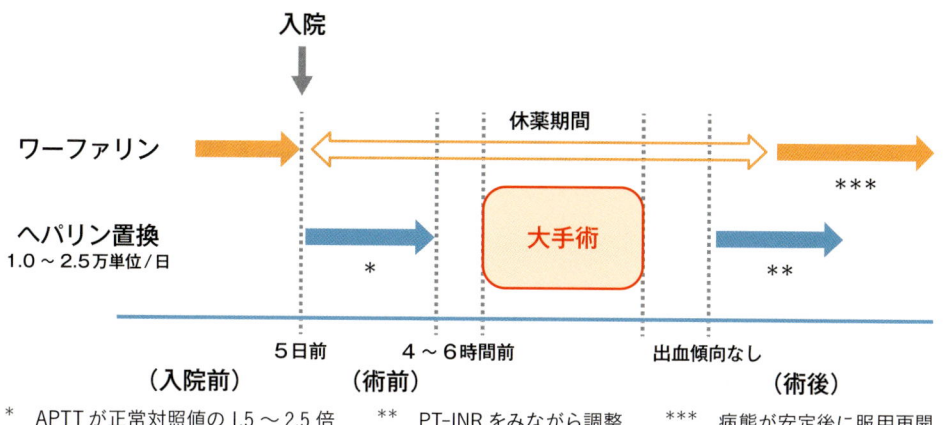

図1　ワルファリンを服用している場合のヘパリンによる代替療法[2]

＊　APTTが正常対照値の1.5～2.5倍　　＊＊　PT-INRをみながら調整　　＊＊＊　病態が安定後に服用再開

表1　抜歯や手術時の対応[2]

クラスⅡa
1．至適治療域にPT-INRをコントロールした上での、ワルファリン内服継続下での抜歯。
2．抗血小板薬の内服継続下での抜歯。
3．至適治療域にPT-INRをコントロールした上での、ワルファリン内服継続下での白内障手術。
4．抗血小板療法継続下での白内障手術。

クラスⅡa´
1．消化管内視鏡による観察時の抗凝固療法や抗血小板療法の継続（エビデンスレベルC）。生検などの低危険手技時もポリペクトミーなどの高危険手技時もワルファリンを中止ないし減量しPT-INRを1.5以下に調整（エビデンスレベルC）。低危険手技時の抗血小板薬の休薬期間はアスピリンで3日間、チクロピジンで5日間、両者の併用で7日間、高危険手技時の抗血小板薬休薬期間はアスピリンで7日間、チクロピジンで10～14日間（エビデンスレベルC）。血栓症や塞栓症のリスクの高い症例ではヘパリンによる代替療法を考慮。
2．術後出血への対応が容易な場合のワルファリンや抗血小板薬内服継続下での体表の小手術。
3．出血性合併症が起こった場合の対処が困難な体表の小手術やペースメーカ植込み術での大手術に準じた対処。
4．大手術の術前3～5日までのワルファリン中止と半減期の短いヘパリンによる術前の抗凝固療法への変更。ヘパリン（1.0～2.5万単位／日程度）を静注もしくは皮下注し、リスクの高い症例では活性化部分トロンボ時間（APTT）が正常対照値の1.5～2.5倍に延長するようにヘパリン投与量を調整する。術前4～6時間からヘパリンを中止するか、手術直前に硫酸プロタミンでヘパリンの効果を中和する。いずれの場合も手術直前にAPTTを確認して手術に臨む。
術後は可及的速やかにヘパリンを再開する。病態が安定したらワルファリン療法を再開し、PT-INRが治療域に入ったらヘパリンを中止する。
5．大手術の術前7～14日からのアスピリン、チクロピジンおよびクロピドグレルの中止、3日前からのシロスタゾール中止。その間の血栓症や塞栓症のリスクが高い症例では、脱水の回避、輸液、ヘパリンの投与などを考慮する。
6．緊急手術時の出血性合併症時に準じた対処。

クラスⅢ
1．抗血栓療法の中断。
抗血栓療法の中断が避けられない場合は、ヘパリン、脱水の回避、輸液などの代替療法を考慮する。

り、血液検査での貧血の進行、さらには血栓塞栓症にも注意を払う必要があります。

（石川　彰）

文献
1．藤本一眞，藤城光弘，加藤元嗣，他：抗血栓薬服用者に対する消化器内視鏡診療ガイドライン．日本消化器内視鏡学会雑誌 2012：54：2073-2102．
2．循環器病の診断と治療に関するガイドライン．循環器疾患における抗凝固・抗血小板療法に関するガイドライン（2009年改訂版）2014年4月10日、日本循環器学会HP閲覧、最新情報はhttp://www.j-circ.or.jp/guideline/をご覧ください

1 術前の処置

Q5 ステロイド投与中の患者にステロイドカバーは必要？

A 急性副腎不全の予防のため、必要です。

なぜ必要？

健常な成人には1日5〜10mgのコルチゾール（副腎皮質ホルモン）が分泌されています。手術などのストレス侵襲が生じた場合、通常量の5〜10倍（最大100mg）のコルチゾールが分泌され、身体の恒常性を保とうとします。

ステロイドを長期投与していたり、短期でも多量投与されている患者は、このような身体ストレスに適応するためのステロイドホルモンの分泌が抑制されています。したがって、手術によって身体にストレスがかかった場合に、ステロイドホルモンの不足状態、いわゆる急性副腎不全（**表1**）の状態となり、術中や術後に原因不明の血圧低下などの病態をきたします。よってコルチゾールの分泌が抑制されている可能性のある患者に対しては、ステロイドホルモンの急性期補充療法（ステロイドカバー）が必要となるのです。

1. ステロイドホルモンとステロイドカバー

コルチゾール（副腎皮質ホルモン）は、鉱質コルチコイドと糖質コルチコイドに分類されます。

鉱質コルチコイドは身体において主に、水・電解質の調節を担っています。糖質コルチコイドは、糖・タンパク質・脂質代謝に関与し、循環維持（カテコラミンの作用増強や、副腎髄質からのカテコラミン分泌増加）や、抗炎症作用、免疫抑制作用をもち、手術など身体にストレスがかかった状態において分泌が亢進され、身体の恒常性を維持するよう抗ストレスホルモンとしてのはたらきを示します。

その作用調節は、「視床下部→下垂体→副腎」により行われており、これをHPA軸によるコルチゾール分泌調節（**図1**）と呼びます。副腎不全の患者では、身体に手術などに

表1　急性副腎不全の症状

| 1. 血圧低下→循環不全・ショック状態 |
| 2. 発熱 |
| 3. 消化器症状：嘔気・嘔吐・腹痛・下痢 |
| 4. 低血糖 |
| 5. 電解質異常：進行性の低ナトリウム血症 |

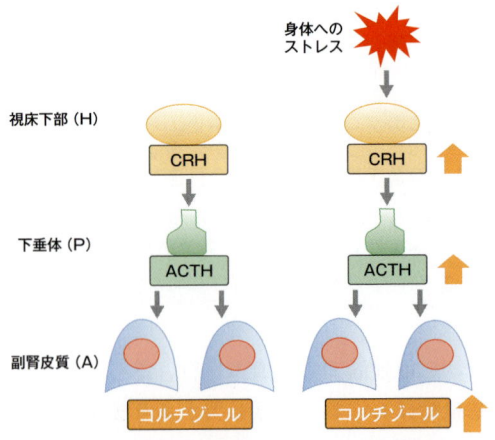

● コルチゾール（副腎皮質ホルモン）の作用調節は、「視床下部→下垂体→副腎」により行われる。

図1　HPA軸によるコルチゾール分泌調節

CRH：corticotropin-releasing hormone
ACTH：adrenocorticotropic hormon

よるストレス負荷がかかった場合に、このHPA軸による調節機構がうまく機能せずコルチゾール分泌が増加しないため、ステロイドカバーが必要となります（**表2**）。

2. 周術期ステロイドカバーの投与量と期間

投与量に関しては、健常人のストレス時の分泌量に比して大量といえる投与量が推奨されてきましたが、2002年にCoursinらが手術ストレスに応じたステロイドカバーの基準を報告して以来、それを指標に投与することが推奨されています（**表3**）。長期間にわたる過剰投与はステロイドホルモンによる副作用を生じることも念頭に置き（**表4**）、手術による身体ストレスのかかる時期（長くても1週間とされ、術後数日まで）をすぎれば、すみやかな減量が必要となります。

患者に応じて検討が必要

ステロイドカバーが現在の基準で用いられていることについては諸説あり、本当に投与が必要な患者の選択および投与量・投与期間についても検討が必要です。特に最近では鏡視下手術を中心とした低侵襲手術が増えていることと麻酔技術の進歩により、手術侵襲の評価はさらに難しくなっています。しかし、現在の投与基準において術後の急性副腎不全を予防できていることから、現状においてステロイドカバーは必要と考えられます。

（井上　透）

文献
1. 須田康一，竹内裕也，菅原和弘，他：ステロイド投与患者の周術期管理．特集 知っておくべきPoor Risk患者の周術期管理．外科治療 2008；98：367-371.
2. 稲田英一：ステロイドカバー．麻酔 1998；47（増刊）：70-76.
3. 弥山秀芳，寺澤美智代：副腎皮質ホルモン（ステロイド）．シチュエーション別安全チェックポイント これが投与の基本ルール．消化器外科nursing 2007；12：58-63.
4. Coursin DB, wood KE. Corticosteroid supplementation for adrenal insufficiency. *JAMA* 2002；287：236-240.

表2　ステロイドカバーが必要な患者

1. 現在（術前）1週間以上、ステロイドを投与されている
2. 術前6か月以内に4週間以上ステロイド投与を受けている
3. 術前6か月以内にコルチゾール1g以上あるいは同等以上のステロイド投与を受けている
4. アジソン病の患者、または両側副腎摘出術や下垂体摘出術の既往およびこれらの手術予定の患者
5. ACTH刺激試験などで副腎機能低下が明らかな患者

表4　ステロイド投与によるリスク

1. 長期間や多量のステロイド投与は、創傷治癒遅延の原因となる
2. 抗炎症作用により、感染症状や検査値の異常がとらえにくくなる
3. 血糖値が上昇する
4. 胃炎や胃十二指腸潰瘍、消化管出血の原因となる
5. 鉱質コルチコイド作用により低カリウム血症を生じる

表3　周術期のステロイドカバー

手術侵襲	手術例	ステロイドカバー
小手術	鼠径ヘルニア手術	ステロイド維持量 ＋コルチゾール25mgまたはメチルプレドニゾロンコハク酸エステルナトリウム5mgを術当日のみ静脈内投与、術翌日より維持量へ
中手術	開腹胆嚢摘出術 結腸半切除術	ステロイド維持量 ＋コルチゾール50～70mgまたはメチルプレドニン10～15mgを術当日静脈内投与し、以後1～2日で漸減し維持量へ
大手術	心臓手術 膵頭十二指腸切除術 肝切除術	ステロイド維持量 ＋コルチゾール100～150mgまたはメチルプレドニン20～30mgを術当日静脈内投与し、以後2～3日で漸減し維持量へ

稲田英一：ステロイドカバー．麻酔 1998；47（増刊）：74．より一部改変して引用

1 術前の処置

Q6 術前の呼吸訓練は必死に行わないとだめ？

A 術前呼吸訓練は必要ですが、やりすぎはかえって逆効果です。

■ 呼吸筋の疲労が合併症につながる恐れも

疲れが出ない程度に訓練を行うことはもちろん必要です。術前の呼吸訓練が術後呼吸器合併症の減少のために重要であることは、言うまでもありません。

しかし、手術直前まで必死に呼吸訓練を行うことで、逆に呼吸筋の疲労を招く可能性があります。特にCOPD（chronic obstructive pulmonary disease：慢性閉塞性肺疾患）患者の場合は、もともと呼吸筋に負担がかかっており、不適切なリハビリにより筋疲労増悪や筋疲労回復遅延が起こる可能性があるため、過度の訓練は注意が必要です。

■ 呼吸訓練のメリット・デメリット

術前呼吸訓練によって、肺炎や呼吸不全などの術後呼吸器合併症が減少し、また在院日数も減少したという論文がいくつか報告されています[1,2]。ただ、具体的にどの程度行うとよいのかという基準（術前の訓練期間、1日当たりの訓練時間や回数など）については、依然として結論が出ていないのが現状です。

胸腹部手術（特に胸部手術）においては、横隔膜・呼吸筋への手術侵襲が加わるうえに、麻酔・人工呼吸器の使用によって、術後無気肺を生じやすくなります。無気肺は、肺炎や呼吸不全の誘因になるといわれているので、呼吸筋が疲労していると、肺胞虚脱から無気肺を起こす危険性が高まり、その結果として術後呼吸器合併症の発生につながることが考えられます。

これらをデータで示した論文はありませんが、呼吸訓練のやりすぎがかえって悪影響を及ぼす可能性があることは、覚えておいたほうがよいでしょう。

■ どんな方法で呼吸訓練を行うか？

実際の訓練方法は、①呼吸訓練器による呼吸訓練、②腹式呼吸と深呼吸、③痰の排出、などの練習を、1日3回・1回20〜30分間行う施設が多いようです（**図1**）。術前呼吸器合併症の有無や、年齢などに応じて、疲れない程度の回数・時間を設定し、訓練期間としては、手術前日まで1週間程度続けることが大切です。

（吉井真美）

文献
1. 井上順一朗, 小野玲, 柏美由紀, 他：食道癌患者における積極的な術前呼吸リハビリテーションと術後呼吸器合併症との関係. 理学療法学 2011；38：201-206.
2. Nomori H, Kobayashi R, Fuyuno G, et al. Preoperative respiratory muscle training：Assessment in thoracic surgery patients with special reference to postoperative pulmonary complications. *Chest* 1994；105：1782-1788.

① 呼吸訓練器

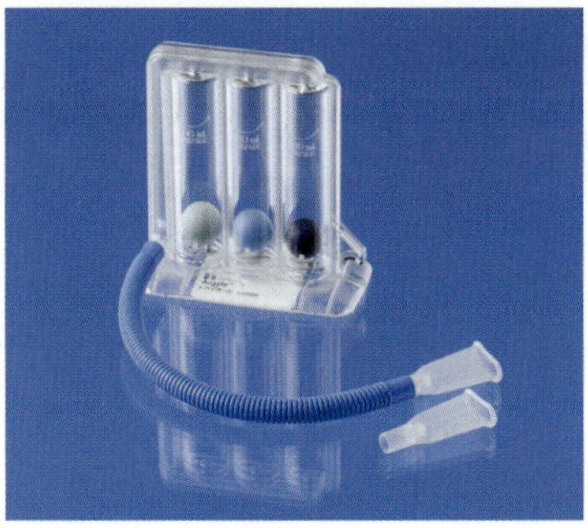

Argyle™ トライボール™
（写真提供：日本コヴィディエン株式会社）

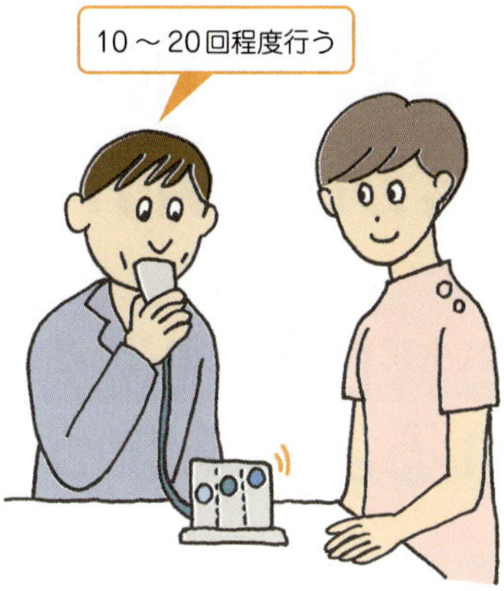

10～20回程度行う

- マウスピースを口にしっかりとくわえ、息を吸い続けてボールを上げた状態を3秒ほどキープする。
- ボールが1つ上がっていれば600mL/秒、2つであれば900mL/秒、3つであれば1,200mL/秒の吸気流量がある。

② 腹式呼吸と深呼吸

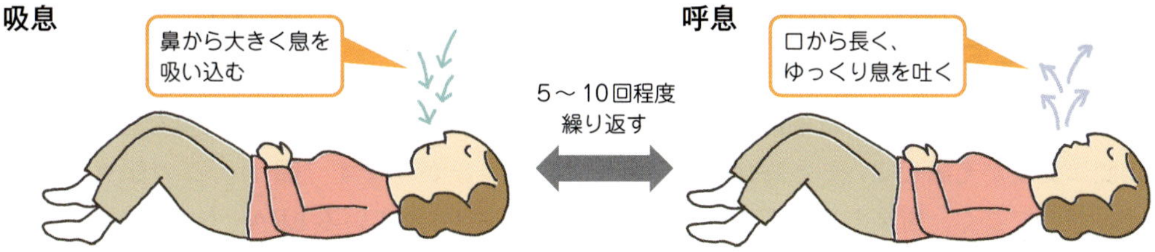

吸息　鼻から大きく息を吸い込む

5～10回程度繰り返す

呼息　口から長く、ゆっくり息を吐く

③ 痰の排出

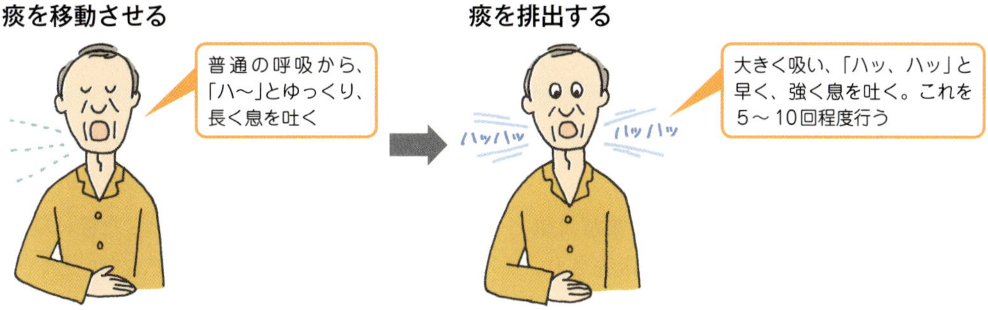

痰を移動させる　普通の呼吸から、「ハ～」とゆっくり、長く息を吐く

痰を排出する　大きく吸い、「ハッ、ハッ」と早く、強く息を吐く。これを5～10回程度行う

図1　呼吸訓練の例
- 呼吸筋の疲労が合併症を招くことを念頭に、患者に合わせて回数・時間を決定する。

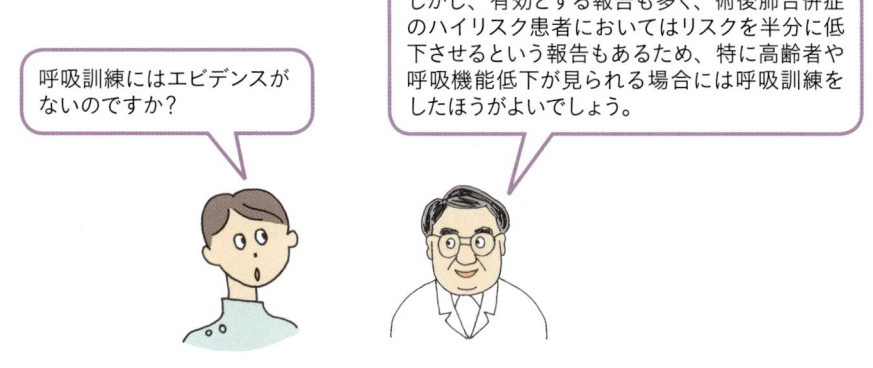

呼吸訓練にはエビデンスがないのですか？

決定的なエビデンスはありません。
しかし、有効とする報告も多く、術後肺合併症のハイリスク患者においてはリスクを半分に低下させるという報告もあるため、特に高齢者や呼吸機能低下が見られる場合には呼吸訓練をしたほうがよいでしょう。

1 術前の処置
2 術後の観察
3 疼痛対策
4 創の管理
5 ドレーン管理
6 感染対策
7 早期離床
8 DVT予防
9 栄養管理
10 精神的ケア

1 術前の処置

Q7 大腸の手術前に、腸管洗浄剤は本当に必要？

A いわゆる経口腸管洗浄剤は"回避すべき"といわれるようになってきています。

腸管洗浄は腸管浮腫の要因になる

　大腸を切除し、吻合をする手術の際に、大腸内腔に糞便が充満していると吻合操作がしにくいだけでなく、術後の縫合不全、リーク（腸管内容の腸管外への漏れ）、創感染の原因になると考えられていました。そのため、執刀する外科医は術前に腸管内容を徹底的に排除したうえで手術することがよいと信じ、手術前日から当日朝に、通常 2L の腸管洗浄剤（ニフレック®、マグコロール®、ムーベン®など）の内服を行っていました。

　腸管洗浄剤とは、腸管内と同等な電解質組成をもつ液体で、通常は粉末として販売され、使う前に溶解します。腸管からの電解質吸収能を上回る量の電解質であることから、水分を吸収せずに排出するため便塊も一緒に排出されるという原理です。

　しかし、術直前のこの腸管洗浄による大量の下痢により、血管内脱水をきたし、全身麻酔による血圧低下と、それを補う大量輸液が必要になり、結果として腸管浮腫の要因となることも指摘されています。

　腸管浮腫は術後の蠕動運動回復を遅らせ、経口摂取や正常な排便の回復を遅らせることにつながります（図1）。この観点から、近年注目されている ERAS（enhanced recovery after surgery、術後回復強化→ p.25 コラム）では腸管の術前処置は廃止することが提唱されています[1]。

　経口腸管洗浄剤による術前処置の功罪に関しては、これまでも議論が繰り返され、多くの無作為抽出前向き試験が行われています。2011 年のメタ分析[*1]では、これらの処置をしなかった群に比べて処置をした群に縫合不全や創感染などが減るわけでもないという結果となりました[2]。しかし、わが国では、この"一切廃止"という風潮に対して、異議を唱えるものも見受けられます。

*1 メタ分析：1つの論文だけでなく、いくつかのランダム化比較試験（RCT）の結果を統合し、それを分析して結論を示す方法で、EBM において最も質の高い根拠とされる。

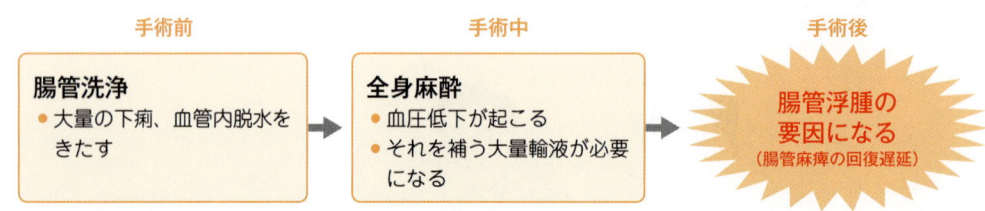

図1　術前の腸管洗浄が術後の腸管浮腫の要因になる

緩下剤は必ずしも否定されていない

まず、手術前に便の排出障害をきたしているか否か、イレウス(腸閉塞)気味か否か、もともとの排便習慣として便秘で術前に大量の糞便が大腸内に残存しているか否かを把握する必要があると思います。これらが手術操作に支障をきたす可能性もあり、執刀する外科医の指示を仰ぐ必要があるでしょう。

瀉下作用が強く、血管内脱水の危険のある経口腸管洗浄剤に関しては使用すべきでないことは確かですが、腸管蠕動刺激作用の緩下剤(センナなど)による緩徐な糞便排出促進は必ずしも否定されているわけではなく、適宜判断されるべきと思います(図2)。

医師に"下剤"の使用を相談したほうがいい状況も

ただ、これらの処置に際しても、必要に応じて経口補液、あるいは経静脈的な補液で脱水を是正する必要があります。口渇感や血圧、脈拍、皮膚、舌の乾燥の有無などからこれらを評価して、主治医に適切に伝えるべきです。

(宮田　剛)

文献
1. Fearon KC, Ljungqvist O, Von Meyenfeldt M, et al. Enhanced recovery after surgery : a consensus review of clinical care for patients undergoing colonic resection. *Clin Nutr* 2005 ; 24 : 466-477.
2. Güenaga KF, Matos D, Wille-Jørgensen P. Mechanical bowel preparation for elective colorectal surgery. *Cochrane Database Syst Rev* 2011 ; 7(9) : CD001544.doi : 10.1002/14651858.CD001544. pub4.

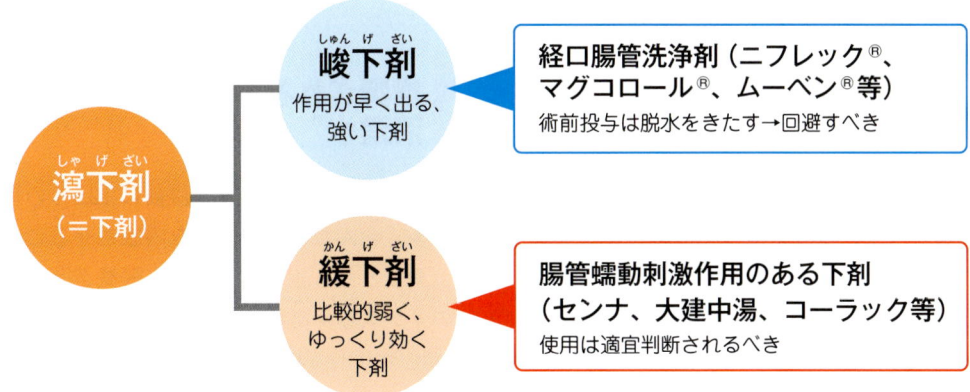

図2　下剤の分類と特徴

1 術前の処置

Q8 術直前の飲水は本当にだめ?

A 従来の一律な飲水禁止は、現在では疑問視されてきています。

■絶食によるストレスも有害となる

　従来、気管挿管を伴う全身麻酔、あるいはその可能性のある処置の前には、朝から一切絶飲食とされてきました。胃内容物を気管挿管の際に嘔吐し、気管内に誤嚥してしまうことを回避するためです。酸度の強い胃液を気道内に誤嚥することによって生じる誤嚥性肺炎は、Mendelson症候群と呼ばれ、致死率が30～50％という非常に重篤な合併症であるため、これを忌避する外科系医師は、とりあえず術前に胃内をからっぽにすることを望んでいました。

　しかし近年、ERAS（→ p.25 コラム）の普及によって、この術前の絶飲絶食の功罪とその時期的適応が見なおされるようになってきました。絶飲絶食による飢餓ストレスが手術ストレスに上乗せされることで、生体に引き起こされるストレス反応は手術のみの場合よりも大きくなります。その結果、ストレスホルモン放出によるインスリン抵抗性が増す結果となることが指摘されたのです（図1）。

　インスリン抵抗性が増すと、術後の血糖上昇を助長し、浸透圧利尿による脱水を引き起こしたり、感染症・合併症の誘因となり得ます。このことから絶食ストレスを軽減すべく、糖質を含んだ飲料を麻酔開始2時間前までに飲ませることが推奨されるようになってきました。

■推奨されるのは"糖質を含む清澄水"の飲用

　ヨーロッパでは、手術直前に12.5％の糖質を多く含んだ透明な液体を内服させることで上乗せとなる絶食ストレスを軽減させ、術後のインスリン抵抗性を改善させることが示されており[1]、「ERASプロトコール」としても推奨されています。わが国でこの用途に見合った製品がないのですが、他飲料がこの用

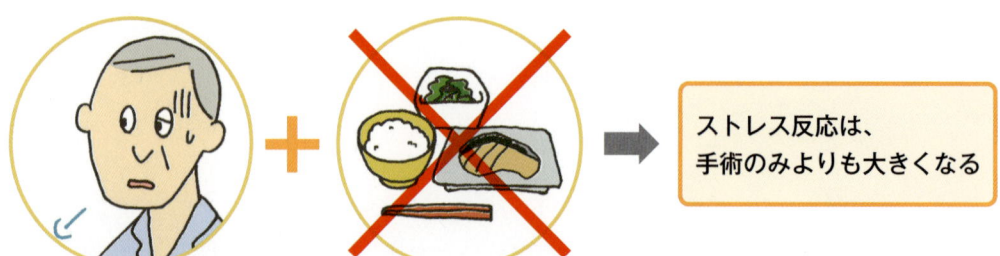

手術ストレスに飢餓ストレスが上乗せされる

図1　術前の絶飲食のデメリット

途で流用され、まずはその安全性に関して検証されています。

気管挿管時の嘔吐回避に関しては麻酔科医の判断が注目されますが、2012年に策定された日本麻酔科学会の『術前絶飲食ガイドライン』[2]でも、2時間前までの清澄水の飲用は無害である旨が示されました（図2）。

また、日本の特徴として、インスリン抵抗性改善の観点だけでなく、経口補水による脱水改善効果と、静脈的補液回避という利点も強調されています。さらに点滴回避による医療事故減少、看護業務軽減などとともに、患者の満足度向上という点も示されるような方向へと発展しています[3]。

気管挿管の場合、飲用は麻酔開始の2時間前まで

気管挿管を伴う場合も、麻酔開始2時間前までは、むしろ糖質を含む清澄水の飲用が勧められます。ERASプロトコールでは、手術前日夜に糖濃度12.5%の清澄水（PreOpR）を800mL、手術当日の術前2時間前までに400mLを飲用させることが推奨されています。

ただし、嚥下障害や消化管通過障害等の問題のある場合は、麻酔担当医の指示を得る必要があります。日本には同じ飲料は存在しないため、他の製品で代用することになると思います。このとき、胃からの排出の遅い、タンパクや脂肪を含んだ飲料は避けたほうがよいでしょう。

（宮田　剛）

文献
1. Soop M, Nygren J, Myrenfors P, et al. Preoperative oral carbohydrate treatment attenuates immediate postoperative insulin resis-tance. *Am J Physiol Endocrinol Metab* 2001；280：E576-583.
2. 公益社団法人日本麻酔科学会 術前絶飲食ガイドライン．http://www.anesth.or.jp/guide/pdf/guideline_zetsuinshoku.pdf（アクセス 2013.4.10.）
3. 谷口英喜：術前飲食の evidence．麻酔科医にとっての安全を求めて．日臨麻会誌 2011；31(7)：959-971.

---

5. 清澄水（セイチョウスイ）

推奨
清澄水の摂取は年齢を問わず麻酔導入2時間前まで安全である．（推奨度A*）

*【推奨度A】＝「2つ以上のLevel-Ⅰ文献により実証されたもの」とされる．なお，Level-Ⅰ文献とは「十分な症例数（＞100）を対象とした無作為化試験で結果が明確なもの」

使用可能
- 水
- 茶
- アップルあるいはオレンジジュース（果肉を含まない果物ジュース）
- コーヒー（ミルクを含まない）など

注意が必要
- 浸透圧や熱量が高い飲料
- アミノ酸含有飲料
※胃排泄時間が遅くなる可能性がある

推奨できない
- 脂肪含有飲料
- 食物繊維含有飲料
- アルコール

図2　『術前絶飲食ガイドライン』[2]での推奨度
公益社団法人日本麻酔科学会 術前絶飲食ガイドライン．http://www.anesth.or.jp/guide/pdf/guideline_zetsuinshoku.pdf（アクセス 2014.4.10.）より一部改変して引用

1 術前の処置

Q9 術前の入浴・シャワー浴はSSI（手術部位感染）に関連する？

A 術前の入浴・シャワー浴は推奨されていますが、SSIの減少につながるかははっきりしていません。

■ SSIとは？

SSIとはsurgical site infectionの略で、手術部位感染のことです（→ **Q65**）。術後30日以内に発症する感染と定義されています。

SSIには3種類あり、表層SSI（いわゆる創の感染、キズが膿むということ）、深層SSI（筋膜・筋層の感染）、臓器・体腔SSI（腹腔内の膿瘍など）に分類されます。このうち、本項で主に関連するのは表層SSIです。

■ 術前の入浴・シャワーは行ったほうがいい？

「手術医療の実践ガイドライン」（日本手術医学会）[1]では術前の準備として、「術前のシャワー浴：手術前夜または当日朝のシャワー浴や入浴が勧められる。可能ならば抗菌石けんを使用することが推奨される。」とされています。

■ その理由は？

「手術医療の実践ガイドライン」にはその理由として、「皮膚切開部の消毒効果を高めるには、可能な限り洗浄により汚れや異物を除去し、物理的にきれいにしておくことが重要である。Cruseらは手術前夜にクロルヘキシジングルコン酸塩などの生体消毒薬を用いて入浴またはシャワー浴することにより、皮膚常在の細菌数を減少させることができたと報告している。高齢者、糖尿病患者、ステロイド使用中の患者など感染に対する抵抗力の低下している症例や入院日数が長くて感染の懸念される症例では、このような入浴やシャワー浴が特に有効と考えられる。ただし手術前の入浴またはシャワー浴は皮膚に付着する細菌数を減らすことは証明されているが、実際にSSIの低下に寄与するかどうかは明らかにされていない。」と記載されています[1]。

■ SSIは減少するの？

前述のとおり、入浴・シャワー浴でSSIが減少するかどうかははっきりしません。しかし、皮膚に垢などの有機物が付着していると、消毒薬の効果が弱くなってしまいます。皮膚の細菌を減らす以外にも、消毒薬にしっかり効果を発揮してもらう意味も含めて、術前には入浴・シャワー浴で皮膚をきれいにしたほうがよいでしょう。

（森　至弘）

文献
1. 日本手術医学会：手術医療の実践ガイドライン 第7章．
http://jaom.umin.ne.jp/new1001020.html（アクセス 2014.4.10.）

1 術前の処置

Q10 剃毛は禁止？ 除毛をする場合、いつ、どこまで行う？

A 剃毛は有害となるため行いません。除毛も手術の邪魔になる場合を除き、基本的には行いません。

なぜ剃毛は有害？

皮脂腺など皮膚の深部には無数の常在菌が存在しており、消毒などでも完全に殺菌してしまうことは不可能です。カミソリによる剃毛は今まで手術前の儀式のように行われてきましたが、皮膚表面に多数の顕微鏡的切創をつくり、そこに常在菌が付着し増殖するため、かえって感染の危険性が高まってしまうことになります（図1）。

ある研究データでは、安全カミソリによる剃毛を行った患者のSSI（surgical site infection：手術部位感染）発生率が5.6%であったのに対し、剃毛を行わず脱毛剤で除毛または除毛をしない群の患者のSSI発生率は0.6%という結果が出ています。また、手術直前と手術前夜に行った場合では手術直前に行ったほうがSSI発生の頻度は低いという結果でした[1]。これは、カミソリによって傷ついた微細な創へ皮膚深部に常在している細菌が付着し、時間の経過とともに増殖するためです。

CDC（Centers for Disease Control and Prevention：アメリカ疫病予防管理センター）のガイドラインでも、患者の術前準備について、手術前夜の手術部位の剃毛はSSIの危険性を優位に増加させるため、「術前の除毛は切開部あるいは周囲の体毛が手術の邪魔になる場合を除き行わない（ⅠA）[*]」、また「除毛する場合はなるべく電気クリッパーを用いて術前に行う（ⅠA）」とされています。

[*] カテゴリーⅠAとは、強く実行することを勧められ、適切に計画された実験的、臨床的、あるいは疫学的な研究に支持されているもの。

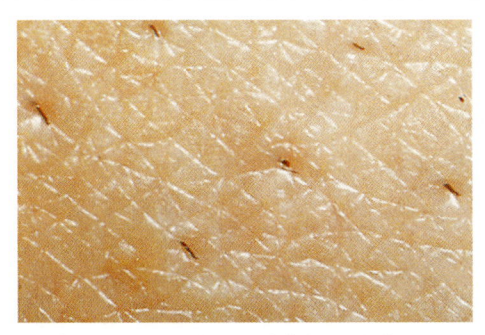
● 電気クリッパー除毛による皮膚表面の状態。

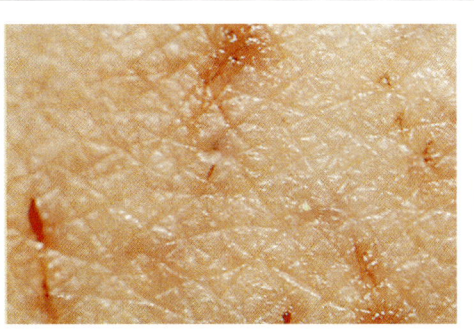
● 剃毛による皮膚表面の状態。出血が認められる。

図1　剃毛による皮膚損傷の例
（写真提供：スリーエムヘルスケア株式会社）

どのように行う?

　CDCのガイドラインから考えると、手術前のカミソリによる剃毛は絶対に行ってはならず、体毛が手術創に入り込むなど邪魔になる場合に限り、手術直前に電気クリッパーによる除毛を行うことが望ましいということです（**図2**）。除毛剤に関しては人によって過敏症を起こし、皮膚トラブルを起こす危険性もあるため、使用は望ましくありません。

　除毛の処置をどこで行うかはそれぞれの施設の状況によりますが、できる限り直前に行うことが望ましく、病棟で手術室への出棟直前に行うか、もしくは手術室で実施するのがよいと考えます。

（加藤裕子）

文献
1. Seropian R, Reynolds BM. Wound infections after preoperative depilatory versus razor preparation. *Am J Sung* 1971; 121: 251-254.
2. Department of Health and Human Services Centers for Disease Control and Prevention：Guideline for the Prevention of Surgical Site Infection, 1999.

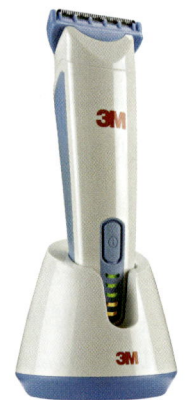
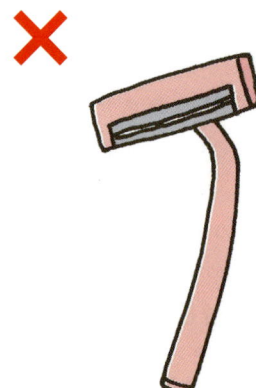

カミソリによる剃毛は、微小な皮膚損傷が細菌繁殖の原因となる。

3M™ サージカルクリッパー プロフェッショナル
（写真提供：スリーエムヘルスケア株式会社）

図2　除毛には電気クリッパーを使用

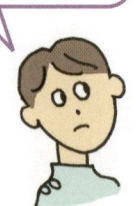
手術直前に手術室で除毛するのは大変ですよね。

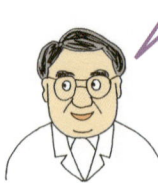
前日に病棟で行うルーチンの除毛は、必要のないところまで除毛してしまう可能性があります。何より手術直前に行うことでSSIのリスクを下げるエビデンスがあるので、やはり直前にすべきです。

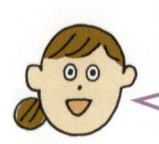
マニキュアは基本的に除去してもらいます。パルスオキシメータのセンサーに影響を与える可能性があること、循環動態を見るうえで爪の色を確認できないからです。
最近はジェルネイルなど除去に時間がかかるものが多いので、外来で説明をしています。

1 術前の処置

Q11 臍処置はそれほど必要ないって本当？ どのように行う？

A いいえ、必要です。

なぜ必要？

臍部には、皮膚に比べて皮膚常在菌がきわめて多く認められています。腹部手術では切開線が臍近くになることや皮膚縫合線が臍にかかることもあり、また最近では臍そのものを切開することもあり、創感染予防のために必要です。

臍処置群、臍処置なし群の臍部の細菌培養検査を行ったところ、臍処置群で消毒後の細菌コロニーの減少数が大きく、臍処置には細菌除去効果があることが示されました。また、消毒効果を菌種別に見たところ、コロニー数の少なかった臍処置群のほうが消毒効果が高いという結果でした。

どのような方法で行う？

臍周囲の除毛を行い、オリーブ油を綿棒に含ませ臍垢を除去し、次に10％石けん水を浸した綿棒で臍部の油分を取り除き、さらに乾燥綿棒で水分を拭き取ります（図1）。

しかし、臍の形態は個人差が大きく、臍垢を確実に取り除くことが困難な場合があります。また、処置のやりすぎにより皮膚上皮を傷つけてしまい細菌培養の培地となってしまう可能性があるため、注意が必要です。

処置時期については一般的には手術前日に行われていますが、処置後経時的な細菌数の変化を見た報告によると、術前4時間以内に

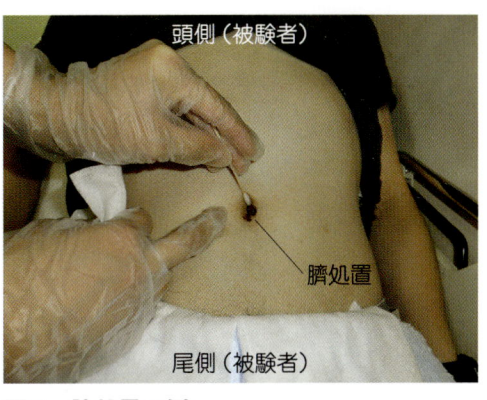

図1　臍処置の例
- 臍周囲の除毛後、オリーブ油を用いて臍垢を除去し、10％石けん水を浸した綿棒で臍部の油分を取り除き、乾燥綿棒で水分を拭き取る。

行うことが有効ともいわれています。

（栗原重明、日月亜紀子）

文献
1. 新井治子, 廣町佐智子, 阿久澤由紀, 他：手術前の臍処置の有効性. 群馬大医療技短大紀 1996；16：7-10.
2. 廣町佐智子, 新井治子, 阿久沢由紀, 他：手術前の臍処置後の経時的臍内細菌の変化. 群馬大医療技短大紀 1995；15：59-64.

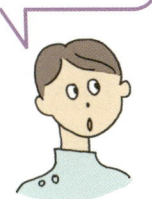

臍を切らない手術の場合にも臍処置は必要なのですか？

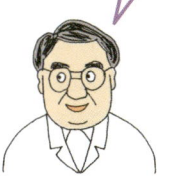

その場合、臍処置は不要です。

1 術前の処置

Q12 術前に発熱がある場合、手術は行えない？

A はい。発熱がある際は原則として手術を延期したほうが安全です。しかし、原因や病態によっては手術を施行する場合もあります。

■ なぜ発熱があると手術を延期するの？

日本手術医学会が定める「手術医療の実践ガイドライン」[1]には、「37.5℃を超えるような発熱時は、代謝が異常に亢進しているため、さらに麻酔・手術侵襲を加えることは避けたほうが望ましい。ただし、緊急手術や原因が手術対象疾患である場合は、そのかぎりではない。」とあります。

1．発熱時は全身に負担がかかる

体温が1℃上昇すると、基礎代謝は約13％亢進するため、発熱時は通常時に比べて多くのエネルギーを消費します。加えて食欲も低下することが多いため、エネルギー不足はさらに助長され、体内のタンパク質分解も促進されます。重症時には脱水や電解質異常も伴い、頻脈・不整脈や呼吸数増加など循環や呼吸にも影響が出てきます。

2．術中・術後の合併症リスクが増加する

このような、全身に負担がかかり、体力が低下しているときに手術という高侵襲な治療を行うと、免疫応答が正常に機能せず、術中・術後の合併症のリスクが増加します。また、相対的な栄養不足の状態でもあるため、術後の創治癒遅延や、吻合不全などの危険性も上昇すると考えられます。

3．上気道炎では術後肺炎のリスクが増加

微熱であっても咳や痰、鼻水といった風邪症状を伴っている場合は、注意が必要です。このような上気道炎発症時には気道過敏性が亢進しており、全身麻酔の際の気管挿管中に痰の分泌が増加し、術後肺炎のリスクが増加します。Nandwaniらは成人の上気道炎患者では、発症9日目までは気道過敏性の亢進が持続するとしています。予定手術の際に上気道炎症状が見られたときには2週間程度手術を延期するのが一般的なようです。

■ 発熱があっても手術するケース

発熱の原因が手術をしないと治らない疾患（例：虫垂炎や胆嚢炎など）の場合や、手術をしなければ命にかかわる緊急手術（例：消化管穿孔や絞扼性イレウスなど）では発熱があっても手術を施行することがあります。

（栄　政之）

文献
1. 日本手術医学会：手術医療の実践ガイドライン 第7章. http://jaom.umin.ne.jp/new1001020.html （アクセス 2014.4.10.）
2. Nandwani N, Raphael JH, Langton JA. Effect of an upper respiratory tractinfection on upper airway reactivity. *Br J Anaesth* 1997；78：352-355.

1 術前の処置

Q13 普段服用している睡眠薬は術前日も服用していいの？

A はい。消化管などの通過障害などにより薬剤の内服や吸収が困難、禁忌な症例以外ではよいと思います。

できるだけ患者の日常に近い環境を整える

患者にとって手術とは、精神的、肉体的に非日常的な経験です。医療者がとるべき最善策は、患者の精神的、肉体的コンディションを平静に保持することです。普段服用している睡眠薬で副作用（昼間の倦怠感、健忘といった認知作用、転倒など）を認めないと判断すれば、通常の内服量で十分でしょう。

睡眠薬（**表1**）は、GABA受容体に作用し睡眠時の緊張や不安を取り除き、寝つきを改善する作用があります。患者に対して、術前日も日常生活のリズムを崩させないことが重要です。手術室入室時、麻酔導入前に必ず前夜の睡眠状態を聴取し、意識レベルを確認します。患者から睡眠薬の内服で快眠できたとの返事を聞くことが非常に多く、有効であると考えます。

異変がないか常に注意する

麻酔覚醒時に、高齢者の症例で想定外の覚醒遅延を経験することがあります。当日の麻酔の補助前投薬、前日の眠剤を含めて把握に努め、ベンゾジアゼピン系の薬剤が投与されていた場合は、フルマゼニル（拮抗薬）を使用することも方法の1つです。

もし、瞳孔不同や上下肢の動きの左右差を認めれば、脳梗塞などの発症を疑い、画像検査を含めて脳神経外科のコンサルトを依頼する必要も考慮しなければなりません。

消化管の通過障害（上部、下部）が存在する患者では、睡眠薬などの経口薬はその吸収が期待できず、嘔気や嘔吐などを誘発する可能性があるので使用は避けるべきです。

また、脳神経外科患者などで意識レベルが低下している症例では、誤嚥などを誘発する可能性が高まるため、睡眠薬の投与は禁忌と考えます。

（豊山広勝）

表1 睡眠薬の例

分類	一般名	商品名	剤形	用法
超短時間作用型	ゾルピデム酒石酸塩	マイスリー®	錠 5mg、10mg	高齢者には、5mg が上限
	ゾピクロン	アモバン®	錠 7.5mg、10mg	高齢者には、7.5mg が上限
短時間作用型	ブロチゾラム	レンドルミン®	錠 0.5mg	一般に、0.25mg が上限
	エチゾラム	デパス®	錠 0.5mg、1mg	一般に、1.5mg が上限

1 術前の処置

Q14 術前の尿道カテーテル留置は必要?

A 一般的な予定手術の場合は必要ありません。

手術室で尿道カテーテル留置を行う場合

術前の尿道カテーテル留置は、基本的には手術室で麻酔がかかった後に行います。患者が起きているときに行うと非常に苦痛で不快感を伴うことや、尿道カテーテル留置は尿路感染の原因となる危険性があるため、少しでも清潔な操作のできる手術室で留置するほうがよいからです。

患者の苦痛や感染のことを考えると、術後経過に問題がなければできる限り早期に抜去するほうが望ましいと思われます。1～2時間程度の短時間手術や低侵襲手術(ヘルニア、虫垂炎、乳腺などの手術)では、留置しない施設もあります。

病棟で尿道カテーテル留置を行う場合

緊急手術が必要な全身状態の悪い患者（腹膜炎、敗血症性ショック状態、出血性ショック状態や多発外傷など）や、術前から尿量の管理が必要な患者は手術を行う前に、外来や病棟で尿道カテーテルを留置しておくことがあります。

その他、直腸や骨盤内の腫瘍による浸潤や圧迫で尿が出にくく、膀胱が張ってきているような患者は、病棟で留置を行うことがあります。大腸がんの浸潤や憩室炎などのために結腸膀胱瘻を形成しているような患者で、膀胱に感染や炎症があるような場合は、術前に病棟で尿道カテーテルを留置して膀胱の感染や炎症を防いだり、治療したりすることがあります。

術後の処置方法は?

術後は膀胱部分切除などを行った場合、尿道カテーテルは通常よりも長く留置します。切除部分に問題がなければ、2週間程度で抜去します。

硬膜外麻酔の影響で、排尿困難症状が出現する場合は、硬膜外カテーテル抜去まで留置しておくこともあります。前立腺肥大や神経因性膀胱などで術後排尿障害が出現するような場合は、それらの病気に対する薬剤を内服し、経過を見ながら抜去します。

（大平　豪）

1 術前の処置

Q15 手術当日、緩下剤で排便があっても浣腸は必要？

A 一般的には不要ですが、術式によっては必要な場合があります。

なぜ浣腸するの？

　直腸内に残っていた便が体外に出ることによる術野の汚染防止と、術後感染防止のために行われます。また、術式によっては、直腸内の便貯留は術中の手術操作の妨げとなるので、直腸内を空にするために行います。

　全身麻酔で手術を行うときには、筋弛緩薬を用います。その際に、肛門括約筋も弛緩するために、直腸内に貯留している便が排泄されてしまいます。ただし、乳腺外科、整形外科、心臓血管外科、呼吸器外科分野などでは、浣腸を行わなかったり、他の方法を用いたりすることもあります。浣腸を施行した場合と術後の合併症について有意差がないとの検討[1,2]もされ、術前処置としての浣腸を中止する試みもされています。

　浣腸実施時の体位は、両膝屈曲の左側臥位とします（図1）[3]。浣腸器を挿入する前に直腸診察を行い、直腸の走行を確認しましょう。直腸内に腫瘍がある場合などは、主治医に施行可能か確認します。

（日月亜紀子）

文献
1. 島崎友惟, 伊藤あゆみ, 楊昌樹：整形外科における手術前浣腸の必要性について 浣腸を廃止し新たな便処置の方法を導入して. 整形外科看護 2013；18：602-606.
2. 柏林さおり, 松原泰子, 石原宏子, 他：泌尿器科領域手術における術前浣腸の必要性の検討. 日本看護学会論文集, 看護総合 2013；43：107-110.
3. 村上聡子, 安井はるみ, 堀喜久子：グリセリン浣腸に関する実態調査と安全な実施について. 看護 2007；59：86-91.

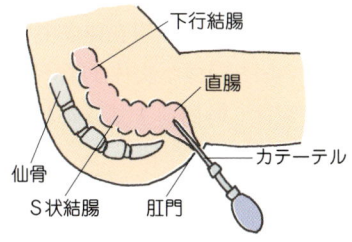

よい体位（左側臥位）
下行結腸／直腸／カテーテル／仙骨／S状結腸／肛門

- 直腸結腸の走行から、浣腸の体位は左側臥位が最も適切である。
- カテーテルに潤滑剤を塗布して肛門にゆっくり挿入する。カテーテルの先端が肛門管を越えたら仙骨方向に向け、5〜6cm挿入するが、抵抗を感じたら無理に進めず少し戻す。
- 浣腸液の注入は抵抗や疼痛のないことを確認し、ゆっくり注入する。

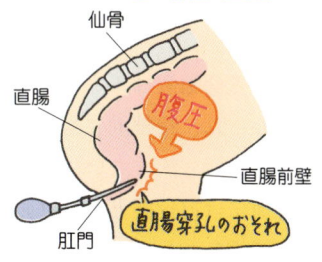

悪い体位（立位）
仙骨／直腸／腹圧／直腸前壁／肛門／直腸穿孔のおそれ

- 特に立位では肛門括約筋が緊張し、挿入しにくい。
- 腹圧がかかることで直腸前壁の角度が鋭角になり、カテーテルの先端が直腸前壁に当たりやすく、穿孔する危険がある。

図1　浣腸実施時の体位

1 術前の処置

Q16 術前の輸液は必要？

A 食事や水分の経口摂取が不可能な消化管疾患を除いて、点滴は不要です。

術前夜からの絶飲食はほとんどの患者で不必要

全身麻酔に関連した誤嚥性肺炎の発生を予防する目的で、術前夜から絶飲食とすることがこれまでの慣例でした。しかし、術前絶飲食に関する明らかなエビデンスがないこと、手術前でも、摂取内容および摂取時間を守った経口摂取方法であれば安全性が保たれることが明らかとなってきました。

絶飲食期間の短縮に関しては、2009年のヨーロッパ静脈経腸栄養学会（European Society for Clinical Nutrition and Metabolism：ESPEN）周術期ガイドラインで、術前夜から絶飲食はほとんどの患者で不必要（Grade A）と示されています[1]。

その根拠は？

手術前日からの点滴輸液はルートなどにより行動制限が強いられ、精神的にも不快なことが予想されます。何も飲まない、何も食べない、また一昔前には前投薬として筋肉注射でアトロピンまで投与され、口がカラカラに乾いたようです。

胃内に入った食物は、組成により若干異なりますが、6～8時間で十二指腸に送られ、液体は2～4時間で胃内を通過し、ひと晩絶飲食をしても胃内容は完全にゼロになるわけではなく、10～30mL 程度の液体が貯留されています。

どんな方法で術前に経口補水すればいいの？

術前に摂取しても安全であると認められている飲料は、clear fluids（清澄水）に限られています（→ Q8）。clear fluids とは、①水、お茶、および炭酸飲料、②牛乳（脂質）を含まないコーヒー・紅茶、③食物繊維を含まないジュース、④炭水化物含有飲料（経口補水液やアミノ酸の入っていないスポーツドリンク）です。

摂取時間に関しては、現在アメリカおよびEU 加盟国における各国の麻酔科学会より術前絶食のガイドラインが示されています（表1）。日本においては現在作成中ですが、一般的には各国と同様な飲料は麻酔導入2時間前、固形食物は6時間前まで可能と思われます。

（海堀昌樹）

文献
1. Braga M, Ljungqvist O, Soeters P, et al. ESPEN Guidelines on Parenteral Nutrition: surgery. *Clin Nutr* 2009；28：378-386.
2. Ljungqvist O, Soreide E. Preoperative fasting. *Br J Surg* 2003；90：400-406.

表1 各国麻酔科学会による術前飲食ガイドライン

国	術前絶食に関するガイドライン	除外
イギリス	飲料（clear fluids）は3時間、固形食物は6～8時間	救急・消化管疾患
カナダ	飲料（clear fluids）は2時間、固形食物は6～8時間	記載なし
アメリカ	飲料（clear fluids）は2時間、固形食物は6時間	救急・消化管疾患
ノルウェー	飲料（clear fluids）は2時間、固形食物は6時間	救急・胃腸疾患
スウェーデン	飲料（clear fluids）は2～3時間、固形食物は前日深夜より	救急・胃腸疾患
ドイツ	飲料（clear fluids）は2時間、固形食物は6～8時間	記載なし
日本	現在、作成中	

Ljungqvist O, Soreide E. Preoperative fasting. *Br J Surg* 2003; 90: 400-406. より一部改変して引用

> 当院は術前経口補水療法ではなく、点滴をしています。点滴の場合はどれくらい必要ですか？

> 絶飲食の時間にもよりますが、朝からの手術であれば基本的には不要でしょう。
> 午後からの手術の場合は、3号液などの維持輸液を1日必要量（30mL×体重）の半分程度投与します。
> 例えば50kgの患者さんの場合は、30mL×50kg÷2＝750mLを手術までに投与します。

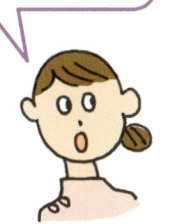

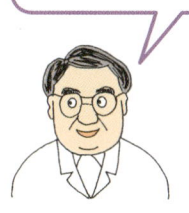

コラム　周術期管理を変える "ERAS" とは？

- ERAS（enhanced recovery after surgery、術後回復強化）は、欧州で2001年ごろから提唱されはじめ、注目を集めている包括的な術後管理の手法です。
- ERASでは、科学的に有効性が立証されてきた周術期管理法を取り入れ、特に結腸切除術患者を対象にエビデンスが積み上げられてきています。
- 術後回復強化計画の全体を指して「ERASプロトコル」と呼び、5か国で構成されるERASグループにより作成されました。ESPEN（European Society for Clinical Nutrition and Metabolism、ヨーロッパ静脈経腸栄養学会）でも取り上げられ、2005年には論文が発表されました[1]。
- 具体的には、入院前カウンセリングを行う、前投薬を行わない、経鼻胃管を留置しない、術後は過剰な輸液やNa負荷を避ける、悪心・嘔吐を予防する、カテーテルの早期抜去に努めるなど、さまざまなエビデンスのある介入を行います。
- ERASプロトコルの導入により安全性が向上し、手術侵襲や術後感染、合併症の軽減、在院日数の短縮、医療コストの抑制などにつながると考えられます。成果を上げるためには、看護師を含めた多職種によるチーム医療の構築が必須です。

（西口幸雄）

文献
1. Fearon KC, Ljungqvist O, Von Meyenfeldt M, et al. Enhanced recovery after surgery：a consensus review of clinical care for patients undergoing colon resection. *Clin Nutr* 2005; 24：466-477.
2. 岩坂日出男：術後の回復力強化プロトコル. Anesthesia 21 Century 2010；12：35-40.

1 術前の処置

Q17 手術当日の内服薬は麻酔科医や病院によって違うけれど、決まりはない？

A 原則手術当日朝まで継続ですが、経口血糖降下薬だけは必ず中止してください。

■ 術中の低血糖は危険

手術中は、血圧、心電図、SpO_2が必ずモニタリングされています。麻酔科医、外科医、看護師がこれらの数値をモニター画面で常に監視しているので、呼吸状態と循環動態の異常にはすばやく対処することができます。

しかし、血糖値はそのつど採血してみないとわからないため、血糖値の異常には自然と対応が遅くなってしまいます。血糖値の上昇はある程度は容認できますが、血糖値の低下を見すごしてはなりません。低血糖状態は、脳へのエネルギー供給が断たれた状態であるため、脳に大きな障害を引き起こす可能性があります。

一般的に術前は絶食となるので、経口血糖降下薬を手術当日に内服すると、手術中に血糖値が予想以上に下がる可能性があります。さらに全身麻酔では低血糖の症状がわからなくなり、低血糖状態を見すごして脳に大きな障害を引き起こす可能性があります。

■ 経口血糖降下薬以外は？

迷うところに降圧薬があります。降圧薬は数多くの種類があり、血圧を下げる作用機序もそれぞれ異なります。

特に注意するのはアンジオテンシンⅡ受容体拮抗薬です。ロサルタンカリウム（ニューロタン®）、バルサルタン（ディオバン®）、カンデサルタン シレキセチル（ブロプレス®）、テルミサルタン（ミカルディス®）などは、全身麻酔薬との相互作用で血圧が下がりすぎるということが報告されています。しかしながら、絶対的な決まりや明確な基準があるわけではありません。

■ 内服薬すべてを中止するのはよくない？

術前内服指示で、"手術当日の朝の内服薬はすべて中止"というのをよく見かけます。多くの手術では翌日には常用薬が内服できるようになり、内服できない場合でも注射薬で代用しているため、困ることがないのが現状です。内服できない状態を十分にカバーできる体制があれば、問題ないと考えられます。

■ 病院内でのルールを徹底する

手術当日の内服薬の継続と中止に関しては、はっきりとした基準やガイドラインはありません。そのため、術前の内服薬に関しては、病院内、病棟内でのマニュアルを作成し、各スタッフが統一した認識をもつことで病棟業務の負担軽減と医療安全の向上につながります。

（神移　佳）

1 術前の処置

Q18 鎮静薬などの前投薬は必要?

A 最近は前投薬をしない施設が増えています。症例ごとの判断が必要です。

　従来、手術前の患者には前投薬（鎮静薬、抗コリン薬、ヒスタミン H_2 受容体拮抗薬）などを投与し、ストレッチャーに寝かした状態で手術室へ移送していました。しかし、最近では患者取り違え防止、誤薬防止のため鎮静薬などを投与せず、患者自身が徒歩で手術室へ移動する歩行入室を行う病院が増えています。このことによる不安の増大は認められず、血圧、心拍数の変化から歩行による運動負荷は軽度であると考えられています[1]。

　ただし、麻酔前投与薬が必要と考えられる症例（不安の強い患者、小児）もあるため、症例ごとの判断が必要です。

前投薬の目的

　前投薬は麻酔薬の増強効果を期待して前投与されることもありますが、主な目的は麻酔を円滑に導入するための①術前鎮静、抗不安作用などの快適性、②口腔内、気道内分泌液の抑制、迷走神経反射の抑制、③誤嚥（誤嚥性肺炎）[*1]の予防の3つです（**表1**）。

　しかし、鎮静薬の効果が過剰になると、呼吸・循環抑制を促し、短時間手術の場合は覚醒遅延の原因になることもあります。

　アトロピン硫酸塩は口腔内分泌物の抑制から口渇を引き起こし、投与後に不快感を訴える患者もいます。また、副交感神経反射の抑制が不十分との指摘がある一方、心疾患を有する患者では頻脈発作を誘発する可能性が指摘されています。

　ヒスタミン H_2 受容体拮抗薬は胃液 pH を上げ、胃液量を低下させますが、実際に誤嚥の頻度を減らし、誤嚥性肺炎を予防したという証拠は得られていません。

*1 麻酔中は人間に元来備わっている咳嗽反射がなくなる。このため、胃内容物を嘔吐すると気管内に誤嚥してしまい、重篤な肺炎を起こす可能性がある。この危険を回避するために、術前夜から患者は絶飲食にしたうえで、抗コリン薬、ヒスタミン H_2 受容体拮抗薬を投与することがある。

症例ごとに必要性の判断を

　以上のことから、特別な理由のない限り前投薬を行わない症例は増えていくと考えられます。前投薬を行わないと、手術室への歩行入室が可能となり、呼名による患者確認が容易になります[1]。このことは患者の取り違え防止などの安全管理上有用です。また、鎮静薬等を投与するよりも麻酔科医による術前訪問のほうが患者の不安を和らげるとの考え方もあり、その必要性について議論されるようになっています。

　ただし、過度の不安や緊張が合併症（高血圧、心疾患）を増悪させる可能性がある場合は、前投薬は有用であると考えられます。前投薬の投与により術後の疼痛や心理的な回復が良好であったとの報告[2]や、小児患者の年齢によっては親が同伴入室した場合でも前投薬の投与が必要な場合があるとの報告[3]もあ

表 1 前投薬の目的

目的	カテゴリー	薬品名
不安軽減・除去	ベンゾジアゼピン	ジアゼパム、ミダゾラム、ロラゼパム、ニトラゼパムなど
	ヒスタミン H_1 受容体拮抗薬	プロメタジン、ヒドロキシジン
	バルビツール	セコバルビタール、ペントバルビタール
鎮痛、鎮静	麻薬 拮抗性鎮痛薬	モルヒネ、ペチジン、フェンタニル、ブプレノルフィン、ペンタゾシン
口腔内、気道内分泌抑制	抗コリン薬	アトロピン、スコポラミン
胃酸分泌量減少、酸度低下	ヒスタミン H_2 受容体拮抗薬	ラニチジン、シメチジン、ファモチジン
胃からの排泄促進	抗ドパミン薬	メトクロプラミド
アレルギー、アナフィラキシー様反応予防	コルチコステロイド	ヒドロコルチゾン、メチルプレドニゾロンなど
	ヒスタミン H_1 受容体拮抗薬	ヒドロキシジン、プロメタジン、ジフェンヒドラミンなど
	ヒスタミン H_2 受容体拮抗薬	ラニチジン、シメチジン、ファモチジン
迷走神経反射抑制	抗コリン薬	アトロピン
前向性健忘	抗コリン薬	スコポラミン
	ベンゾジアゼピン	ミダゾラム、ロラゼパム

稲田英一：麻酔への知的アプローチ 第8版．日本医事新報社，東京，2012：98．より一部改変して引用

り、症例ごと、患者ごとに必要かどうかを判断することが重要です。

（中田一夫）

文献

1. 森田善仁，讃岐美智義，他：歩行入室患者における術前不安の検討．麻酔 2002；51：382-386.
2. Kain ZN. Sevarino F, Pincus S, et al. Attenuation of the preoperative stress response with midazolam: Effect on postoperative outcomes. *Anesthesiology* 2000；93：141-147.
3. 篠崎克洋：親付き添いの小児麻酔導入に鎮静薬の前投与は必要か．麻酔 2001；50：998-1003.

1 術前の処置

Q19 手術室に入る前にひげは絶対に剃る？かつらは絶対に外す？

A どちらも"絶対"というわけではありません。

■ ひげがあっても固定できる器具もある

従来、術前にひげを剃っていたのは、ひげがあると、マスク換気のときにマスクがフィットせず換気困難になる可能性があるからです。また、ひげがあると、挿管チューブをテープでしっかりと固定できないという問題もあります。

挿管チューブの固定にテープではなくチューブホルダー（**図1**）を用いると、ひげがあってもしっかりと固定できるため、術前にひげを剃らなくても大丈夫です。

■ かつらにより頭皮の損傷や熱傷のリスクがある

術前にかつらを外すのは、かつらをつけていると、かつらの留め具の材質によって、頭皮の損傷の危険性があるからです。また留め具に金属が使用されていると、電気メスを使用したときに通電する可能性があり、熱傷の危険性があります。

よって、皮膚を損傷する危険のある硬い材質のものが使用されていないかを確認し、特に危険のないかつらとあらかじめ確認されれば、術中につけていても問題ありません。しかし、これらの問題がないかつらを使用していても、高価なかつらが術中の予期せぬことで破損しないとは限らないため、できれば外すことが望ましいでしょう。

また、プライバシーへの配慮から、手術室入室後に外して、退室する際に着用するなどの工夫も可能です。手術室入室後にかつらを外してもらえるように、術前にきちんと危険性を説明しておくことが重要です。

（牧野圭子、奥谷　龍）

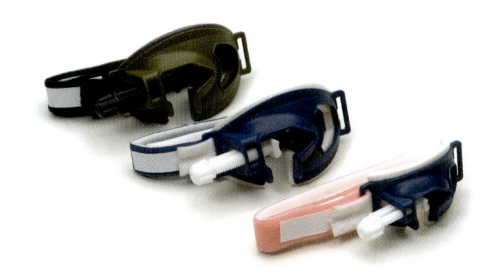

図1　挿管チューブ固定用品の例
トーマス チューブホルダー
（写真提供：レールダル メディカル ジャパン株式会社）

> 患者さん本人に「かつらですか？」とは聞きづらいです…。

> 問診票の質問項目に加えたり、外すものの一覧表を作って患者さんと看護師で一緒にチェックするというのはどうかな。

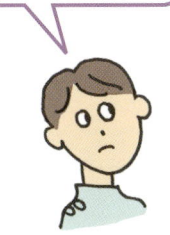

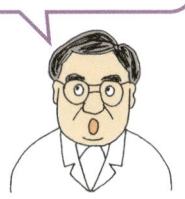

1 術前の処置

Q20 術中手袋が破れなければ交換は不要？

A いいえ。長時間の手術では交換は必要です。

なぜ手袋を交換しなければならないの？

手術用手袋は患者に無菌操作を保証するものです。しかし、術前に十分手洗いを行っても長時間手袋を装着していると内部には細菌が増殖することが証明されており、手術用手袋に破損があった場合は、SSI（surgical site infection：手術部位感染→ Q65 ）発症の危険性が増すと考えられています[2]。また、手術用手袋は患者血液や体液から手術関係者を守る役割も担っており、手術用手袋に破損があった場合は、手術関係者の職業感染の危険度が増すことになります。

手術用手袋のピンホール破損は、着用時間に比例して発生頻度が増加すると報告されています[1-3]。また、手術用手袋の品質に関してはJIS規格では1.5％までのピンホール不良が容認されています。術中に手術用手袋に明らかな破損が認めない場合でも、目に見えず気づきにくいピンホール破損が発生している可能性があります。これらの点から、特に長時間の手術では術中の手袋交換は必要と考えられています。

交換するタイミングはいつ？

前述した理由で術中の手袋交換が必要であると考えられますが、そのタイミングに関してはCDC（Centers for Disease Control and Prevention：アメリカ疾病予防管理センター）ガイドラインにおいても明記されておらず、科学的な検討は十分なされていません。施設によってそのタイミングはさまざまですが、2～4時間で交換している施設が多く、当院では3時間おきに清潔操作者全員の手袋を交換しています。

（田嶋哲三、清水貞利）

文献
1. Partecke LI, Goerdt AM, Langer I, et al. Incidence of microperforation for surgical gloves depends on duration of wear. *Infect Control Hosp Epidemiol* 2009 ; 30 : 409-414.
2. 久田友治：手術時の手袋交換について．外科治療 2006 ; 94 : 733-734.
3. 佐藤直樹, 加藤伸彦, 大沢修子, 他：手袋のバリアー性は術中に破綻する．日手術医会誌 2005 ; 26 : 248-251.

2 術後の観察
（呼吸・循環・代謝）

　術後の観察は、合併症の早期発見のために、外科看護師にとって最も重要な役割の1つです。実際に看護師の能力によって、外科患者の死亡率を低下させることができると科学的に証明されています[1]。ただし、看護師経験年数と死亡率には関係がなかった[1]という結果も出ており、看護は経験よりも論理的思考が重要であるといわれています。

　この分野でもエビデンスは乏しく経験に基づいて行われていることがまだまだあるようです。論理的思考にはエビデンスに基づいた正しい知識が不可欠です。

（久保健太郎）

文献
1. Aiken LH, Clarke SP, Cheung RB, et al. Education levels of hospital nurses and surgical patient mortality. *JAMA* 2003；290：1617-1623.

2 術後の観察（呼吸・循環・代謝）

Q21 術後の安静は必要？

A いいえ。可能な限り術後早期離床が大切です。手術によっては術当日から離床が始まります。

なぜ、早期離床をすすめるの？

術後安静臥床を継続することで、さまざまな臓器、器官に好ましくない影響が生じます。

循環・呼吸器系では、機能的肺活量の減少により、無気肺や肺炎を引き起こしたり、循環器系では、循環血液量の低下や特に下肢や骨盤内の静脈血のうっ滞などにより肺塞栓症など重篤な術後合併症につながる可能性があります。運動器系では、四肢の関節拘縮や筋萎縮、皮膚においては仙骨部など荷重部に褥瘡形成をきたしやすくなります（**図1**）。また、長期間の安静臥床により精神的ストレスが高まり、副交感神経を抑制して腸管蠕動遅延なども起こしやすくなるとされています[1]。早期離床し、歩行することでこれらの術後合併症を減らすことが可能です。

歩行は下肢の筋肉によるポンプ機能で、静脈のうっ滞を減少させ、血栓形成の予防に役立ち、交感神経系を活発にし、心拍出量を増やし、筋・骨格系だけでなく心機能の向上にも役立ちます。また、座位、立位になることで機能的肺活量が増加し、無気肺・肺炎の予防につながります[1]。

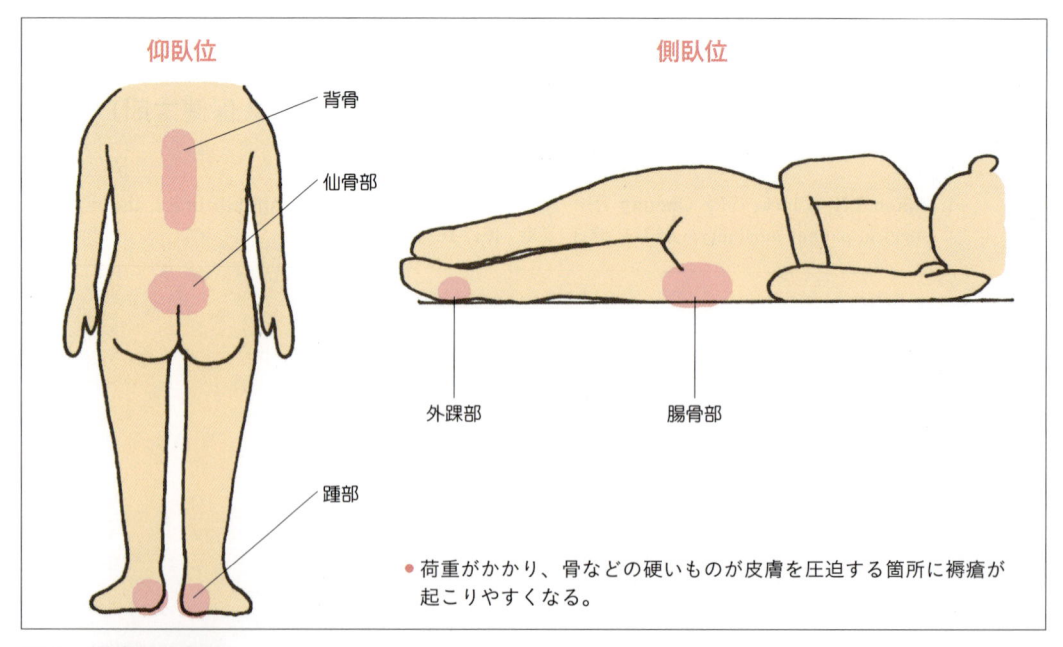

仰臥位 / 側臥位
背骨
仙骨部
外踝部
腸骨部
踵部

● 荷重がかかり、骨などの硬いものが皮膚を圧迫する箇所に褥瘡が起こりやすくなる。

図1　褥瘡好発部位

どのように行う？

麻酔からの覚醒が十分でない術直後は、呼吸・循環動態の安定のため安静臥床が必要になります。乳がんなど体表の手術では、手術侵襲も小さく、創部痛も比較的軽度で、また手術時間も2〜3時間程度と短時間であるので尿道カテーテルも留置せず、より積極的に早期離床を進められます。当院では、基本的にクリニカルパスに従い、術当日帰室後2時間よりトイレ歩行などから離床を開始しています。

腹部や胸部手術など比較的手術侵襲が大きな場合には、尿道カテーテルの他、ドレーン留置などによって術当日から数日間、安静臥床が強いられますが、その場合にも可能な限り早期離床を目標にしたほうがよいと考えます。しばらくの間、臥床が強いられる場合でも、意識のある患者では、下肢静脈血栓症や下肢筋力低下の予防観点からも下肢の運動（→ Q79）を促し、疼痛の増強やドレーン類の屈曲・閉塞に注意しながら体位変換を行います（図2）。人工呼吸器管理下などで、意識のない患者でも循環・呼吸動態の変動に留意しながら積極的に体位変換を行い、体位ドレナージによって肺炎など呼吸器合併症を予防することも大切です。

（池田克実）

文献

1. 阿部真也, 高森啓史, 中原修, 他：ベッドサイドでの処理 術後の体位変換と早期離床. 大特集 外科基本手技アトラス, 外科治療 2009；101：420-426.
2. 「厚生労働省"生活支援ニュース"第4号. 2011年4月26日発行, 厚生労働省ホームページ内. http://www.mhlw.go.jp/stf/houdou/2r98520000014uzs-img/2r9852000001acmv.pdf（アクセス 2014.4.10.）
3. 隈元孝子, 堀治, 山之内明子：ニガテクリアポイント＆エビデンスがわかる 消化器外科術前術後の看護技術カラービジュアル講座. 消化管ナーシング 2012；17：1031.

1 術直後は枕を使用せず、平らなベッドに臥床。気道確保と麻酔後頭痛の予防をする。

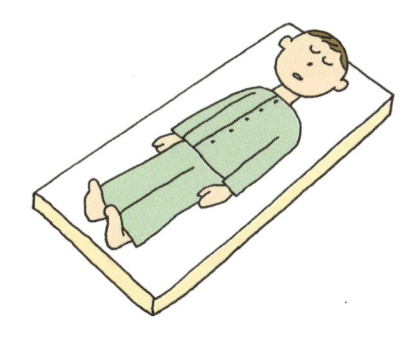

2 麻酔覚醒後は頭部を10度ほど挙げ、横隔膜を下げることで容易に呼吸できるようにする。

3 術後はドレーンやモニター類で体動が制限されるので、頻回に訪室し体位を整える。

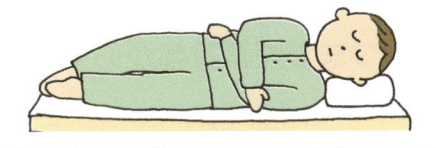

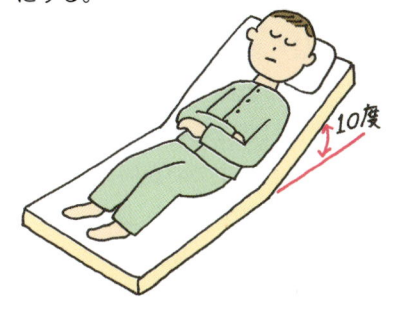

過荷重になっている箇所がないか、ドレーン・ルート類が圧迫していないかをチェックしましょう。

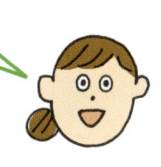

図2　術後体位（術直後から離床まで）
大阪市立総合医療センターすみれ16病棟：ニガテクリアポイント＆エビデンスがわかる 消化器外科術前術後の看護技術カラービジュアル講座. 消化器外科 NURSING 2012；17：1031. より一部改変

2 術後の観察（呼吸・循環・代謝）

Q22 全身麻酔後、ルーチンの酸素投与は必要？

A はい。術後合併症で頻度の高い低酸素血症を防止するために、術後数時間は酸素投与を行う必要があります。

なぜ全身麻酔後、酸素投与が行われているのか？

全身麻酔後、術後数時間の酸素投与は、低酸素血症の回避、術後悪心・嘔吐（postoperative nausea and vomiting：PONV）防止、手術部位感染（surgical site infection：SSI）防止を期待して行われています[1]。

術後低酸素血症

全身麻酔後には低酸素血症を含む肺合併症が2〜40％の頻度で発生していると報告されており[2]、最も多く見られる術後合併症です。術後に起こる低酸素血症は、術直後から術後数時間の間に起こる術後早期低酸素血症と、術後2〜7日目までの夜間に起こる術後遅発性低酸素血症に分けられます。

術後早期低酸素血症の原因は、麻酔薬や筋弛緩薬の効果残存による呼吸抑制や上気道閉塞、手術侵襲による無気肺や呼吸機能低下などがあります。全身麻酔後、術後数時間のルーチンな酸素投与はこの術後早期低酸素血症の防止を目的としています。

ただし、酸素投与をすることで低酸素血症の発見が遅れる可能性があるため、ルーチンな酸素投与に否定的な報告もあります[3]。この場合は、呼吸数や経皮的動脈血酸素飽和度（SpO_2）の綿密なモニタリングが必須です。

一方、術後遅発性低酸素血症は、夜間睡眠時に起こり、SpO_2はときに50％台まで低下しますが、多くは2分以内に回復し、しばしば反復します。原因は解明されておらず、手術侵襲による無気肺や呼吸機能低下、術後の睡眠パターンの変化による一過性の睡眠時無呼吸ともいれています。

術後悪心・嘔吐（PONV）

過去に術中および術後の高濃度酸素（80％酸素）投与はPONV防止に有効との報告がありました。しかしその後、吸入酸素濃度とPONVの発生率には差はないとの報告が相次いだため、現在ではその効果には否定的な意見が多くなっています（→ Q31）。

手術部位感染（SSI）

現在のところ術中および術後の高濃度酸素投与がSSI防止に有効とする決定的なエビデンスはありません（→ Q49）。

いつまで酸素投与が必要？

基本的には空気呼吸下でのSpO_2が術前値に戻れば酸素投与は必要ありませんが、呼吸抑制や上気道閉塞などの重篤な術後早期低酸素血症の危険性が高い術後3時間程度は酸素

投与が必要です。ただし、侵襲の大きな手術や手術終了時間が人手の少ない夜勤帯になるような場合は翌朝までなどと、ある程度余裕をもって酸素投与することが多いです。

術翌日には離床も進み、酸素吸入やパルスオキシメーターは外れていることが多いと思いますが、術後1週間程度は日中の SpO_2 に異常がなくても、夜間睡眠中の低酸素血症にも注意が必要です。

（久保健太郎）

文献
1. 佐藤暢夫，小谷透：吸入酸素濃度と肺傷害，感染症：高い吸入酸素濃度の有用性と問題点．特集 周術期呼吸管理．Anesthesia 21 Century 2012；14：2776-2783.
 http://www.maruishi-pharm.co.jp/med2/files/anesth/book/9/4.pdf?1368166562（アクセス 2014.4.10.）
2. Canet J, Mazo V. Postoperative pulmonary complications. *Minerva Anestesiol* 2010；76：138-143.
3. Fu ES, Downs JB, Schweiger JW, et al. Supplemental oxygen impairs detection of hypoventilation by pulse oximetry. *Chest* 2004；126：1552-1558.

コラム　酸素投与しても SpO_2 が上昇しない場合はどうする？

SpO_2 が上がらない原因を考えることが重要です。術直後に最も多いのは呼吸抑制と上気道閉塞です。どちらも麻酔薬や筋弛緩薬の残存が原因となることが多く、覚醒状態が悪い場合は呼吸数を含めて呼吸状態をベッドサイドでしっかりと観察する必要があります。このような場合には酸素投与だけでは SpO_2 は回復しないことが多く、拮抗薬の投与やエアウェイ挿入、再挿管などが必要になる場合もあります。他には気胸、肺水腫、肺梗塞などが原因の場合もあります。

また、慢性閉塞性肺疾患（chronic obstructive pulmonary disease：COPD）や喘息などの慢性呼吸器疾患（chronic respiratory disease：CRD）がある患者への高濃度酸素投与には注意が必要です。SpO_2 が低いからといって酸素を上げていくと、意識レベルが低下することがあります。これを CO_2 ナルコーシスといい、病態は高二酸化炭素血症による意識障害です。

（久保健太郎）

2 術後の観察（呼吸・循環・代謝）

Q23 脊椎麻酔後、髄液が漏れて頭痛が起こるというけれど、体位変換は禁止？

A 体位変換や頭部のギャッチアップは可能です。できる範囲で早期離床を進めましょう。

■ なぜ身体を動かしてもいいの？

最近では脊髄クモ膜下麻酔後の頭痛、すなわち硬膜穿刺後頭痛に対する認識が広まり、その発生頻度は5％以下に低下しているといわれています。その理由には、穿刺針の改良（図1）や麻酔科医の慎重な穿刺操作などが考えられます[1]。

また硬膜穿刺後頭痛に関する研究も進んでおり、一般的には硬膜穿刺後頭痛の予防と体位やベッド上安静とは関係ないと考えられています[2]。

■ その根拠は？

そもそも硬膜穿刺後頭痛は、硬膜の穿刺部位から脳脊髄液が漏出し、脳脊髄液が減少することによって起こるとされています（図2）。

脳脊髄液が減少すると、体位によって脳が尾側に落ち込んで不自然な力が加わったり、脳血管が拡張するなどして頭痛が起こると考えられていたので、身体を動かすことにより脳脊髄液の漏出が多くなり、頭痛がひどくなるのではないかとの懸念がありました。これに対しては多くの研究がなされていますが、現在のところ、脊髄クモ膜下麻酔後の体位やベッド上安静が硬膜穿刺後頭痛の予防や治療に効果的であったという強い根拠はありません。

■ どのように行う？

できる範囲で体位変換や頭部のギャッチアップを行いましょう。ただし、主治医や麻酔科医から特別に安静指示があれば、その指示が優先されます。また全身麻酔と同様に、

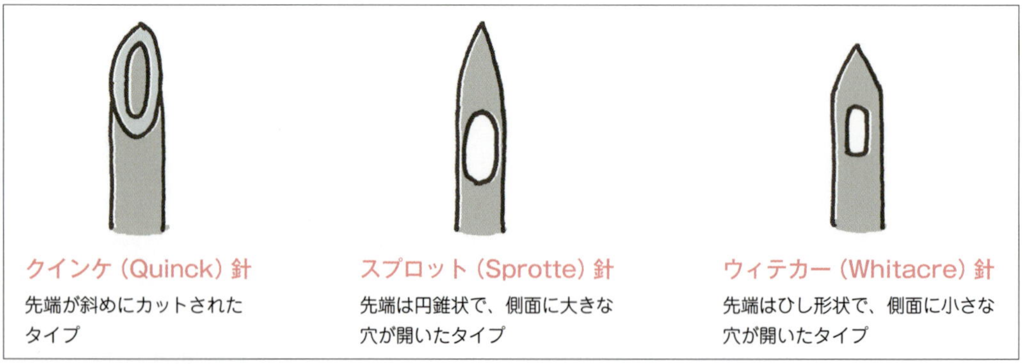

クインケ（Quinck）針	スプロット（Sprotte）針	ウィテカー（Whitacre）針
先端が斜めにカットされたタイプ	先端は円錐状で、側面に大きな穴が開いたタイプ	先端はひし形状で、側面に小さな穴が開いたタイプ

図1　さまざまな形状の穿刺針

● クインケ針による硬膜の損傷を最小限に抑えるため、スプロット針やウィテカー針といった先端が鋭利でない針が開発された。これらはペンシルポイント針と呼ばれ、頭痛の発生頻度を下げるといわれている。

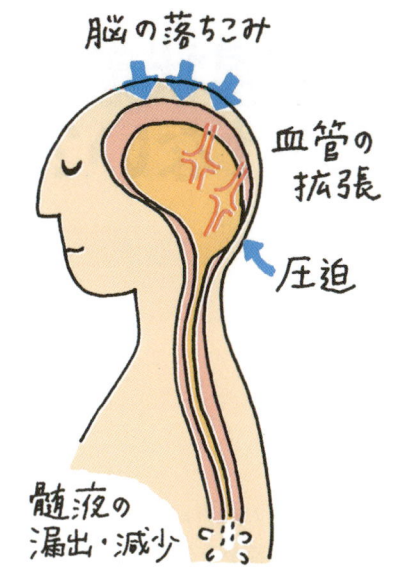

図2 硬膜穿刺後頭痛を引き起こす原因

（図中ラベル：脳の落ちこみ／血管の拡張／圧迫／髄液の漏出・減少）

麻酔後しばらくは呼吸や循環などのバイタルサインや神経学的所見を観察することも重要です。

硬膜穿刺後頭痛は、穿刺後数日で発症して1週間程度で改善することが多く、症状は、立位や座位など、頭を起こす姿勢で増悪するのが特徴です。いったん発症してしまうと、体位変換や頭部のギャッチアップには大変な苦痛を伴います。ですから基本的には安静臥床とし、患者の楽な姿勢で経過を観察することになります。

対症療法としては、輸液負荷やアセトアミノフェン、非ステロイド系消炎鎮痛薬などがあり、頭痛が長期間改善しない場合は、硬膜外自家血注入法（ブラッドパッチ）も検討する必要があります。また、コーヒー、紅茶などのカフェイン含有飲料は頭痛を軽減させるようです。

（金沢晋弥）

文献
1. 山下敦生,松本美志,他：脊髄くも膜下麻酔.特集 区域麻酔のリスクマネージメント,麻酔 2011;60:1275-1283.
2. Turnbull DK, Shepherd DB. Post-dural puncture headache: pathogenesis, prevention and treatment. *Br J Anaesth* 2003;91:718-729.

2 術後の観察(呼吸・循環・代謝)

Q24 全身麻酔後、覚醒状態でも枕は入れてはいけない？

A 舌根沈下を予防するため、枕の使用は避けましょう。

枕の使用は舌根沈下のリスクを招く

枕を使用すると、頭頸部前屈による舌・咽頭間の距離が短くなるため（図1）、舌根沈下しやすい状態にあります。そのため、全身麻酔後は枕を使用しないようにしてください。

覚醒時、睡眠時は舌、口腔底、軟口蓋、咽頭の筋群が緊張しているので、気道が閉塞することはありません。しかし、枕を入れていると頭頸部前屈になるため、舌と咽頭間の距離が短縮されることで舌根沈下しやすい状況になります。

枕なしでも舌根沈下には注意が必要

1. 舌根沈下をすぐ判断できるよう、SpO_2 をチェック

抜管後、患者の状態は不安定であり、継続した全身状態の観察が必要です。抜管前に、麻酔科医は患者が十分覚醒しているか確認するため、離握手などの従命反応の有無を観察します。

しかし、抜管後に覚醒しているように見えても、麻酔薬の影響や使用した薬剤の効果が残っているため、状態が変化する可能性があります。そのため、手術後は枕を入れないようにし、意識が消失しても舌根沈下を予防できるようにする必要があります。

また、舌根沈下を起こしているかをすぐ判断できるように、SpO_2 の値に注意しておく必要があります。いびき様呼吸も舌根沈下を起こしている可能性のあるサインの1つであり、注意して観察する必要があります。

2. 舌根沈下を起こしたときの対応

舌根沈下を起こしているときの対策としては、まず、顔を横に向ける、側臥位にする方法があります。また、頭部後屈・顎先挙上法（図2-①）が挙げられます。そうすることで、舌根による気道の閉塞を改善することができます。ただし、この方法は頸椎損傷がある患者に対しては行うことができないので、下顎挙上法（図2-②）を行います。

それでも状態が改善しないときや、気道の開放維持を容易にするために、経鼻エアウェイ、経口エアウェイを利用することもあります。それ以外にも、ラリンジアルマスク、マスク換気、気管挿管などの方法もあり、これ

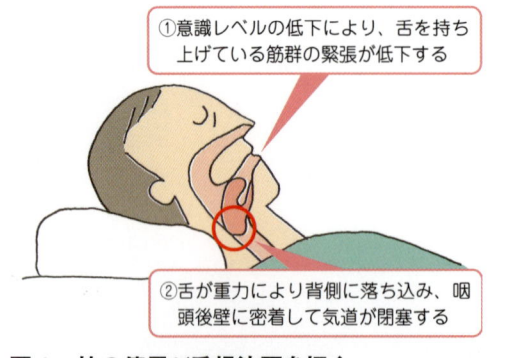

①意識レベルの低下により、舌を持ち上げている筋群の緊張が低下する

②舌が重力により背側に落ち込み、咽頭後壁に密着して気道が閉塞する

図1 枕の使用が舌根沈下を招く

らの緊急処置はすぐに開始できるように必要な物品を準備しておく必要があります。

3. 舌根沈下しやすい原因

舌根沈下しやすい原因として、口蓋垂、扁桃腺が大きい、肥満、マランパチ分類[*1]でクラスⅢ・Ⅳ（舌基部が肥大しており舌根沈下しやすい）が挙げられます。これらの情報がある患者に対しては、術前より注意して観察を行う必要があります。

また、生後1年までの乳児は、鼻呼吸が主で、気管に対して鼻腔が小さいことから上気道閉塞を起こしやすくなります。術後は気をつけて観察しましょう。

（金沢愛弓、奥谷　龍）

[*1] マランパチ分類：挿管困難を予測するために用いる。
クラスⅠ：軟口蓋、口蓋垂、口峡、口蓋弓が見える。
クラスⅡ：軟口蓋、口蓋垂、口峡が見える。
クラスⅢ：軟口蓋および口蓋垂の基部のみ見える。
クラスⅣ：硬口蓋しか見えない。

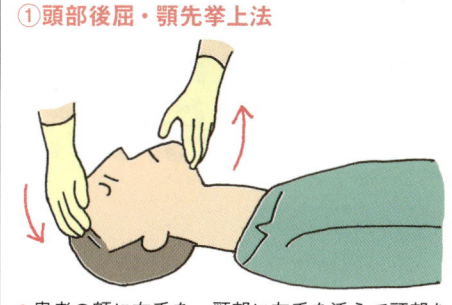

①頭部後屈・顎先挙上法

- 患者の額に右手を、頸部に左手を添えて頭部を後屈させる。このポジションをスニッフィングポジション（においをかぐような姿勢）にする。
- 枕の高さを高くすることで、この姿勢をとりやすくなる。

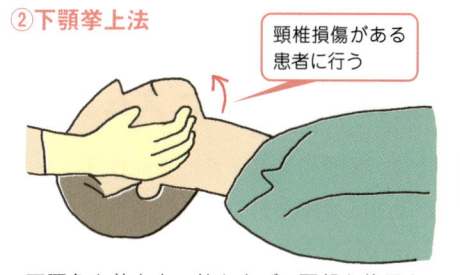

②下顎挙上法

頸椎損傷がある患者に行う

- 下顎角を前上方に持ち上げ、頸部を伸展させずに気道を開通させる。

図2　舌根沈下時の対策

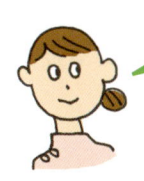

「枕がないと眠れない」という患者さんもいます。

術後数時間経過してしっかりと覚醒していれば、低い枕をしてもいいと思います。ただしSpO$_2$はモニタリングしたほうがよいでしょう。

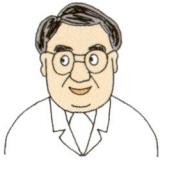

コラム　全身麻酔からの覚醒後、"こんなときどうする？"

■ **吐物・吐血・分泌物などで気道が閉塞している**

手術や麻酔などの影響により、抜管後に嘔吐したり、鼻腔・副鼻腔や口腔・咽頭の手術では、軟口蓋の後面に血液がたまっていることがあります。

覚醒時は咽頭・喉頭反射が減弱しているため、これらの吐物・吐血・分泌物などで誤嚥する危険性が高く、気道が閉塞する場合もあります。患者の呼吸状態を注意深く観察し、早期に発見することが重要です。分泌物などをすぐに吸引できるように準備をし、膿盆やガーゼも横に用意しておきましょう。嘔気を訴えていれば制吐薬などを投与するなどの対処が必要となります。

■ **喉頭浮腫や麻酔薬の影響などで自発呼吸が困難**

抜管後、自発呼吸が困難な場合は頭部後屈顎先挙上や、経口・経鼻エアウェイ、再挿管などの処置が必要となります。喉頭浮腫によりマスク換気や挿管が難しい場合は、ステロイドを投与したり、緊急で気管切開を行うことが必要です。

そのためにも、抜管後は患者のバイタルサインや全身状態に気をつけて観察することが重要です。また、急変に伴う再挿管の可能性に備えて、必要物品がそろっているかも確認しておきましょう。

（金沢愛弓）

2 術後の観察（呼吸・循環・代謝）

Q25 術後の発熱には解熱薬を投与したほうがいい？

A ルーチンに解熱薬を投与することは推奨されません。ただし心臓、呼吸器、脳神経などに基礎疾患がある場合は早めに解熱するのが無難でしょう。

術後の発熱のメカニズム

術後は、手術侵襲によって炎症性サイトカインが産生・分泌されます。サイトカインは情報伝達物質であり、全身に侵襲の発生を伝え、適切な生体反応を起こさせる役割を担います。生体反応の1つとして視床下部の体温調節中枢にサイトカインが作用することで発熱が起こります（**図1**）[1]。

術後の体温管理に関する指針は存在しない

周術期の体温管理については、術中の低体温予防の分野は研究が進みガイドラインがありますが、術後の発熱を解熱すべきかどうかについては一定した見解はありません[*1]。解熱によるメリット・デメリット（**表1**）を考えたうえで、その必要性を判断する必要があるでしょう。いずれにしても体温38度以上

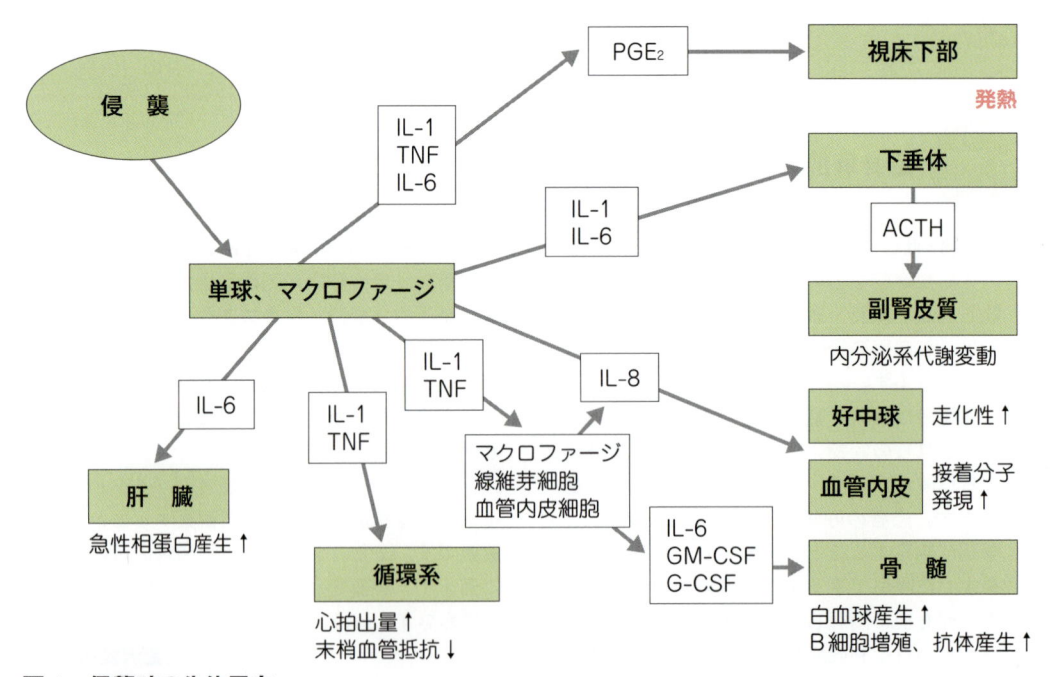

図1 侵襲時の生体反応
樽井武彦, 山口芳裕, 門田守人：生体反応の発動機序. 外科 2007；69：751-756. より引用

表1　解熱のメリット・デメリット

メリット	・患者の不快感を軽減 ・呼吸需要および心筋酸素需要を減少 ・脳神経障害リスクの減少 ・死亡リスクの減少
デメリット	・解熱薬による副作用（胃腸障害、肝障害、腎障害など） ・免疫反応の抑制

などの理由でルーチンに解熱薬を投与することは控え、基礎疾患がなく全身状態が安定している場合は経過観察でもよさそうです。

ただし心臓、呼吸器、脳神経障害などの基礎疾患がある場合は、早めに解熱するのが無難でしょう。さらに、感染症が疑われる場合には、解熱薬によって発熱を不顕性化することが診断の妨げになる可能性があり、免疫反応の抑制を避けるためにも解熱薬は慎重に投与すべきです。敗血症の場合、解熱薬の投与が死亡率を悪化させるという報告もあります[3]。

（久保健太郎）

＊1　術後だけでなく、発熱全般に関して、患者アウトカムに関連した研究が少なく、解熱をしたほうがよいのか悪いのかの結論はいまだ出ていない。

文献
1. 樽井武彦，山口芳裕，門田守人：生体反応の発動機序．特集 外科的侵襲に対する生体反応の最新情報．外科 2007；69：751-756.
2. 江木盛時：その"クーリング"見直してみよう 発熱＆解熱の「いまわかっていること」．エキスパートナース 2013；29(3)：64-72.
3. Lee BH, Inui D, Suh GY, et al. Association of body temperature and antipyretic treatments with mortality of critically ill patients with and without sepsis;multi-centered prospective observational study. *Crit Care* 2012；16：R33.

> 「体温38度以上で解熱薬」という指示をよく見ます。
> 38度以上になったら必ず解熱薬を投与しなければいけないのですか？

> そんなことはありません。
> 「体温38度以上で患者の希望時・不快時に解熱薬」と指示すべきですね。

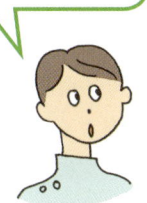

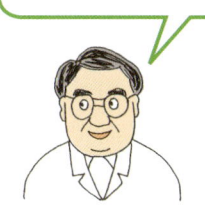

2 術後の観察（呼吸・循環・代謝）

Q26 発熱時のルーチンなクーリングは必要？

A 現在は推奨されていません。特にシバリングを起こしているときにはクーリングは禁忌です。

クーリングを正しく理解している？

発熱時のクーリングは看護師が最も頻繁に行う看護ケアの1つですが、その適応に関して正しく理解されないまま慣習的に行われていることが多いようです[1]。発熱しているからとりあえずクーリングしておこうという人は多いかもしれません。

そもそもクーリングは何のために行うのでしょうか。不快感の軽減のためでしょうか。解熱のためでしょうか。一般病棟でよく行われている氷枕などによる頭部のクーリングには解熱効果はなく[2]、表在性に大きな動脈がある部位を複数箇所冷やす3点クーリングや5点クーリングなどもその効果は不明瞭です[3]。

また、たとえクーリングに解熱効果があったとしても、感染症などの体温調節中枢の設定温度（セットポイント）が上昇する病態ではシバリングを惹起して病態を悪化してしまう[4]という意見もあります。解熱のためのルーチンなクーリングは考えなおしたほうがよさそうです。

クーリングの適応とは？

クーリングの適応を理解するには、まずは高体温について理解しなければいけません。高体温は、発症メカニズムの違いによって「発熱」と「うつ熱」に分けられます。体温は通常、視床下部の体温調節中枢によって一定の温度にコントロールされていますが、さまざまな要因（感染症や手術など）によって設定温度（セットポイント）が上昇することで起こる高体温が発熱です。うつ熱は熱中症に代表されるように、外部環境の異常によって起こる高体温で、セットポイントは上昇しません。うつ熱の場合はクーリングのよい適応となります。しかし、前述したように発熱の場合はシバリングを惹起して病態を悪化させてしまう可能性があります。なぜ発熱でのみシバリングを惹起してしまうのでしょうか。

発熱時に起こるシバリングは、セットポイントが上がることで相対的に低体温の状態となり、骨格筋を収縮させる（震える）ことで効率よく体温を上げるための現象です。シバリングによる弊害（**表1**）を避けるためにも、シバリング時は体温をなるべく早く上げてセットポイントに到達させることが肝要です。つまり、やるべきことはクーリングではなく保温です。

シバリング中にクーリングをすることは言語道断ですが、シバリングをしていなくてもセットポイントが上がったままの状態でクーリングを開始した場合、一時的に体温が下がって再度シバリングを惹起する可能性があ

表1 シバリングの弊害[7]

- 酸素消費量を2倍に増加
- 眼圧や脳圧の上昇
- 創痛の増加
- 不快感

ります。解熱薬を使用したり病態が改善することでセットポイントが下がり、解熱期に入ります。

解熱期になると身体表面が熱くなり発汗が見られますが、このときにクーリングを併用すると効果的な場合があります。

深い鎮静下でのクーリングは有効

敗血症の患者に対してクーリングの効果を検討した論文があります[5]。それによると積極的にクーリングをした群はクーリング開始2時間後の体温が有意に低下し、短期死亡率も低下させたと報告されています。ただし、この研究は鎮静下の人工呼吸患者を対象としており、深い鎮静下ではシバリングが抑制されるため効果的に解熱効果が得られるようです。

また、具体的なクーリング方法は記されていませんが、解熱目的のクーリング方法には冷却ブランケットや蒸散冷却法（ぬるま湯タオルで体を拭き気化熱を利用して体温を低下させる方法）、冷却輸液などもあり、それらが行われた可能性もあります。

いずれにせよ敗血症では解熱薬の投与が死亡率を悪化させる可能性がある[6]ことを考えると、クーリングによる解熱は比較的安全で効果的であるといえます。

（久保健太郎）

文献
1. 野口綾子，細川康二，志馬伸朗，他：ICU看護師の冷罨法に関する意識調査．日集中医誌 2012；19：273-276.
2. 樋之津淳子，高島尚美，香城綾，他：冷罨法による皮膚温・深部温への影響．筑波大学医療技術短期大学部研究報告 2001；22：27-32.
3. 工藤由紀子：看護における複数クーリングの現状と課題．日看研会誌 2011；34：143-149.
4. Gozzoli V, Treggiari MM, Kleger GR, et al. Randomaized trial of the effect of antipyresis by metamizol propacetamol or external cooling on metabolism, hemodynamics and inflammatory response. *Intensive Care Med* 2004；30：401-407.
5. Schortgen F, Clabault K, Katsahian S, et al. Fever control using external cooling in septic shock：a randomized controlled trial. *Am J Respir Crit Care Med* 2012；185：1088-1095.
6. Lee BH, Inui D, Suh GY, et al. Association of body temperature and antipyretic treatments with mortality of critically ill patients with and without sepsis; multi-centered prospective observational study. *Crit Care* 2012；16：R33.
7. 廣田和美：シバリング：原理と予防法．周術期の体温管理，山蔭道明監修，克誠堂出版，東京，2011：176-195.

> 3点クーリングをよく行いますが、本当に効果がないのでしょうか。

> 効果があると報告している文献もあるし、効果がないと報告している文献もあります。つまり明確な根拠はないということです。
> シバリングを惹起したり、それに伴う病態の悪化などの弊害を考えると、高熱だからといって安易に3点クーリングすることは控えるべきです。

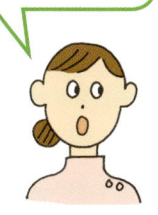

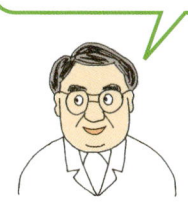

2 術後の観察（呼吸・循環・代謝）

Q27 術後の低体温予防は必要ないの？

A 低体温予防は必要ですが、特別な器具を用いる必要はありません。

術後の体温管理に十分なエビデンスはない

手術患者の回復力強化（enhanced recovery after surgery：ERAS）プロトコルや、英国国立医療技術評価機構（NICE）が作成した手術部位感染症（SSI）予防のガイドライン、米国心臓病学会（ACC）／米国心臓協会（AHA）の非心臓手術における合併心疾患の評価と管理に関するガイドラインにおいては、周術期に体温を維持することの必要性が項目として示されています[1]。

そのため手術中は、加温装置、覆布を使用した保温を行っています（図1）。しかし、術後の体温管理に関しては十分な研究がされておらず、十分なエビデンスはありません。

術後の体温管理はどう行う？

術後の回復過程では、一般的に手術終了後は手術侵襲に伴い発熱することが多いのですが、術直後は"寒さ"を訴える患者は少なくありません。そのため、皮膚の露出を避けて保温に努めることや、積極的な加温が大切です。患者がベッドに移動した際に熱喪失の伝導作用によって体温が低下しないように退室用のベッドやストレッチャーを電気毛布などで加温しておくことも有効です。ベッドの暖かさは体温管理に有効なだけでなく、安心感を与えるものでもあります[2]。

患者の体温が復温し、"寒さ"の訴えがなくなれば、加温の必要はありません。術前から積極的に保温し、ICUや病棟看護師、手術室看護師が連携し、患者の体温管理を実践することが重要です。

（末武千香、矢吹浩子）

文献
1. 中島康文：麻酔・集中管理治療領域における体温管理と患者予後．日臨麻会誌 2013；33：25-31．
2. 大西真裕：シバリング予防と体温管理．特集 術中を知らなきゃわからない！周術期ケア向上のコツ．ナーシング・トゥデイ 2013；28：32-35．

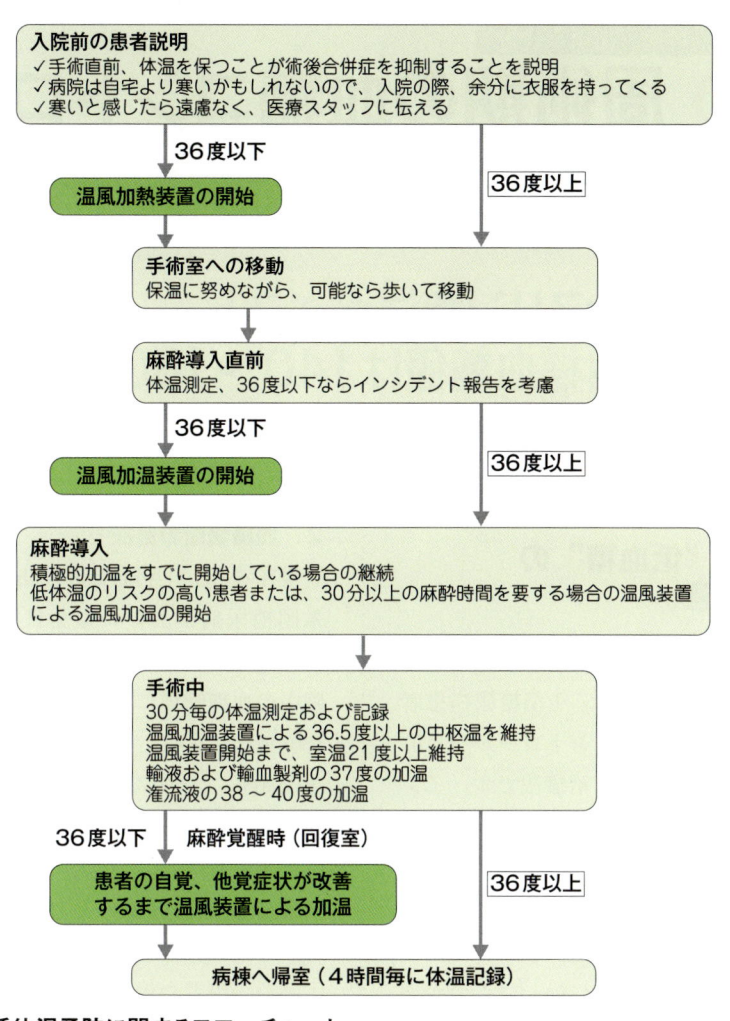

```
入院前の患者説明
✓ 手術直前、体温を保つことが術後合併症を抑制することを説明
✓ 病院は自宅より寒いかもしれないので、入院の際、余分に衣服を持ってくる
✓ 寒いと感じたら遠慮なく、医療スタッフに伝える
```

36度以下 → 温風加熱装置の開始
36度以上 →

手術室への移動
保温に努めながら、可能なら歩いて移動

麻酔導入直前
体温測定、36度以下ならインシデント報告を考慮

36度以下 → 温風加温装置の開始
36度以上 →

麻酔導入
積極的加温をすでに開始している場合の継続
低体温のリスクの高い患者または、30分以上の麻酔時間を要する場合の温風装置による温風加温の開始

手術中
30分毎の体温測定および記録
温風加温装置による36.5度以上の中枢温を維持
温風装置開始まで、室温21度以上維持
輸液および輸血製剤の37度の加温
潅流液の38～40度の加温

麻酔覚醒時（回復室）
36度以下 → 患者の自覚、他覚症状が改善するまで温風装置による加温
36度以上 →

病棟へ帰室（4時間毎に体温記録）

図1　周術期低体温予防に関するフローチャート

中嶋康文：麻酔・集中治療領域における体温管理のガイドライン作成の検討．日臨麻会誌 2010；30：395．より引用

コラム　ERASの中の体温管理

　ERAS（enhanced recovery after surgery）プロトコルは、ヨーロッパ静脈経腸学会で提唱された消化器術後の早期回復をめざした周術期管理プロトコルです。

　これはそれぞれにエビデンスのある各種の管理方法を集学的に実施することで、安全性の向上、術後合併症減少、回復力強化、入院期間短縮及び経費削減をめざしたものです。

　ERASプロトコルの中に術中管理として"体温管理"があります。全身麻酔、硬膜外麻酔下では、体温中枢抑制と末梢血管拡張が身体中心部から末梢組織への熱の移動を引き起こし、体温を低下させます。また、室温の低下、冷たい体腔内洗浄液や急速輸液などが、術中低体温の原因となります。こうした手術患者に起こる低体温が周術期の出血量、輸血量、感染症の増加、回復・入院期間の延長、心イベントの増加により医療コストの増大と関係することの報告が1990年代後半から報告されるようになりました[1]。

（末武千香）

文献
1. 中島康文：麻酔・集中管理治療領域における体温管理と患者予後．日臨麻会誌 2013；33：25-31．

2 術後の観察（呼吸・循環・代謝）

Q28 周術期の血糖コントロールはどう行う？

A 強化インスリン療法がベスト。ただし目標血糖値は140～180mg/dLです。

"高血糖" "低血糖"の両方に注意

1．入院中の強化インスリン療法が必要な理由

　強化インスリン療法とは、1型糖尿病患者などに対して厳格な血糖コントロールを目的として行われるインスリン治療法です。インスリンを3～4回/日で皮下注射する方法や、インスリン皮下持続注入療法などが用いられます。

　周術期に強化インスリン療法による血糖コントロールが必要になるのには、いくつか理由があります。

　まず、高血糖状態が持続すると、免疫学的防御機構が低下し感染のリスクが上昇します。高血糖による好中球の遊走能や貪食能の低下は、手術により発生する創部への感染リスクや創傷治癒遷延のきっかけとなります。

　また、全身麻酔や手術侵襲によるストレスから、副腎皮質刺激ホルモン、コルチゾール、グルカゴン、カテコラミンなどのインスリン拮抗ホルモンが過剰となり、血糖は上昇します。手術後の高カロリー輸液などで容易に高血糖に陥る可能性があり、高血糖による利尿過多による脱水だけでなく、インスリン欠乏状態から脂肪やタンパクの異化が亢進し、糖尿病性ケトアシドーシスなどの深刻な状態に陥ることがあります。

2．血糖管理の目標

　現在のADA（American Diabetes Association、米国糖尿病学会）の推奨目標血糖は144～180mg/dL（8.0～10.0mmol/L）です[1]。入院中の血糖管理においては重症患者で血糖値180mg/dLを超えないようにインスリン治療を開始し、インスリン治療が開始されたら、血糖値140～180mg/dLを保つことを推奨します。

　非重症患者においては、食前血糖値140mg/dL未満、随時血糖値180mg/dL未満が大多数の患者の治療目標として設定されています。

　特に重症患者において、現在ではむしろ"低血糖リスク"を低下させるような考え方に変わってきています[2-5]。

実際には、術後の血糖管理が中心となることが多い

　すべての周術期の血糖コントロールを、強化インスリン療法で行うことが理想的です。しかし、現実問題として、糖尿病に詳しい内科医が、どの施設にもいるわけでない現状では不可能です。

　そのため、施設の状況もふまえながら、以下のような血糖管理を行っていきます。

1．術前の血糖管理

　予定手術の場合は、約1～2週間前には、

入院を行ってでも目標血糖値にコントロールするのが望ましいのですが、DPC[*1]型病院、急性期型病院では難しいのが現状です。実際には、術後のコントロールを中心にせざるを得ません。

①経口血糖降下薬の中止

小手術や日帰り手術など、当日から食事摂取可能であるようなものでは、経口血糖降下薬の中止は当日の絶食時のみでよいでしょう。その他の手術では、**表1**にしたがって中止と開始の指示を出します。

②インスリン注射の開始

最も血糖コントロールを行いやすいのが、生理的な追加インスリンと基礎インスリン分泌を模倣して投与する、超速効型（速効型）インスリンと持効型インスリンによる強化インスリン療法です。

切り替えるインスリンは、速効型インスリン（ヒューマリン®R、ノボリン®R）あるいは超速効型インスリン（ヒューマログ®、ノボラピッド®、アピドラ®）を毎食前に注射、空腹時血糖が150mg/dL以上と高値の場合、持効型インスリン（ランタス®、レベミル®）を眠前ないし、夕食前に追加します。具体的には**表2**のように対応します。

ただし、小手術や日帰り手術では、**表3**のような指示ですませることもできます。その場合、自己血糖測定をしているものは、2〜4時間おきのチェックが必要です。

[*1] DPC（Diagnosis Procedure Combination）：診断群分類。

表1　糖尿病薬の中止基準

	主な商品名	中止	再開
インスリン分泌促進薬	グリミクロン®、オイグルコン®、ダオニール®、アマリール®など	当日	通常量食事ができてから。1/2量で再開
速効型インスリン分泌促進薬	シュアポスト®、ファスティック®、スターシス®、グルファスト®など	当日	通常量食事ができてから。通常量
食後血糖改善薬	グルコバイ®、ベイスン®、セイブル®など	当日	中止（消化管術後は中止のままで）
インスリン抵抗性改善薬	メトグルコ®、ネルビス®、アクトス®など	2〜3日前より	通常量食事ができてから。通常量
DPP4阻害薬	ジャヌビア®、グラクティブ®、ネシーナ®、エクア®、トラゼンタ®、テネリア®、スイニー®、オングリザ®など	当日	通常量食事ができてから。通常量
GLP-1作動薬	ビクトーザ®、バイエッタ®、リキスミア®	当日	通常量食事再開まで。消化管術後は中止のままが望ましい

表2　術前インスリン療法

術前2〜3日前	・メトホルミン（メトグルコ®）などを中止する（表1） ・ヒューマログ®（4、4、4）（スケールあり）で開始する ・朝食前血糖が150mg/dL以上ならば、ランタス®（0、0、4）（スケールなし）を追加する
手術当日	・スルホニル尿素（SU）薬を中止する

※入院前よりランタス® 1回打ちのBOT（Basal Supported Oral Therapy。経口薬の服用を継続しながら、持効型インスリンを上乗せする方法）や、混合型製剤（ノボラピッド®30ミックスやヒューマログ®ミックス50）の2〜3回打ちを行っている場合も、可能な限り強化インスリン療法へ切り替えるのが望ましい

表3 小手術、日帰り手術時のインスリン指示

インスリン投与回数	中止指示
持効型1回	持効型は中止
混合製剤2〜3回	欠食時は中止
持効型＋(超)速攻型3回やCSII*	欠食時の超速効型、ボーラスは中止し、持効型や基礎インスリンは続行

＊CSII：continuous subcutaneous insulin infusion：持続皮下インスリン注入療法

2．術後の血糖管理

　食事量が安定し、通常量に戻るまでは経口血糖降下薬を中止し、強化インスリン療法は継続します。

　当院では、術後絶食〜5分粥相当開始まではヒューマログ®（0、0、0）（スケール*2あり）、ランタス®（0、0、4.10）で対応し、5分粥以上がとれるようならば、食事量に応じた食後打ちで対応します。全粥が10割以上とれるようになれば、経口血糖降下薬も再開し、インスリン指示はヒューマログ®（0、0、0）（スケールあり）のみとし、徐々に中止の方向とします。

　このとき、同量の経口薬では低血糖を起こす場合もあり、注意を要します。スルホニル尿素（SU）薬は、1/2量ぐらいになることが多いです。

＊2　血糖値に応じてインスリンを増減する。

（細井雅之、上野宏樹）

文献

1. American Diabetes Association. Standards of medical care in diabetes-2010. *Diabetes Care* 2010；33 Suppl 1：S11-61.
2. NICE-SUGAR Study Investigators, Finfer S, Chittock DR, Su SY, et al. Intensive versus conventional glucose control in critically ill patients. *N Engl J Med* 2009；360：1283-1297.
3. NICE-SUGAR Study Investigators, Finfer S, Liu B, Chittock DR, et al. Hypoglycemia and risk of death in critically ill patients. *N Engl J Med* 2012；367：1108-1118.
4. Krinsley JS. Association between hyperglycemia and increased hospital mortality in a heterogeneous population of critically ill patients. *Mayo Clin Proc* 2003；78：1471-1478.
5. van den Berghe G, Wouters P, Weekers F, et al. Intensive insulin therapy in critically ill patients. *N Engl J Med* 2001；345：1359-1367.

2 術後の観察（呼吸・循環・代謝）

Q29 腹水・胸水がたまったときは、利尿薬の投与だけでいいの？

A いいえ。病態に応じた対応が必要となります。

術後に腹水・胸水がたまる原因は？

手術後にはさまざまな原因により体液の産生と吸収のバランスが崩れ、腹腔内や胸腔内に体液が貯留します。原因としては、肝硬変などの基礎疾患の併存によるもの、剥離、郭清などの手術操作によるもの、輸液過剰によるものなどが挙げられます。

なぜ利尿薬だけではだめ？

術後の腹水・胸水の原因はさまざまで、それぞれに対応が異なります。縫合不全や膿瘍が原因となる場合にはドレナージが必要であり、安易に利尿薬を使用すると、血圧が低下したり腎機能が悪化する場合もあります。

どうすればよい？

ドレーン挿入中は、腹水・胸水の性状や量に注意します。性状が血性の場合には、術後腹腔内、胸腔内出血が考えられ、膿性であったり、腹膜刺激症状がある場合には、縫合不全による腹膜炎などの可能性もあります。またドレーンがない場合でも、腹水を認めるとともに発熱・腹痛や炎症所見が著明な場合は、腹腔内感染、腹腔内膿瘍による腹水貯留の可能性があり、早急に医師への連絡が必要です。また胸水がたまると、息切れ、呼吸苦、胸部圧迫感などが見られます。

図1に術後右胸水出現例のX線写真を示します。血中酸素飽和度が低下している場合には酸素を投与しますが、胸水により無気肺を併発することが多く、呼吸状態の改善が乏しい場合には利尿薬の投与や胸水ドレナージ等のすみやかな対応が必要です。

感染徴候のない胸腹水に対しては、ラシックス®などの利尿薬を投与しますが、肝硬変で低アルブミン血症をきたしている場合には、循環血漿量のさらなる減少による血圧低下や腎機能障害が見られる恐れがあり注意が必要です。

（金沢景繁）

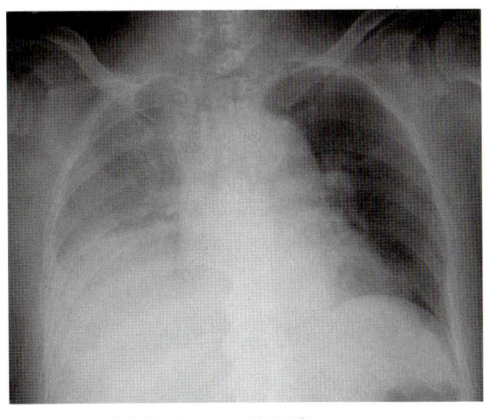

図1　術後右胸水のX線画像
- 右肺全体の透視性が低下しており、特に右下肺野で著明である。右横隔膜との境界が不明瞭となっている。
- 右下葉の無気肺を伴った右胸水が考えられる。

2 術後の観察（呼吸・循環・代謝）

Q30 術後に尿が少なくても朝まで様子を見ていいの？

A いいえ。術後尿量は循環動態を示す重要な因子であり、きめ細かい対応が必要です。

術後はなぜ尿が出にくい？

手術を受けると体液バランスが大きく変化します。

手術の侵襲により体液分布が変化し、水がサードスペースに貯留し、開創による不感蒸泄や出血等により循環血液量は低下、尿量は減少します。

サードスペースとは？

手術によって生体が侵襲を受けると、生体炎症反応によって血管壁の透過性が亢進し、普段は血管内にたまっているはずの体液が組織外へ漏出してしまいます。この透過した水分が貯留される部位をサードスペースといい、血管内脱水と浮腫を引き起こします。

術後2～3日で内分泌環境は安定し、サードスペースにあった水分が血管内に戻るため、尿量が増加します（利尿期）。利尿期までの輸液量の調節が難しく、腎不全や心不全を防ぐために慎重な術後管理が求められます。

どのくらいの尿量が必要？

24時間の尿量が400mL以下の状態を乏尿、100mL以下を無尿といいます。そして一般的に1時間あたりの尿量が0.5mL/Kg（体重）以下の状態（乏尿）が3時間以上持続する場合、その原因精査と治療が必要になります。

これは乏尿を放置すると、循環血液量の減少による腎不全やショックなどの重大な合併症を招く危険性があるからです[1]。

尿が出なかったらどうする？

まず大切なことは、下腹部が張っていないか、尿道カテーテルの屈曲や閉塞がないかどうかを確認することです。また、ドレーンなどからの排液の性状や量のチェックも重要です。そして、尿の性状や口腔内や皮膚の乾燥の有無等で脱水の有無を評価したうえで、術後指示に従い、輸液負荷や利尿薬の投与等を行います。

尿量減少を確認したら

腎臓への血流量の不足により尿量が減少します（表1）。術後は、術中の出血や麻酔の影響で体液がサードスペースへ移行することによる循環血液量の減少や、手術直後の抗利尿ホルモンの分泌により生理的に乏尿状態となります。

また、ドレーンの排液量、ガーゼの出血量や滲出液量をカウントし、発汗量も考慮します。

輸液量は時間投与量の基本指示を確認しIN／OUTのバランスを計算します。尿が少ない場合、腎後性で尿が出にくいだけか（カテーテル閉塞等）、腎性や腎前性で尿が出な

いのかを考えるのが重要です（図1）。また、心臓や腎臓の併存疾患がないかどうかを確認しておくことも大切です。

（小塚雅也、金沢景繁）

文献
1. 今村正之，山岡義生，田中紘一，他：水・電解質バランス．京都大学大学院医学研究科外科学講座編，外科研修マニュアル，南江堂，東京，2004：207.

表1　尿量減少の原因

	原因	主な対応
腎性 梗塞・薬剤性	・急速進行性糸球体腎炎・薬剤 ・急性尿細管壊死・梗塞など	・既往歴（腎疾患・アレルギー・血栓症リスク）の聴取も大切 ・まずは「腎前性」「腎後性」を否定することが重要
腎前性 ショック・術後出血・心不全・感染	・OP、外傷、熱傷などのストレス ・感染症をはじめとする炎症 ・出血含めた脱水状態 ・急性心不全などのポンプ失調 ・肝硬変、肝不全　など	・ドレーン性状確認 ・既往歴（心疾患など） ・バイタルサインの確認　心不全・呼吸不全など ・例外もあるが「腎前性」の場合にはまず輸液が必要
腎後性 カテーテル屈曲・閉塞・空気塞栓	・カテーテル固定不備など	・尿路狭窄の有無の確認、症状（下腹部膨満感）、残尿計

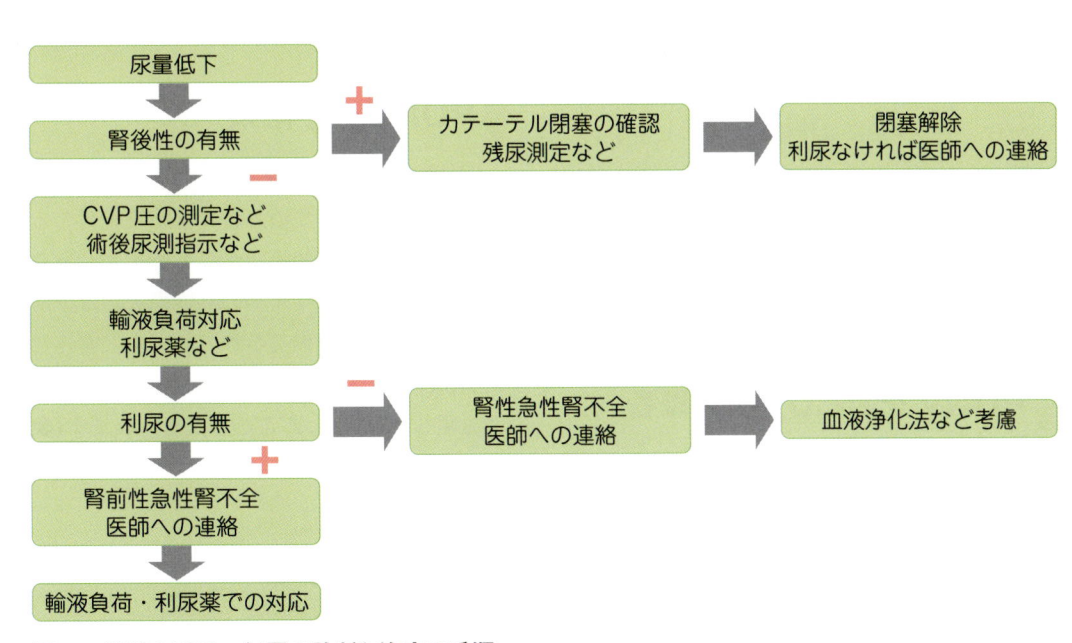

図1　術後の乏尿、無尿の診断と治療の手順

尿量低下 → 腎後性の有無
- ＋：カテーテル閉塞の確認 残尿測定など → 閉塞解除 利尿なければ医師への連絡
- －：CVP圧の測定など 術後尿測指示など → 輸液負荷対応 利尿薬など → 利尿の有無
  - －：腎性急性腎不全 医師への連絡 → 血液浄化法など考慮
  - ＋：腎前性急性腎不全 医師への連絡 → 輸液負荷・利尿薬での対応

伊藤幹人，榎戸克年，大東誠司，他：基本的術前術後の管理．西尾剛毅編，外科レジデントマニュアル第3版，医学書院，東京，2001：49. より改変

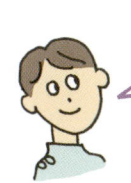

「尿量 0.5mL/kg/ 時以下で輸液負荷」という指示をよく見ますが、輸液だけの対応でよいのでしょうか？

最近は過剰輸液の弊害について論じられるようになっているので、輸液の入れすぎもよくないかもしれませんね。いずれにせよ、尿が出ない原因をきちんと評価したうえで、病態に応じた対応をすべきです。

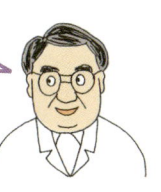

2 術後の観察（呼吸・循環・代謝）

Q31 PONVの対策とは？

A PONVリスクの高い患者を同定し、リスクに応じた対策を行います。

PONVとは？

PONV（postoperative nausea and vomiting、ポンブと呼ばれています）は術後の悪心・嘔吐のことです。その頻度は25～30%とされていますが[1]、日本人ではやや少ないともいわれています[2]。

日帰り手術や早期退院の多い欧米では、PONVが退院困難や再入院の原因となることから、その対策には積極的で、エビデンスに基づいたガイドラインがいくつか存在します。しかしわが国では独自のガイドラインはいまだ存在せず、PONV対策が定着していません。

PONVを起こしやすい患者

PONVの発生機序はいまだ不詳なことが多いのですが、PONVを起こしやすい患者は明らかになっています。患者要因、麻酔要因、手術要因、それぞれにリスク因子が存在します（**表1**）。

Apfelら[4]は、これを単純化して4大リスク因子（①女性、②乗り物酔い・PONVの既往、③非喫煙者、④術後のオピオイド使用）として報告しています。4大リスク因子の数が0、1、2、3、4つあると、PONVの予測頻度はそれぞれ、10%、20%、40%、60%、80%になると報告されています。

PONVの予防策

PONVの発生頻度は25～30%であるため、手術を受けるすべての患者に予防策を講じることは、医療経済的側面からも好ましくありません。しかし、リスクの高い患者には予防策を講じることが推奨されています。前述したApfelの4大リスク因子の数によってリスク分類し、リスクに応じた対策を行います（**表2**）。

PONVの治療[2,6]

悪心・嘔吐が生じた場合は、まずはPONV

表1　PONVのリスク因子

患者因子	女性、PONV・乗り物酔いの既往、非喫煙者、若年、片頭痛持ち
麻酔因子	揮発性麻酔薬（セボフルラン、イソフルラン）の使用、亜酸化窒素（笑気）の使用、長い麻酔時間、術後のオピオイド使用
手術要因	胆嚢摘出術、腹腔鏡手術、婦人科手術

Apfel CC, Heidrich FM, Jukar-Rao S, et al. Evidence-based analysis of risk factors for postoperative nausea and vomiting. *Br J Anaesth* 2012；109：742-753. を参考に作成

表2 PONVの予防策

リスク因子の数（予測頻度）	リスク分類	対策
0～1個（20%以下）	低リスク	予防策は行わない
2個（40%）	中リスク	予防的に制吐薬を1剤投与
3～4個（60%以上）	高リスク	PONVを起こしにくい麻酔方法[*1]の選択 作用機序の異なる複数種類の制吐薬[*2]の予防的投与

[*1] PONVを起こしにくい麻酔方法
  ・吸入麻酔薬を使用せずプロポフォールによる全静脈麻酔（TIVA）を行う
  ・硬膜外麻酔による鎮痛を軸とする麻酔を行うことでオピオイドの使用量を抑える
  ・術後鎮痛もNSAIDsを併用してオピオイドの使用量を抑える

[*2] PONVに使用できる制吐薬：欧米ではセロトニン作動性（5-HT_3）受容体拮抗薬（オンダンセトロン塩酸塩水和物；ゾフラン®など）やステロイドであるデキサメタゾン（デカドロン）の使用が推奨されているが、わが国ではPONVに保険適応がない。日本でも使用できる主な薬剤は、ドロペリドール（ドロレプタン®）、プロクロルペラジン（ノバミン®）、メトクロプラミドメシル塩酸塩（プリンペラン®）などである。

新山幸俊：ERASプロトコールにおける術後管理・疼痛管理・PONV対策．医学のあゆみ 2012；240：839-844. を参考に作成

以外に悪心・嘔吐の原因になる所見がないかを観察します。例えば腹部膨満（イレウスなど）や胃管の閉塞、他にも低血圧、低酸素血症、電解質異常、不整脈などでも悪心・嘔吐が生じることがあり、このような場合は原因の治療を行います。

また術後にオピオイドの投与を行っている場合は、オピオイドによる催吐作用の可能性を考えオピオイドを減量もしくは中止した後に制吐薬を投与します。しかし、わが国では欧米のガイドラインで推奨されている多くの制吐薬が使用できないため、独自のガイドラインの完成が待たれます。

（久保健太郎）

文献
1. Habib AS, Gan TJ著，水嶋章郎訳：術後悪心・嘔吐を防ぐ最良の戦略は何か？, Lee A.Fleisher著，稲田英一監訳，エビデンスに基づく実践麻酔科学，エルゼビア・ジャパン，東京，2006：138-143.
2. 西山美鈴：麻酔科レジデントマニュアル 第3版. ライフリサーチ・プレス，東京，2008：158-160.
3. Apfel CC, Heidrich FM, Jukar-Rao S, et al. Evidence-based analysis of risk factors for postoperative nausea and vomiting. *Br J Anaesth* 2012；109：742-753.
4. Apfel CC, Laara E, Koivuranta M, et al. A simplified risk score for predicting postoperative nausea and vomiting：conclusions from cross-validations between two centers. *Anesthesiology* 1999；91：693-700.
5. 新山幸俊：ERASプロトコールにおける術後管理・疼痛管理・PONV対策－エビデンスを集約した術後管理. 医学のあゆみ 2012；240：839-844.
6. 槇田浩史：PONV対策と麻酔. Anet 2004；8(2)：18-24.
  http://www.maruishi-pharm.co.jp/med2/files/anesth/book/49/9.pdf?1369973241 （アクセス 2014.4.10）

2 術後の観察（呼吸・循環・代謝）

Q32 術後の鎮静スケールは何を使用する？

A 人工呼吸中の鎮静評価にはRASSの使用が推奨されています。

術後と鎮静

術後に鎮静が必要になる状況には、大手術後や合併症により全身状態が悪化したときに人工呼吸管理が必要になった場合が多いと思います。人工呼吸中の鎮静は、不快感の軽減、人工呼吸器との同調性の改善、呼吸仕事量の減少を主な目的としています[1]。

鎮静の評価方法

鎮静は深すぎても浅すぎても弊害があり至適な鎮静レベルがあります。鎮静が深すぎると人工呼吸器関連肺炎（ventilator associated pneumonia：VAP）を起こしやすく、寝たきり状態による廃用症候群や褥瘡、深部静脈血栓症・肺塞栓のリスクの増加など、さまざまな弊害があります。浅すぎると人工呼吸器との非同調、不安やストレスの増大による興奮・不穏状態、特に自己抜管が問題になります。そのため鎮静薬を投与する前に、医師や看護師などで協議して目標鎮静レベルを設定することが推奨されています[2]。

鎮静レベルを客観的に評価する指標として、鎮静スケールが用いられます。鎮静スケールにはRamsey（ラムゼイ）スケールや鎮静・鎮痛スケール（SAS）、リッチモンド興奮・鎮静スケール（RASS、**表1**）などがあります。そのなかでもRASSは最も有用性の高い検証が進んでいるとされており、わが国のガイドラインでも推奨されています[2]。ただし施設によって用いるスケールはある程度決められていると思いますので、統一したスケールで定期的に評価することが大切です。

適切な鎮静は、人工呼吸期間、ICU滞在日数などの短縮、さらには長期予後（長期的な認知機能や精神機能、QOL）にも影響を与えることが明らかになっており、エビデンスに基づいた鎮静方法の実践が求められています（**表2**）[1]。

せん妄の評価

重症患者においては、せん妄も非常に重要な問題です（→ **Q95〜100**）。ICU患者の82％にせん妄が認められ、せん妄を発症すると入院期間が延びるだけではなく、死亡率が上昇するとも報告されています。

ICUにおけるせん妄を評価する方法としては、CAM-ICUやICDSCなどがあります。CAM-ICUは患者に質問する必要があり、"そのとき"にせん妄であるのかを判定できます。ICDSCは患者の協力が必要ないため簡便で、1日の状態の変化を見て、せん妄であるのかを判定します。4点以上をせん妄と判定します（**表3**）。

（久保健太郎）

表1　RASS

スコア	用語	説明
＋4	好戦的な	明らかに好戦的な、暴力的な、スタッフに対する差し迫った危険
＋3	非常に興奮した	チューブ類またはカテーテル類を自己抜去；攻撃的な
＋2	興奮した	頻繁な非意図的な運動、人工呼吸ファイティング
＋1	落ち着きのない	不安で絶えずそわそわしている、しかし動きは攻撃的でも活発でもない
0	意識清明　落ち着いている	
－1	傾眠状態	完全に清明ではないが、呼びかけに10秒以上の開眼およびアイコンタクトで応答する
－2	軽い鎮静状態	呼びかけに10秒未満のアイコンタクトで応答
－3	中等度鎮静	呼びかけに動きまたは開眼で応答するがアイコンタクトなし
－4	深い鎮静	呼びかけに無反応、しかし、身体刺激で動きまたは開眼
－5	昏睡	呼びかけにも身体刺激にも無反応

ステップ1：
　30秒間、患者を観察する。視診のみによりスコア0〜＋4を判定する。
ステップ2：
　①大声で名前を呼ぶか、開眼するように言う。
　②10秒以上アイコンタクトができなければ繰り返す。
　以上2項目（呼びかけ刺激）によりスコア－1〜－3を判定する。
　③動きが見られなければ、肩を揺するか、胸骨を摩擦する。身体刺激によりスコア－4、－5を判定する。
日本呼吸療法医学会 人工呼吸中の鎮静ガイドライン作成委員会：人工呼吸中の鎮静のためのガイドライン
http://square.umin.ac.jp/jrcm/contents/guide/page03.html（アクセス 2014.4.10.）より引用

表2　鎮静方法

浅めの鎮静レベル	RASS－2を下回らないように鎮静レベルを調節する。ただし最重症例においてはその限りではない。
鎮痛薬の併用	疼痛の有無を必ず評価する。適切な疼痛管理で鎮静薬の投与量を減じることができる。
毎日一度鎮静を中断する	患者を覚醒させて鎮静の必要性を再評価し、早期にリハビリテーションを開始する。
看護師主導のプロトコル	医師の包括指示のもと、看護師が目標鎮静レベルに合わせて鎮静薬の投与量を調節する。

文献
1. Patel SB, Kress JP. Sedation and analgesia in the mechanically ventilated patient. *Am J Respir Crit Care Med* 2012；185：486-497.
2. 日本呼吸療法医学会 人工呼吸中の鎮静ガイドライン作成委員会：人工呼吸中の鎮静のためのガイドライン
http://square.umin.ac.jp/jrcm/contents/guide/page03.html（アクセス 2014.4.10.）

表 3 ICDSC (Intensive Care Delirium Screening Checklist)

このスケールはそれぞれ 8 時間のシフトすべて、あるいは 24 時間以内の情報に基づき完成される。明らかな徴候がある＝1ポイント、アセスメント不能、あるいは徴候がない＝0 ポイントで評価する。それぞれの項目のスコアを対応する空欄に 0 または 1 で入力する。

1．意識レベルの変化 (A) 反応がないか、(B) 何らかの反応を得るために強い刺激を必要とする場合は評価を妨げる重篤な意識障害を示す。もしほとんどの時間 (A) 昏睡あるいは (B) 昏迷状態である場合、ダッシュ (－) を入力し、それ以上評価を行わない。 (C) 傾眠あるいは、反応までに軽度ないし中等度の刺激が必要な場合は意識レベルの変化を示し、1 点である。 (D) 覚醒、あるいは容易に覚醒する睡眠状態は正常を意味し、0 点である。 (E) 過覚醒は意識レベルの異常と捉え、1 点である。	____
2．注意力欠如 会話の理解や指示に従うことが困難。外からの刺激で容易に注意がそらされる。話題を変えることが困難。これらのうちいずれかがあれば 1 点。	____
3．失見当識 時間、場所、人物の明らかな誤認。これらのうちいずれかがあれば 1 点。	____
4．幻覚、妄想、精神障害 臨床症状として、幻覚あるいは幻覚から引き起こされていると思われる行動 (例えば、空を掴むような動作) が明らかにある。現実検討能力の総合的な悪化。これらのうちいずれかがあれば 1 点。	____
5．精神運動的な興奮あるいは遅滞 患者自身あるいはスタッフへの危険を予防するために追加の鎮静薬あるいは身体抑制が必要となるような過活動 (例えば、静脈ラインを抜く、スタッフをたたく)。活動の低下、あるいは臨床上明らかな精神運動遅滞 (遅くなる)。これらのうちいずれかがあれば 1 点。	____
6．不適切な会話あるいは情緒 不適切な、整理されていない、あるいは一貫性のない会話。出来事や状況にそぐわない感情の表出。これらのうちいずれかがあれば 1 点。	____
7．睡眠／覚醒サイクルの障害 4 時間以下の睡眠、あるいは頻回な夜間覚醒 (医療スタッフや大きな音で起きた場合の覚醒を含まない)。ほとんど 1 日中眠っている。これらのうちいずれかがあれば 1 点。	____
8．症状の変動 上記の徴候あるいは症状が 24 時間のなかで変化する (例えば、その勤務帯から別の勤務帯で異なる) 場合は 1 点。	____
合計点	____

判定：4 点以上せん妄あり

Bergeron N, Dubois MJ, Dumont M, et al. Intensive Care Delinium Screening Checkllist：evaluation of a new screening tool. *Intensive Care Med* 2001；27：859-864. Dr. Nicolas Bergeron の許可を得て逆翻訳法を使用し翻訳，翻訳と評価：卯野木健（筑波大学附属病院），水谷太郎（筑波大学医学医療系救急・集中治療部），櫻本秀明（筑波大学附属病院）

3 疼痛対策

　外科の治療の中心はやはり手術です。病気を治すためとはいえ、患者の体に傷をつけるところから治療がスタートするため、どうしても患者には痛い思いをさせてしまいます。したがって、いかにして痛みを減らすかという部分が術後管理のなかで重要な部分を占めており、またできるだけ痛みをなくしてなんとか術後を乗り切ってもらうため、さまざまな工夫があります。

　本章ではそのような疼痛対策について解説しています。ひと口に疼痛対策といっても、痛み止めにはさまざまな方法・さまざまな薬剤があり、患者によっても痛みの程度・性情は異なります。それぞれの疼痛対策の特徴や利点・欠点を把握し、明日からの疼痛対策に役立ててください。

（森　至弘）

3 疼痛対策

Q33 腹腔鏡手術って本当に痛くないの？

A いいえ、痛みはあります。ただし開腹手術と比較して傷が小さいため、痛みの程度が減少します。

腹腔鏡手術の特徴とは？

例えば大腸の手術の場合、開腹手術では約15〜29cmの切開を行うことに対し、腹腔鏡手術（図1）では約4〜5cmの切開と4〜5個の約1cmの切開で行います（図2）。腹腔鏡手術の場合、創が小さく分散しているため、美容上の利点に加えて疼痛の軽減、鎮痛薬使用の減少といった利点が報告されています。

しかしながら、疼痛の軽減や鎮痛薬使用の減少など、低侵襲手術としてのメリットが数多く報告されているものの[1]、日本における腹腔鏡手術の低侵襲性の客観的評価は十分ではありませんでした。近年、JCOG0404試験における他施設共同のRCT（ランダム化比較試験）において、結腸がんおよびRs直腸がんにおける鎮痛薬使用の軽減を含めた腹腔鏡手術の低侵襲性が報告され、現在では低侵襲性が証明されているといえます。

腹腔鏡手術で痛みの程度を軽減する工夫とは？

腹腔鏡手術による美容上の利点と低侵襲性をさらに追及するため、近年は小切開創を減らしたReduced port surgery（減孔式）や1つの小切開創のみで行う単孔式腹腔鏡手術の数が増えてきています[2]。これらの術式は美容の点では有意ですが、従来の腹腔鏡手術と周術期疼痛軽減効果を比較した成績は、現在検討中です。

腹腔鏡手術に伴う周術期疼痛を軽減させるため、麻酔法においては硬膜外麻酔や経静脈的自己調節鎮痛法（intravenous patient controlled analgesia：IV-PCA）が行われています（→ Q35 ）。近年、腹腔鏡手術では痛みが軽減されていることを考慮し、硬膜外麻酔法まで施行せずに、より安全である腹直筋鞘ブロックや腹横筋膜面ブロックを用いた超音波ガイド下末梢神経ブロックの腹腔鏡手術への応用が注目されています[3]。これらの麻酔法と腹腔鏡手術を併用することでより疼痛軽減を図れることが期待されます。

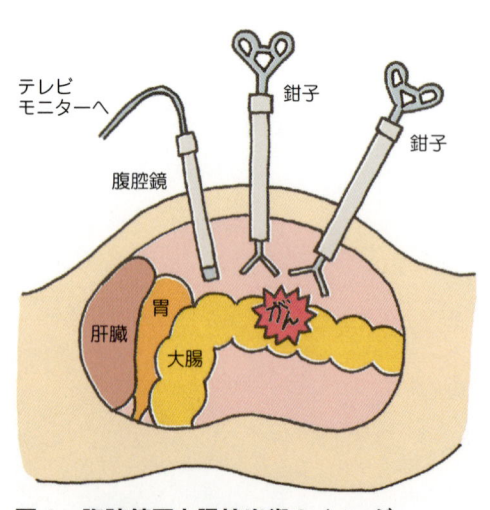

図1 腹腔鏡下大腸摘出術のイメージ

腹腔鏡手術
- 小さな創が 4～5 個できるが、目立ちにくい。

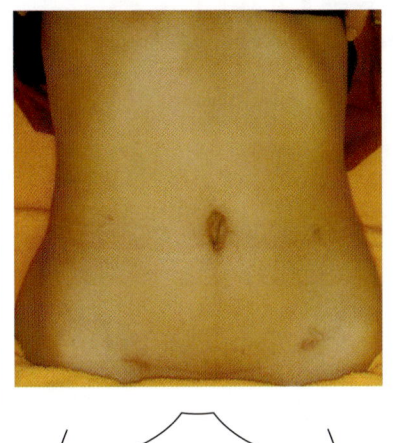

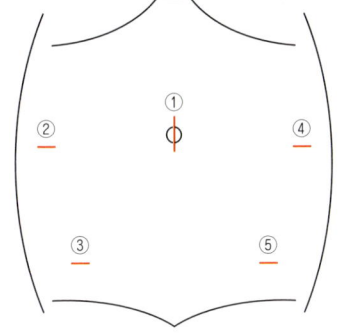

① 臍部 12mm（カメラポート）
②④⑤ 5mm（鉗子ポート）
③ 12mm（鉗子ポート）

開腹手術
- 大きな創が残り、整容性に劣る。

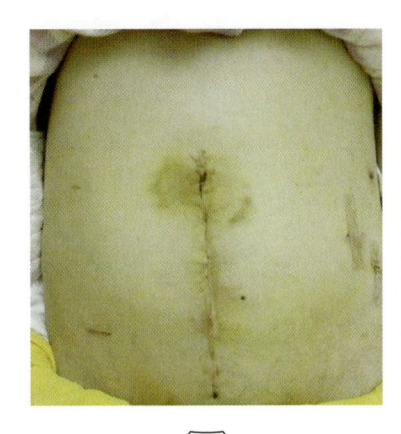

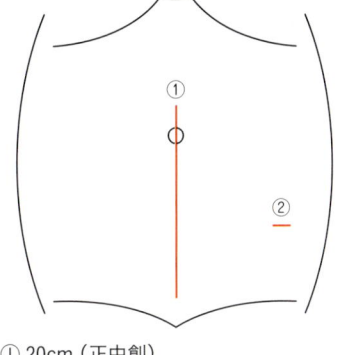

① 20cm（正中創）
② 1cm（ドレーン挿入痕）

図2　術後創の比較

腹腔鏡手術の利点と欠点

表1に腹腔鏡手術で多く報告されている利点と欠点をまとめました。進行がんや緊急疾患の際には、開腹手術のほうがより広い視野で短時間で治療を行えることもあり、個々の病態に応じた術式が選ばれます。

（後藤　航、井上　透）

表1　腹腔鏡手術の特徴

利　点	欠　点
1. 創が小さい 2. 術後疼痛が少ない 3. 出血量が少ない 4. 術後癒着が少ない	1. 手術時間が長い 2. 視野が制限される 3. 手術操作の難易度が高い 4. 気腹操作に伴う合併症（肺塞栓など）

文献
1. 國崎主税，小坂隆司，長谷川慎一，他：胃癌に対する腹腔鏡下胃切除術と開腹胃切除術―A Case-Control Study―．癌の臨床：56：863-868．
2. 日本内視鏡外科学会：内視鏡外科手術に関するアンケート調査：第11回集計結果報告．日内視鏡外会誌 2012；17：576．
3. 福井淳一，井上健太郎，山田正法，他：腹腔鏡下幽門側胃切除術における末梢神経ブロック併用術後鎮痛法の検討．日内視鏡外会誌 2013：18：19-24．

3 疼痛対策

Q34 硬膜外カテーテルが留置されていたら痛みは感じない?

A クモ膜下麻酔に比べると麻酔効果は弱いですが、知覚神経の遮断効果はあります。

長時間の鎮痛が可能で知覚神経の遮断効果も十分

　硬膜外麻酔は手術に対する麻酔だけでなく、術後痛管理やペインクリニックにおける慢性疼痛管理にも広く応用されています。

　局所麻酔薬を硬膜外腔に1回注入する方法では、薬剤の麻酔作用時間が限られていますが、硬膜外カテーテルを用いることで持続的に局所麻酔薬を注入することができ、麻酔作用時間に依存せずに長時間の鎮痛が可能となります。

　神経遮断効果はクモ膜下麻酔に比べると弱くなりますが、知覚神経の遮断効果は十分にあるといわれています。

留置中は、中枢神経症状の有無などの観察が必須

　硬膜外麻酔は、クモ膜下麻酔に比べて神経遮断効果が弱いものの、局所麻酔薬の量は多く使用し、硬膜外腔には血管が豊富に分布しているため、中枢神経などに影響が見られることがあります。主な副作用と合併症には**図1**、**表1**が挙げられます。

　また、硬膜外カテーテルを留置することでさまざまな弊害が出てくるため、以下のような観察が必要になります。

1. 疼痛コントロール

　疼痛の閾値は患者によって異なり、使用し

中枢神経系
- 局所麻酔薬の血中濃度に依存
- 低濃度であれば、中枢神経抑制により鎮痛作用が得られる
- 高濃度になると中枢神経の刺激症状(多弁、興奮、不穏、ふるえ、悪心、嘔吐など)が起こってくる

消化器系
- 交感神経が抑制されると、副交感神経が優位になるため、腸蠕動が亢進する

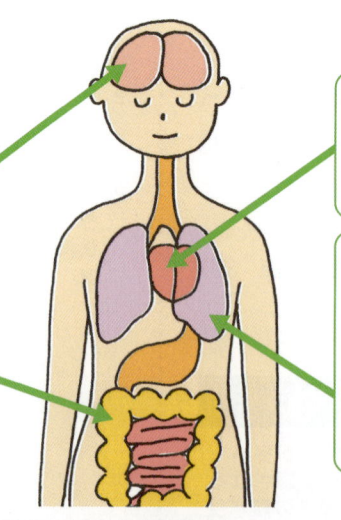

循環器系
- 交感神経線維が遮断されることにより、麻酔域の末梢血管拡張が起こり、体血管抵抗の低下➡静脈還流の減少➡血圧低下となりやすい

呼吸器系
- 運動神経の遮断により肋間筋や胸郭の運動が抑制。横隔膜神経が遮断されると横隔膜運動も遮断される
- 硬膜外麻酔において呼吸系への抑制は弱く、換気機能や動脈血ガス分析値への影響は少ないとされるが、高齢者や局所麻酔薬の用量などに影響されることがある

図1　硬膜外カテーテルを用いた鎮痛における主な副作用

齋藤洋司:硬膜外麻酔. 古家仁, 稲田英一, 後藤隆久編, 標準麻酔科学 第5版, 医学書院, 東京, 2009:159-160. より改変

ている薬剤やその濃度なども影響するため、鎮痛効果が得られているのか判断しなければなりません。

2. 循環器系・呼吸器系への影響

上胸部以上で硬膜外麻酔を行うときに影響が出やすいため、硬膜外カテーテルがどの位置に挿入されているのか確認しておきましょう。

まれに硬膜外カテーテルが迷入し、すべての脊髄神経が遮断される全脊髄クモ膜下麻酔（図2）が起こることがあります。大変危険な状態ですので、もし起こってしまった場合は、緊急カートや輸液、昇圧薬などの準備をし、急変時の対応をしてください。

3. 鎮痛効果の判断

患者の訴えやペインスケールを用いたり、鎮痛薬の使用頻度からアセスメントします。

また、局所麻酔薬が確実に注入されていることを確認してください。接続部からの漏れや、硬膜外カテーテルの屈曲や圧迫により硬膜外腔へ注入されていないこともあります。

4. 硬膜外カテーテル管理

まれに硬膜外カテーテルが抜去したり、切れることがあります。抜去しないように硬膜外カテーテルを寝衣に固定するところもあり

表1　硬膜外麻酔の主な合併症

硬膜穿刺	・硬膜外カテーテルを挿入中に誤って硬膜を穿刺することもある ・硬膜外針は比較的太いため、針を抜去後に硬膜から脳脊髄液が流出し、硬膜穿刺後頭痛（PDPH）が出現する頻度が高い
クモ膜下腔迷入	・クモ膜下腔へカテーテルが迷入し、わからないまま大量の局所麻酔薬がクモ膜下腔へ注入された場合、全脊髄クモ膜下麻酔になりやすい（図2） ・症状としては、呼吸困難、意識消失、チアノーゼ、呼吸停止となる
局所麻酔薬中毒	・大量の局所麻酔薬投与によって起こることがある ・局所麻酔薬の濃度に依存し、中枢神経症状が現れ、続いて痙攣、中枢抑制、循環不全、呼吸停止などが起こってくる
硬膜外血腫	・硬膜外は血管が豊富に分布しているため、硬膜外針やカテーテルによって血管を傷つけることがある ・自然に止血するが、出血素因がある場合や抗凝固薬など投与されている場合には、硬膜外血腫の危険性が高くなる
硬膜外感染	・きわめてまれであるが、糖尿病患者や全身状態の悪化した患者で起こりやすい

齋藤洋司：硬膜外麻酔．標準麻酔科学 第5版，古家仁，稲田英一，後藤隆久編，医学書院，東京，2009：164-166．より改変

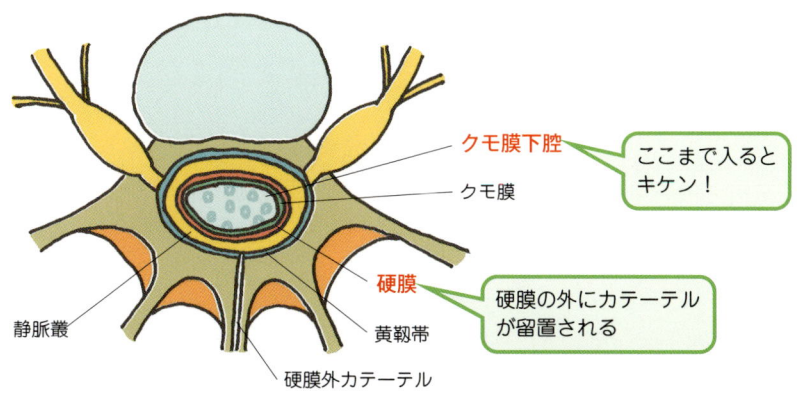

図2　硬膜外カテーテル挿入部位とクモ膜下腔への迷入

ますが、患者は寝衣に固定していることを知らず着替えたり、硬膜外カテーテル自体がどのようなものかわからないため、引っ張ったりして抜去することがあります。

そうなる前に、患者にどのようなものが挿入されているのかを説明し、固定位置などを共有しておくとよいでしょう。

（辛木吏恵、奥谷　龍）

文献
1. 齋藤洋司：硬膜外麻酔．標準麻酔科学 第5版，古家仁，稲田英一，後藤隆久編，医学書院，東京，2009：158-166．
2. 原芳樹：「硬膜外麻酔」ってどんなもの？．ナースのための一歩進んだ麻酔の知識，エキスパートナース 2008；24(2)：119-123．

コラム　硬膜外麻酔の作用

硬膜外腔は、脂肪結合組織などで満たされており、その中に血管やリンパ管や、硬膜の続きである硬膜鞘に包まれた神経根が存在しています。

硬膜外腔に注入された局所麻酔薬は、主に硬膜鞘に包まれた神経根に作用します。硬膜外麻酔の効果は交感神経線維遮断に始まり、冷覚、温覚、痛覚、運動、触覚の順に遮断されます。

知覚神経の遮断効果は十分にあるといわれていますが、硬膜外麻酔は神経に作用する前にいくつかの経路を経て作用するため、神経遮断効果はクモ膜下麻酔に比べると弱くなります。

（辛木吏恵、奥谷　龍）

3 疼痛対策

Q35 硬膜外投与と静脈投与ではどちらが疼痛緩和に有効？

A 硬膜外投与です。

硬膜外投与ってなに？

脊髄神経が存在するクモ膜下腔の、1つ外側の硬膜外腔という空間に麻酔薬を注入することで、神経をブロックして痛みを抑える鎮痛法で、広い意味での局所麻酔の一種です（図1）。術後の鎮痛に用いる場合には通常、硬膜外腔に細いカテーテルを入れ、そこから持続的に薬剤を投与する持続硬膜外麻酔を行います（図2、3）。また、局所麻酔薬以外に、モルヒネ等のオピオイド（医療用麻薬）を投与することもできます。

静脈投与ってなに？

経静脈的にモルヒネ等のオピオイドを全身に投与することで疼痛を管理する鎮痛法です。中枢神経と末梢神経の両方に作用して鎮痛効果を発揮します。

どう違うの？

静脈投与は点滴があればそこから薬剤を投与できますが、オピオイドを全身に投与するため、呼吸抑制や、腸管蠕動の抑制による便秘や吐き気などの副作用が出現する可能性があります。体動時の鎮痛効果は硬膜外麻酔に比べて劣るとされており、また、オピオイドの全身投与の際の鎮痛効果が得られる投与量は個人差が大きいため、患者ごとに投与量の調節が必要となります。

硬膜外投与は静脈投与より鎮痛効果（特に体動時）にすぐれ、術後の呼吸器合併症が少なく、消化管運動も早期に回復するとされています。しかし、穿刺に技術を要し、また患者の脊椎の形状や体型、手術部位によってはできない場合もあります。穿刺中に安静を保てない患者や出血傾向のある患者にも行うことはできません。また、硬膜外腔の血腫や膿

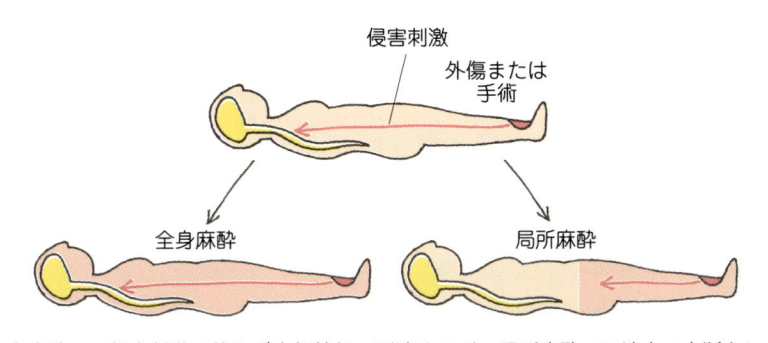

- 全身麻酔では侵害刺激は絶えず中枢神経へ到達するが、局所麻酔では途中で中断される。

図1　局所麻酔と全身麻酔による侵害刺激の差異[2,3]

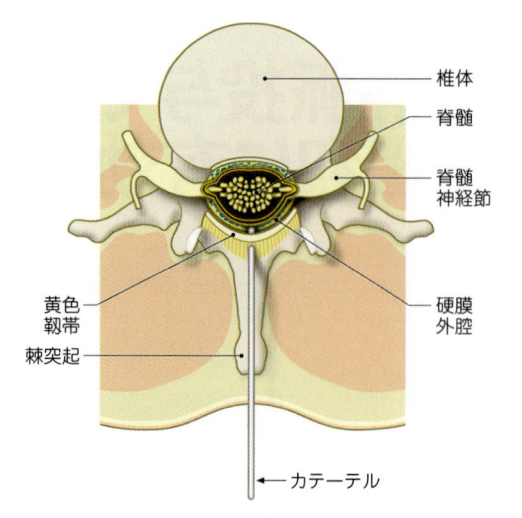

図2　腰部の硬膜外腔

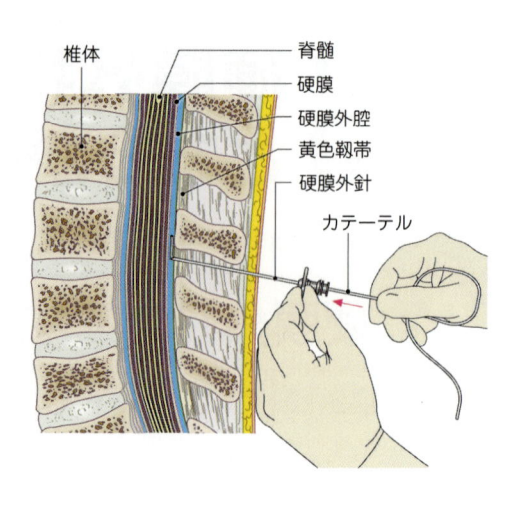

図3　硬膜外カテーテルの挿入

表1　静脈投与と硬膜外投与の利点と欠点

	IV-PCA（静脈投与）	硬膜外PCA（硬膜外投与）
利点	・投与経路の確立が容易 ・適応症例が多い（硬膜外穿刺禁忌症例にも使用できる） ・効果発現が速い	・体動時の鎮痛効果が高い ・術後呼吸器合併症が比較的少ない ・消化管運動の早期回復 ・大手術後、血管手術後の循環器合併症の減少
欠点	・体動時の鎮痛効果が劣る ・術後呼吸器合併症が比較的多い ・消化管機能回復の遅延 ・悪心・嘔吐 ・瘙痒感 ・過度鎮静作用による離床の遅れ ・呼吸抑制	・部位・併存疾患により対象が限定 ・穿刺に特別な技術が必要 ・血圧低下 ・悪心・嘔吐 ・瘙痒感 ・神経障害 ・脊髄硬膜外血腫 ・遅発性呼吸抑制（モルヒネ）

IV-PCA：intravenous patient-controlled analgesia　　PCA：patient-controlled analgesia
井上荘一郎，平幸輝，瀬尾憲正：IV-PCAと硬膜外PCA（PCEA）の選択と適応 － IV-PCAの適応－．日臨麻会誌 2010；30：676-682．より一部改変して引用

瘍、硬膜穿刺による頭痛や神経障害などの特有の合併症もあります。

どちらが疼痛緩和に有効？

前述のとおり、単純に鎮痛効果を比べると硬膜外投与のほうが効果が高いとされています。しかし、静脈投与も個々の患者に合わせて投与量を調節すれば十分効果を発揮するので、患者の背景疾患や手術部位によってはむしろ静脈投与のほうが有利な場合もあります。それぞれの患者に合わせて最適な鎮痛法を行うことが重要です。

（森　至弘）

文献
1. 井上荘一郎，平幸輝，瀬尾憲正：IV-PCAと硬膜外PCA（PCEA）の選択と適応 － IV-PCAの適応－．日臨麻会誌 2010；30：676-682．
2. 高崎眞弓：「こだわり」の局所麻酔．メディカル・サイエンス・インターナショナル，東京，2002．
3. Urwin SC, Parker MJ, Griffiths R. General versus regional anaesthesia for hip fracture surgery：a meta-analysis of randomized trials. *Br J Anaesth* 2000；84：450-455.
4. William WE編，稲田英一監訳：MGH麻酔の手引き 第5版．メディカル・サイエンス・インターナショナル，東京，2004．

3 疼痛対策

Q36 PCAポンプを用いたほうが痛みの緩和に有効って本当？

A 本当です。痛みを感じたときに、患者本人が追加投与を判断し、投薬までの時間も最短です。

なぜ有効？

　同じ侵襲、術式であっても痛みの程度、鎮痛薬必要量は患者によって異なります。また手術直後は痛みも強く鎮痛薬必要量が多くても、時間が経つにつれ創部の癒合が進み、痛みも減り、鎮痛薬の必要量も減少します。PCAとは、patient controlled analgesia の略で、日本語では患者自己調節鎮痛法と訳されます。つまり、患者が痛みを感じることで、鎮痛薬の追加投与を患者自身で判断します。このような経時的変化、個人差に対応できるPCAは、患者の疼痛緩和に有効です（図1）。

　通常は患者が痛みを感じたら、看護師に伝え、看護師は医師に報告し、医師は鎮痛薬、量を考え、看護師に指示し、看護師が薬剤を用意して患者に投与されます（図2）。それに対してPCAは、患者が痛みを感じたときに、患者自身がPCAポンプを操作し鎮痛薬が投与されます。このように、PCAポンプがあれば、患者にすみやかに鎮痛薬が投与され、医療者としても疼痛時に呼ばれることが減るため、患者・医療者相方にメリットがあります。

その根拠は？

　経静脈的PCA（IV-PCA）ではモルヒネ塩酸塩水和物やフェンタニルクエン酸塩等オピオイドが使用されることが多く、硬膜外PCA（PCEA）ではアナペイン®やマーカイン®などの局所麻酔薬単独もしくはフェンタニルとの混合液が使用されることが多いでしょう。

　鎮痛薬の必要量に個人差があると説明しま

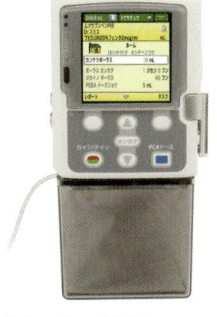

機械式
CADD®-Solis ポンプ PIB
（写真提供：スミスメディカル・ジャパン株式会社）

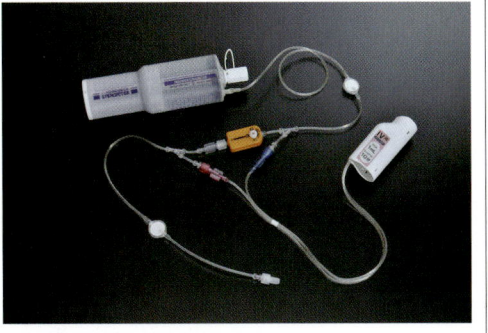

ディスポーザブルタイプ
クーデック® シリンジェクター® PCAセット
（写真提供：大研医器株式会社）

図1　PCAポンプの例

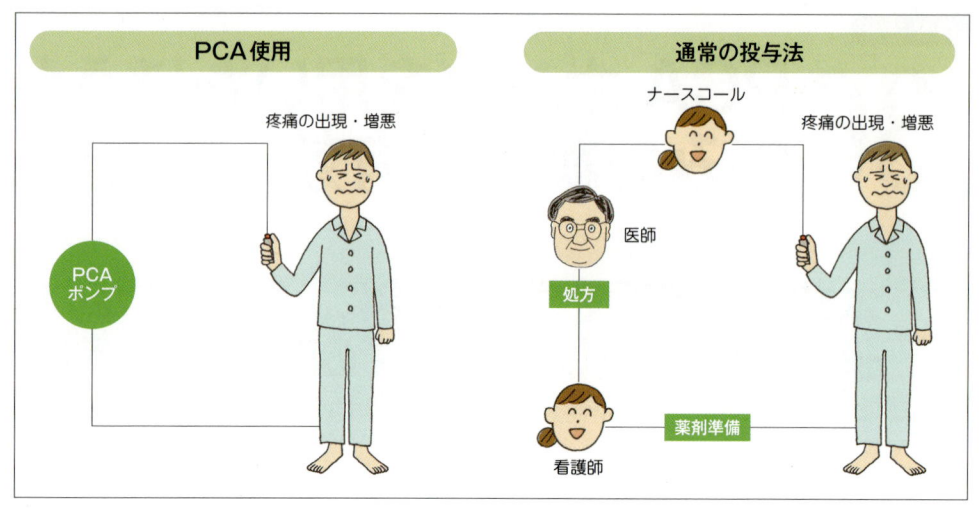

図2 効果的な疼痛管理法「PCA」

したが、これはオピオイドの効き方に遺伝子の関与が考えられているからです。お酒に弱い人が酔う量では、お酒に強い人が満足できないのと同じで、オピオイドに感受性が高い人の必要量では、オピオイド感受性が低い人には良好な鎮痛を提供できません。しかし、オピオイド感受性を調べることは現実的ではなく、この個人差を埋めるためにもPCAは有効な手段です。

また、患者はPCAがあることで「痛ければいつでも鎮痛薬を投与できる」「医療従事者に気を使わず鎮痛薬を使える」という感想を持つようです。

どのようなことに気をつけるの？

もちろん、よいことばかりではありません。オピオイドには呼吸抑制という命にかかわる合併症があります。オピオイドによる呼吸抑制は、1回換気量が保たれるが呼吸回数は減少する、また刺激があるときは呼吸回数が増える特徴があります。よって、オピオイド投与中は刺激を与えず呼吸回数を経時的に観察する必要があります。成人で呼吸回数が8回/分以下なら医師への報告が必要です。

また、SpO_2モニターがあったほうがよいでしょう。オピオイドの効果が出現する前にさらなるオピオイドが投与されると、呼吸抑制つまり呼吸が止まることもあります。そのようなことを防ぐため、PCAにはrockout-time（患者が追加鎮痛薬を投与しても、ある一定時間いくら患者が鎮痛薬を希望しても投与されない時間）というものがあります。この機構により、過剰投与を防ぎます。

ただし、「この操作をすると痛みが楽になる」という患者からの信頼がないと、患者はPCAの操作をしなくなります。医療者は過量投与を防ぎ、かつ痛みがあるときに有効な鎮痛量を投与するよう設定することが重要です。痛みが強いときはPCA投与中でもNSAIDsを併用できます。ペンタゾシン等、麻酔拮抗性鎮痛薬をPCAに併用とする呼吸抑制がより顕著に出現するので、注意が必要です。PCAポンプは「痛いときのみに押す」という理解が得られる場合には、安全で有効に使える鎮痛方法です。

（笠置益弘）

文献
1. 林田眞和, 福田謙一, 西澤大輔, 他：遺伝子多型とオピオイド感受性 －μ-オピオイド受容体遺伝子A118G多型を中心に－. 臨床麻酔 2012；11：1591-1598.
2. 山本達郎編：痛みの薬物療法. 文光堂, 東京, 2013.

3 疼痛対策

Q37 麻酔が切れなくても、鎮痛薬を投与していいの？

A 大丈夫ですが、投与間隔は守ってください。

痛みがなくても鎮痛薬を投与してもいい？

ひと昔前までは手術したのだから痛いのは当たり前という考えでした。しかし、痛みは交感神経を興奮させることで心臓に負担をかけ、呼吸が浅くなることで呼吸器系合併症を増やし、消化管の動きが悪くなることでイレウスを起こします。さらに痛みによる不安や恐怖は精神的にも負担になります。また、痛みはそれ自体が痛みを引き起こし、悪循環となります（図1）。痛みを取り除くことは、さまざまな合併症を減らし、痛みの悪循環から逃れるためにも非常に重要です。

ここで痛いときに鎮痛薬を投与するのは当たり前として、痛くなる前に投与してよいのかという問題がでてきます。

結論としては問題ありません。患者が痛みを訴える前に鎮痛薬を投与（予防鎮痛といいます[1]）することで鎮痛効果が上がるというデータがあります[2]。実際、患者が痛みを感じてから鎮痛薬の効果が得られるまで結構な時間がかかります。ナースコールを受けた看護師が医師の処方で鎮痛薬を準備し、さらに薬が効くまでに時間がかかります。痛みを感じる前に鎮痛薬を投与すれば、この痛みは防げるはずです。

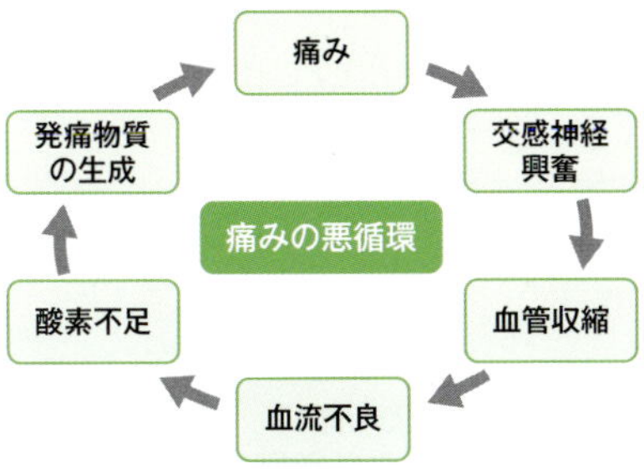

ただし、すべての鎮痛薬に副作用があります。鎮痛薬を過量投与すると副作用が起こりやすくなります。痛みが生じる前に鎮痛薬を投与するのは大事なことですが、添付文書に記載されている投与間隔は必ず守る必要があります。

投与のポイントは？

鎮痛薬を投与するタイミングをあらかじめ決めるとよいでしょう。処置の前や寝る前に鎮痛薬を投与すれば予防鎮痛ができ、非常に効果的です。痛みがあるけれど鎮痛薬を投与してからあまり時間がたっていないという場合は、別の種類の鎮痛薬を投与する方法もあります。2時間前にNSAIDsを投与してまた痛みが出てきてしまったとしたら、鎮痛薬の種類を変えて、ペンタゾシンを考慮してみましょう。患者に痛みを感じさせないような投与のタイミングを考えてあげてください。

（嵐　大輔）

図1　痛みの悪循環

文献
1. Katz J, Clarke H, Sellzer Z. Review article Preventive analgesia : quo vadimus?. *Anesth Analg* 2011 ; 113 : 1242-1253.
2. 松永万鶴子：上腹部手術における術中硬膜外ブロックの術後鎮痛効果. ペインクリニック 1997 ; 18 : 47-53.

3 疼痛対策

Q38 痛み止めを頻繁に希望する患者はどうすればいいの？

A 鎮痛薬の定期投与が有効な場合があります。

▍術後疼痛管理の重要性

術後疼痛は患者が最も避けたいと思う症状であり、また痛みだけの問題ではなく術後経過そのものに影響を及ぼします（**表1**）。そのため今日では術後疼痛管理は非常に重要視されています。

▍「予防鎮痛」という考え方

予防鎮痛とは、疼痛が発生する前に痛み刺激の伝達神経を遮断あるいは、各種鎮痛薬を投与し、痛み刺激が中枢神経系に到達しないようにして、痛み起因物質の発生を抑え、術後疼痛を軽減させようという考え方です。

ここ数年、術後疼痛管理の分野ではその有用性が議論されていますが、最近では「術後疼痛は治療するよりも予防すべき」とされており、鎮痛薬は痛みを感じてから投与するより、痛みを感じる前に投与したほうがはるかに効果が高く、鎮痛薬の総投与量を減ずることができるといわれています[3,4]。

▍痛みが強い・長びく場合は合併症の可能性も

術後疼痛が術後経過そのものに悪影響を及ぼすことを考えても、可能な限り痛みをとり除く必要があります。

特に痛みが強い患者の場合は、痛みを感じてから鎮痛薬を投与する頓服ではなく、痛みを感じる前に投与する定期投与のほうが、鎮痛効果が高いでしょう。ただし、あまりにも痛みが強い場合や長びく場合は、単なる術後

表1 術後疼痛による悪影響

呼吸機能の低下	低酸素血症、無気肺、肺炎
交感神経刺激	不整脈、頻脈、高血圧、心筋虚血（狭心症や心筋梗塞）
凝固能の亢進	深部静脈血栓症、肺塞栓
免疫能の抑制	各種感染症
異化代謝の延長	栄養障害、手術侵襲からの回復遅延
腸蠕動の抑制	悪心・嘔吐、イレウス

[以下の2文献を参考に作成]
・関洲二：術後患者の管理（改訂新版）．金原出版，東京，2000：129-133．
・林田眞和，藤本幸弘，花岡一雄：術後痛の成因．花岡一雄監修，術後痛 改訂第2版，克誠堂出版，東京，2006：1-18．

疼痛ではなく外科的合併症（例：手術部位感染や縫合不全による腹膜炎など）が隠れている可能性を考えなければいけません。

また、一般的によく用いられるNSAIDsのような解熱効果のあるものでは、定期投与によって発熱が不顕性化され、これらの合併症の発見が遅れる可能性もあり、その適応は慎重に考える必要があります。

（久保健太郎）

文献
1. 関洲二：術後患者の管理（改訂新版）．金原出版，東京，2000：129-133．
2. 林田眞和，藤本幸弘，花岡一雄：術後痛の成因．花岡一雄監修，術後痛−改訂第2版−，克誠堂出版，東京，2006：1-18．
3. 林田眞和，花岡一雄：術後疼痛コントロールの基本的考え方．花岡一雄監修，疼痛コントロールのABC，日本医師会，東京，1998：S286-288．
4. 谷口英喜：術後回復能力強化プログラムにおける術後鎮痛．川真田樹人編，手術後鎮痛のすべて，文光堂，東京，2013：115-116．

「痛がり」の患者さんにはどう対応すればいいのでしょうか。

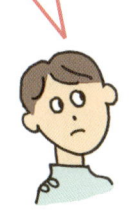

痛みの程度は個々人によって大きく異なるので、「痛がり」と決めつけずに、鎮痛薬の定期投与や多角的鎮痛（→ Q40）などを駆使して十分な鎮痛処置を施しましょう。
また、不安感や恐怖感が強いと術後痛の訴えも強くなる傾向があるので、精神面のケアに努めることも重要です。

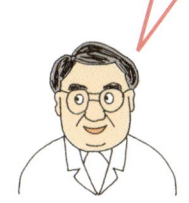

3 疼痛対策

Q39 NSAIDsばかり頻回に使ってもいいの？

A 頻回になる場合は、過剰使用による副作用に注意が必要です。

NSAIDsとは

NSAIDs（non-steroidal anti-inflammatory drugs）とは非ステロイド性抗炎症薬のことで、鎮痛、解熱、抗炎症作用を併せもつ薬剤の総称です。代表的なものに経口薬のロキソプロフェンナトリウム水和物（ロキソニン®）、坐薬で使用されることの多いジクロフェナクナトリウム（ボルタレン®）、注射薬のフルルビプロフェン アキセル（ロピオン®）などがあります。

術後には鎮痛目的で使用されることが多く、軽度～中等度の術後痛には鎮痛作用があることが明らかになっていますが、大手術の後には単独では十分な鎮痛効果が得られません。そのため大手術では、オピオイドや局所麻酔薬を硬膜外鎮痛法（硬膜外PCA）や静脈投与法（IV-PCA）で投与しながら、追加投与薬としてNSAIDsを併用します。オピオイドとNSAIDsを併用することで、互いの投与量を減らし、副作用を軽減する目的もあります[1]。

NSAIDsの副作用

オピオイドの副作用を軽減させるためにNSAIDsを併用しますが、NSAIDs自体も安全な薬剤とはいい切れません。NSAIDsの主な副作用を**表1**に示します。特に消化管出血などの胃腸障害は有名で、毎年多くの死亡例があると報告されています。NSAIDsの副作用は用量依存性に起こるといわれているため、過剰使用となるような場合には特にこれらの副作用に注意し、予防的あるいは発症後すみやかに対策を講じる必要があります。

そして看護師がやるべきことは、これらの副作用を十分に理解したうえで、

- 危険な既往歴を聞き逃さない（特に消化性潰瘍やアスピリン喘息）
- 副作用のハイリスク患者にはNSAIDsではなく他の薬剤を使用する
- 副作用の徴候を見逃さない

ことが重要です。

（久保健太郎）

文献
1. Ballantyne J, Carwood C 著，唐澤富士夫訳．：最適な術後鎮痛法．Lee A. Fleisher 著，稲田英一監訳，エビデンスに基づく実践麻酔科学，エルゼビア・ジャパン，東京，2006：479-488.
2. 田上望，牛島一男：非ステロイド性抗炎症薬（NSAIDs）の使い方．ペインクリニック 2013；34：221-231.

表 1　NSAIDs の主な副作用

胃腸障害 （消化管出血など）	・術後短期間の使用であっても発症する可能性がある。 ・消化性潰瘍の既往をもつ高リスク患者は、アセトアミノフェン（カロナール®）や COX-2 選択性阻害薬[*1] を選択したり、プロトンポンプ阻害薬（proton pump inhibitor：PPI）[*2] もしくはミソプロストール（サイトテック®）の併用が推奨されている。
腎障害	・慢性腎臓病（chronic kidney desease：CKD）患者では原則として NSAIDs の使用を控える。 ・腎機能が正常であっても、血圧低下時または脱水時には腎不全を誘発する可能性がある。 ・投薬中は浮腫や尿量低下に注意し、定期的な血液検査を行い異常の早期発見に努める。
低血圧	・発熱患者に NSAIDs を使用した場合（特に坐薬）は、発汗に伴う循環血液量減少による低血圧に注意する。 ・循環血液量減少による低血圧であれば輸液による対処を行う。
肝障害	・定期的に血液検査を行い早期発見に努め、肝障害を認めたら投与を中止する。 ・NSAIDs が使用しにくい場合にアセトアミノフェンが用いられることが多いが、肝障害の副作用が問題視されているため、肝障害患者ではアセトアミノフェンの使用は控えるほうが無難である。
喘息	・喘息患者の 10％は NSAIDs が原因といわれている。 ・アスピリン喘息が有名だがアスピリン以外でも起こりうる。 ・アスピリン喘息の既往があればアセトアミノフェンや COX-2 選択性阻害薬の使用が推奨されている。 ・喘息の診断がついた後に NSAIDs を使用して問題なければ使用してもかまわない。
心血管障害	・以前は COX-2 選択性阻害薬で心筋梗塞や脳血管障害などのリスクが高いといわれていたが、現在ではすべての NSAIDs でそのリスクがあると考えられている。

腎障害は高齢者に多い副作用です。

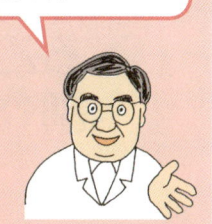

[*1]　COX-2 選択性阻害薬：NSAIDs はシクロオキシゲナーゼ（COX）を阻害しプロスタグランジン（PG：炎症や疼痛の原因物質）を抑制することで鎮痛や抗炎症などの薬理作用を発揮する。COX には「COX-1」と「COX-2」の 2 つがあり、COX-1 は胃粘膜保護、腎機能維持、血小板凝集に関連する PG を産生し、COX-2 は炎症や疼痛に関与する PG を産生する。つまり鎮痛や抗炎症作用を期待する場合は COX-2 だけを阻害する薬剤が理想的と考えられており、COX-2 選択性の高い薬剤は消化管障害の副作用が発現しにくいことが明らかになっている。術後疼痛で使用できる COX-2 選択性阻害薬は現在のところセレコキシブ（セレコックス®）とエトドラク（ハイペン®）のみ。

[*2]　プロトンポンプ阻害薬：胃の壁細胞のプロトンポンプに作用して、胃酸分泌を抑制し消化性潰瘍治療薬として用いられている。NSAIDs 潰瘍に使用できるのはランソプラゾール（タケプロン®）とエソメプラゾールマグネシウム水和物（ネキシウム®）のみで再発予防に限られている。

3 疼痛対策

Q40 NSAIDsを続けて使う場合、種類を変更したほうがいい？

A 作用機序の異なる鎮痛薬を組み合わせることにより、効果を上げたり、副作用を低減させることができます。

■ その根拠は？

NSAIDsには多くの種類があり、効果の強さ、血中半減期の長さ、副作用などにそれぞれ違いがあります。また、副作用の軽減や速効性、長時間の効果持続といった目的で注射薬や坐薬などが開発されています。

化学構造別に分類すると、アリール酢酸系（ボルタレン®など）、オキシカム系（フルカム®など）のNSAIDsは一般に効果が強く、プロピオン酸系（ロキソニン®など）は、これらに比べるとやや弱いです。アントラニル酸系のメフェナム酸（ポンタール®など）は特に鎮痛効果が強くなっています。

■ 半減期の長さによって使い分けも重要

急性疾患や慢性疾患の急性増悪期には、半減期の短いものが適し、慢性に経過する疾患には半減期の長いものが適しています。半減期の長いものは、1日に1～2回投与なので、胃の直接刺激も低減されます。しかし、半減期の長い薬剤は、体から代謝されて排泄されるまでに時間がかかるため、副作用が出たときにすぐに対応できず、回復に時間がかかり重篤になる場合があります。したがって、肝機能や腎機能の低下した患者や高齢者には投与しないほうが安全です。

DDS（drug delivery system：薬物を必要な箇所に効率よく配送するシステム）による分類を**表1**に示します。胃腸障害を低減するために、坐薬やプロドラッグ（吸収前は活性がなく、吸収されてから代謝され効果が出る薬剤）も効果がありますが、副作用は完全には抑えることができないので、注意が必要です。

ロピオン®という静注薬のNSAIDsもあります。投与後はすぐに血中に入るので、効果発現が早く、経口摂取不可の人でも投与できるのが利点ですが、経口薬と鎮痛効果と副作用は差がないのと、投与後に、除痛されることによって、それまで痛み刺激によって亢進していた交感神経や下垂体－副腎系の内分泌反応が減弱し、血圧や心拍数が低下することがあるため注意が必要です。NSAIDsに限らず、鎮痛薬を静脈内投与する際は、バイタルサイン、痛みを含めた患者の症状の変化には、十分注意する必要があります。

■ 副作用が出た場合は変更も検討

効果および副作用の発現には、個人差が存在し、各分類のNSAIDsの薬理作用や副作用はある程度類似していますので、効果が弱い場合や副作用が出た場合は、違う分類に属するNSAIDsへの変更を検討します。

表1 NSAIDs の DDS（drug delivery system）による分類

DDS	商品名	目的・特徴	問題点
徐放剤	インテバン®SP	効果持続	効果がやや弱い
	ボルタレン®SR		
坐剤	ボルタレン® サポ	即効性、胃障害減少	局所副作用 投与がやや繁雑
	インテバン® 坐剤		
プロドラッグ	ロキソニン®、レリフェン®	胃腸障害減少	－
	フルカム®、インフリー®、ミリダシン®		
経皮吸収剤	ナパゲルン® 軟膏	局所効果増、副作用減少	効果が弱い
	フェルデン® 軟膏		
注射剤	ロピオン®	即効性	適応が少ない
貼付剤	モーラス®	局所効果増、副作用減少	局所効果
皮膚科用剤	ベシカム®	副作用減少	効果が弱い

浦部晶夫，島田和幸，川合眞一編：鎮痛薬（非ステロイド抗炎症薬など）．今日の治療薬 2014 年版，南江堂，東京，2014：267. より許諾を得て改変し転載

　NSAIDs 同士の併用は、たとえ経口薬と坐薬であっても効果は増さずに副作用ばかりが増強するので注意が必要です。

　近年、術後疼痛管理を行ううえで multi-modal analgesia（多角的鎮痛）という概念が提唱されています（図1）。NSAIDs 単独では、鎮痛作用はそれほど強くないため、質の高い鎮痛を実現するために作用機序の異なる薬剤（NSAIDs、オピオイド、ケタミン塩酸塩、局所麻酔薬）を組み合わせて投与し、相乗的な鎮痛効果を得つつそれぞれの投与量を減らすことができるため、副作用を軽減して患者の満足度を高める方法があります。

　1つの鎮痛薬の投与量を増加させて鎮痛を図るよりも、個々の鎮痛薬は少量で、同等かそれ以上の鎮痛効果を得ることができます。

その結果、オピオイドによる鎮静、悪心・嘔吐、呼吸抑制、局所麻酔薬の硬膜外投与による血圧低下、下肢の筋力低下、といった各鎮痛薬の副作用の頻度を減らすことができるメリットがあります。

（佐々木　剛）

文献
1. 星恵子：内科領域における NSAIDs の使用法と注意点．モダンフィジシャン 2012；11：1355-1358.
2. 井上荘一郎，竹内護：NSAIDs 経静脈製剤の使用法と注意点．モダンフィジシャン 2012；11：1378-1381.
3. 新山幸俊：ERAS プロトコールにおける術後管理・疼痛管理・PONV 対策．エビデンスを集約した術後管理，医学のあゆみ 2012；240：839-844.
4. 浦部晶夫，島田和幸，川合眞一編：今日の治療薬 2013 解説と便覧．南江堂，東京，2013：265.

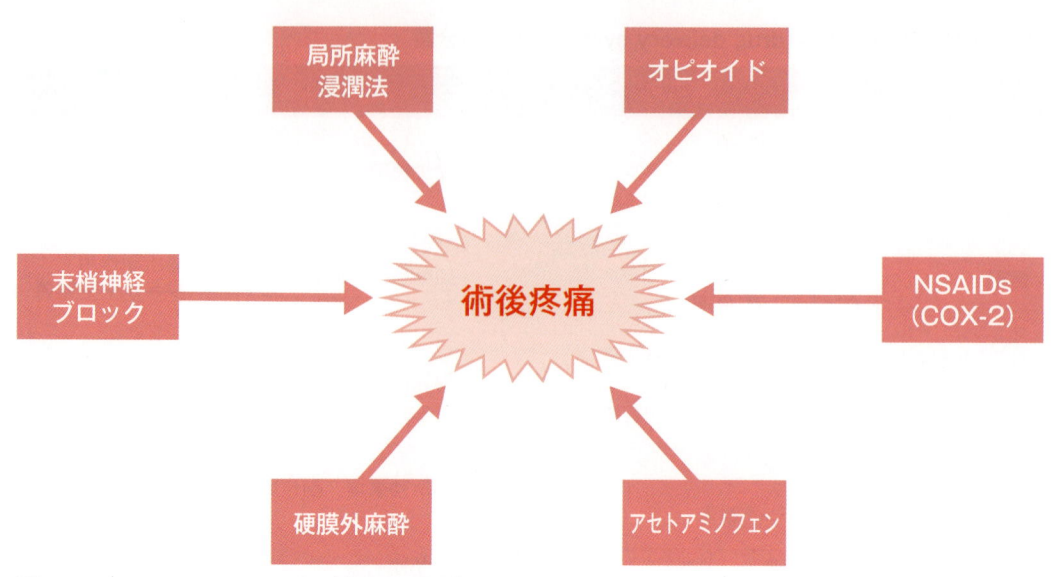

図1　multimodal analgesia（多角的鎮痛）
新山幸俊：ERASプロトコールにおける術後管理・疼痛管理・PONV対策．エビデンスを集約した術後管理，医学のあゆみ 2012; 240: 841. より引用

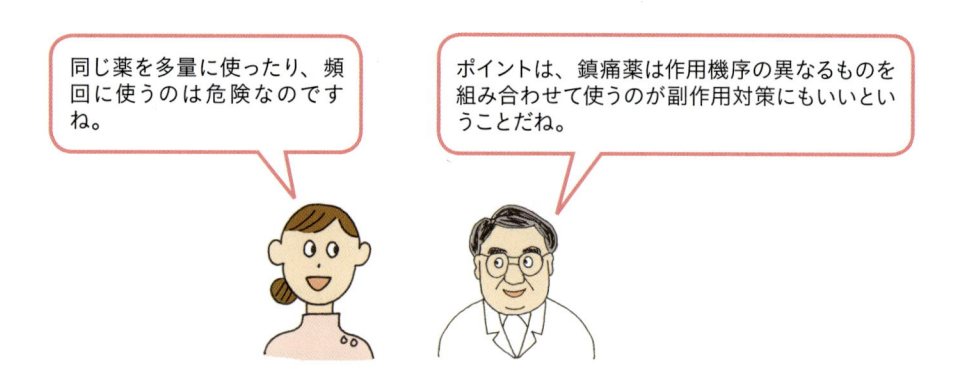

局所麻酔浸潤法
オピオイド
末梢神経ブロック
NSAIDs（COX-2）
硬膜外麻酔
アセトアミノフェン
術後疼痛

同じ薬を多量に使ったり、頻回に使うのは危険なのですね。

ポイントは、鎮痛薬は作用機序の異なるものを組み合わせて使うのが副作用対策にもいいということだね。

3 疼痛対策

Q41 NSAIDsは、一度使うと次は6時間空けてと聞くけれど、その根拠は？

A 間隔を狭めて、決められた用量以上使っても効果は上がらず、副作用のリスクが上がります。

6時間は効果が持続する

「6〜8時間空けて」とは、一般的にロキソプロフェンナトリウム水和物やジクロフェナクナトリウムなどの半減期の短い1日3回服用するNSAIDsでいわれます。

例えば、ボルタレン®錠の添付文書には、手術ならびに抜歯後の鎮痛・消炎には1日量75〜100mg（3〜4錠）を3回に分けて服用となっており、また頓服の場合は1回1〜2錠となっています。

ボルタレン®錠のインタビューフォームには、鎮痛効果の発現時間は15〜45分（平均26分）、鎮痛効果の持続時間は6〜10時間（平均8時間前後）との記載があります。

つまり、効果は少なくとも6時間は持続しています。NSAIDsはモルヒネと違い、天井効果がありますので、量を増やしても副作用が増えるだけで、効果は上がりません。したがって、6時間以上空けるのが妥当だと思われます。

消化性潰瘍診療ガイドラインでも、「NSAIDs潰瘍の発生率はNSAIDsの投与量に依存するので高用量は避ける」とあります。NSAIDsによる消化管障害は、用量依存型によるものです。

どのように使う？

1. 頓服の場合

頓服の場合でも、少なくとも3〜4時間は空けるようにします。

3〜4時間間隔で使う場合も、使う総量は通常使う量と同じにする必要があります。

消化性潰瘍などの副作用のリスクを考えると、1日の使用量は添付文書に記載の用量までにすることがよいでしょう。

常に持続的な除痛効果を得るためには、できるだけ一定の血中濃度レベルを維持することが重要となりますので、NSAIDsの血中半減期（**表1**）を考慮して、1日の服薬の時間間隔を設定する必要があります。

2. 定期投与の場合

通常1日3回の定期投与であれば、24時間を1日3回で分割し、8時間ごとの投与が理想といえます。

がん疼痛など、痛みや炎症の原因となるプロスタグランジン（PG）の合成が持続的に起こっている状態を抑えるためには、24時間持続的にNSAIDsの効果を持続させなければなりません。実際の投与としては、1日3回投与のNSAIDsを朝食後（7〜8時）、昼食後（12時）、夕食後（17〜18時）に投与すると、夕食後から朝食後までに12時間の間隔が空いてしまい、夜間のナースコールのかかる理由の1つになってしまいます。朝

表1 主なNSAIDsの血中半減期

	一般名（商品名）	血中半減期（時間）
長半減期	オキサプロジン（アルボ®）	50
	ピロキシカム（バキソ®／フェルデン®）	48
	アンピロキシカム（フルカム®）	42
	メロキシカム（モービック®）	28
	ナブトメン（レリフェン®）	21
中半減期	スリンダク（クリノリル）	11〜15（β）
	ナプロキセン（ナイキサン®）	14
	エトドラグ（ハイペン®／オステラック®）	7
	セレコキシブ（セレコックス®）	7
	プラノプロフェン（ニフラン®）	5.4（β）
短半減期	フルルビプロフェン（フロベン®）	2.7
	ロルノキシカム（ロルカム®）	2.3
	イブプロフェン（ブルフェン®）	2
	インドメタシン（インテバン®SP）	2
	ロキソプロフェンナトリウム水和物（ロキソニン®）	1.3
	ジクロフェナクナトリウム（ボルタレン®）	1.3
	チアプロフェン（スルガム®）	1

星恵子：内科領域におけるNSAIDsの使用法と注意点．モダンフィジシャン 2012；11：1355-1358．より許諾を得て改変し転載

食後、昼（14〜16時）、寝る前の投与によって、夜から朝にかけて効果が切れることを抑えることができます。

またNSAIDsの種類により消化器系の副作用があるので、消化性潰瘍のリスクがある患者には、消化性潰瘍・胃炎予防薬は投与をしておくほうがよいでしょう。

NSAIDsの使用量、投与回数は、薬物の消失半減期などをもとに設定されていますので、添付文書の用法・用量の範囲で投与することが大切です。

（佐々木　剛）

文献
1. 日本消化器学会編：消化性潰瘍診療ガイドライン．南江堂，東京，2009．
2. 星恵子：内科領域におけるNSAIDsの使用法と注意点．モダンフィジシャン 2012；11：1355-1358．
3. 細川豊史：NSAIDs．がん疼痛管理におけるアセトアミノフェンとNSAIDsの役割・位置づけ，薬局 2012；63：2287-2291．
4. 大阪府病院薬剤師会編：困ったときのくすりのQ&A．薬事日報社，東京，2003：82-83．
5. ボルタレン錠 ノバルティスファーマ インタビューフォーム

3 疼痛対策

Q42 NSAIDsを使う場合に胃薬は必要？

A 短期間の投与でも胃薬を使ったほうが、NSAIDs潰瘍のリスクが低減されます。

なぜNSAIDs潰瘍は発生するのか

日本において、1991年に日本リウマチ財団が、NSAIDsを3か月以上服用していた患者1008人に内視鏡検査をした結果、62.2％に上部消化管病変が認められたと報告しています。また、ロキソプロフェンナトリウム水和物やジクロフェナクナトリウムによる上部消化管出血の発現率は、非服用者に比して5.5〜6.1倍高率であったとの報告もあります。

NSAIDsによる胃腸障害の発生メカニズムは、NSAIDsが構成型COX-1を抑制し、胃粘膜保護作用（胃酸分泌抑制、胃粘膜血流増加、胃粘膜分泌促進）のあるPGE_2の産生を抑制することによるとされています（**図1**）。

COX（シクロオキシゲナーゼ）は、ほとんどすべての細胞で発現している構成型のCOX-1と、炎症的刺激によって誘導される誘導型のCOX-2に分けられます。COX-1はPGE2やPGI2の産生を介し、胃粘膜保護にはたらきます。COX-2は炎症刺激により誘導され、炎症と疼痛に大きくかかわっています。多くのNSAIDsがCOX-2のみならず、COX-1も阻害するため、胃腸障害が発生すると考えられています。

特に**表1**のようなリスク因子をもつ患者には、NSAIDsによる潰瘍発生に注意する必要があります。

NSAIDs潰瘍はどう予防する？

「消化性潰瘍診療ガイドライン」での診療指針において、「NSAIDs潰瘍の予防には、高用量のNSAIDsの投与を避け、PG製剤（ミソプロストール：サイトテック®）、PPI（プロトンポンプインヒビター：タケプロン®など）、H₂RA（H₂ブロッカー：ガスター®など）を併用する」とされています。しかし、これらを予防で使用するには、日本では保険適応がなく（予防は保険診療の適応外）、また海外でのエビデンスが多いものの、日本でのエビデンスは依然として得られていないのが現状です。

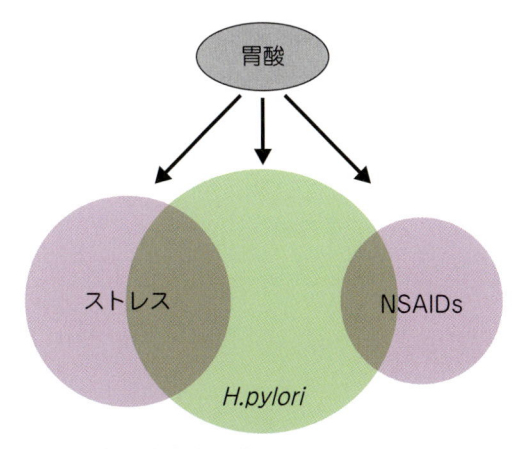

図1　消化性潰瘍の病因
胃潰瘍ガイドラインの適用と評価に関する研究班編：EBMに基づく胃潰瘍診療ガイドライン第2版．じほう，東京，2007：9．より引用

表1　NSAIDs潰瘍発生のリスク因子とリスクの層別化

●高リスク	
1	合併症[*1]を伴う潰瘍の既往（特に最近の既往）
2	多数（3つ以上）のリスク因子[*2]の存在
●中等度リスク（リスク因子1～2つ）	
1	高齢（>65歳）
2	高用量NSAIDsの服用
3	合併症を伴わない潰瘍の既往
4	アスピリン（低用量を含む）とステロイドあるいは抗凝固薬の併用
●低リスク	
1	リスク因子なし

*1　出血、穿孔など
*2　中等度リスクに示した1～4のリスク因子

日本でのNSAIDs潰瘍に使える胃薬

2010年以降PPI（ランソプラゾール15mg/日、エソメプラゾールマグネシウム水和物20mg/日）がNSAIDs投与時における胃潰瘍または十二指腸潰瘍の再発抑制の適応を取得しており、潰瘍既往がある高リスク患者では、潰瘍再発の予防を目的としたこれらのPPIの投与が可能となっています。

エビデンスレベルはC1（行うほうがよい）ですが、レバミピドがPG製剤と同等の抗潰瘍効果があるとされています。

また胃腸障害を低減するために、炎症反応に関与するCOX-2のみを選択的に阻害するNSAIDsも開発されています。このCOX-2選択的阻害薬を使用することにより、従来型NSAIDsよりも消化管障害発生率が低いことが示されています。

（佐々木　剛）

文献
1. 菅野健太郎編：低用量アスピリン・NSAIDs潰瘍対策ハンドブック．先端医学社，東京，2011．
2. 日本消化器病学会編：消化性潰瘍診療ガイドライン．南江堂，東京，2009．
3. 胃潰瘍ガイドラインの適用と評価に関する研究班編：EBMに基づく胃潰瘍診療ガイドライン第2版．じほう，東京，2007：9．

3 疼痛対策

Q43 医師がよく言う蠕動痛ってどうやって判断するの?

A 一般的に蠕動痛とは食後のしぼり込むような、時にフワッとやわらぐことがある痛みです。

■ 内臓痛と体性痛

腹痛には、消化管の収縮や伸展などによって起こる内臓神経を介して感じる内臓痛と、内臓をとりまく腹膜や腸間膜に分布している知覚神経が刺激されて起こる体性痛があります。蠕動痛は内臓痛に含まれ、腸管が蠕動運動をすることによって生じる腹痛を指します。

特に腹部手術では、術後一時的に腸管麻痺が生じますが、しだいに蠕動が始まります。術後は知覚過敏となっているうえ、腸管浮腫となっているため、腸管壁が蠕動によって引き伸ばされて蠕動痛が生じます。蠕動に合わせて生じるため、増悪寛解を繰り返す間欠痛となります。また、痛みの部位を触診しても圧痛を認めないことがあり、腸が動き出しているため聴診でも腸蠕動音を聴取できます。蠕動痛は術後問題がなければしだいに収まりますので対症療法で問題ありません。

■ 注意が必要な腹痛とは?

術後の腹痛には蠕動痛や創部痛など、病態には問題がなく鎮痛薬を用いて対応してよい腹痛と、合併症による容態の悪化が考えられる腹痛があり、注意が必要です。

例えば、臓器に血流障害をきたしている場合や、縫合不全などで腹膜炎をきたしている場合(図1)では早急に治療が必要となりますが、そのときに見られる腹痛は体性痛に分類されます。持続性の痛みであり、圧痛点が明確なことが多く、腹壁は硬く反跳痛を認めることもあります。腸管の蠕動運動は麻痺していることが多く、聴診では腸蠕動音は減弱もしくは消失します。また、他の所見としては苦悶様の表情になり、身動きがとれず、冷感、発熱を認めることもあります。このような危険な腹痛を認めた場合は、ただちに原因を診断しなければならないため、見逃してはなりません。

(出口惣大、清水貞利)

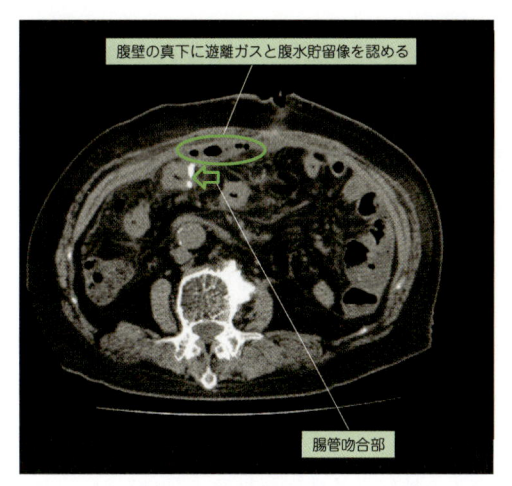

図1 縫合不全からの腹膜炎のCT写真
- 縫合不全により腹腔内に遊離ガス像と腹水貯留像を認める。

文献
1. ウィリアム・サイレン著,小関一英監訳:急性腹症の早期診断.メディカル・サイエンス・インターナショナル,東京,2012:201-207.

3 疼痛対策

Q44 創を押さえながらの咳嗽が痛みの予防に効くって本当？

A 本当です。創自体が引っ張られないようにすることで、機械的刺激を最小限にできます。

術後の創痛は機械的刺激により発生する

　痛みにはさまざまな種類がありますが、国際疼痛学会は「痛み」を「実際に何らかの組織損傷が起こったとき、あるいは組織損傷が起こりそうなとき、あるいはそのような損傷の際に表現されるような、不快な感覚体験および情動体験」[1]と定義しています。

　痛みは主観的な症状であり、心理社会的、スピリチュアルな要素の修飾を受けますが、痛みの神経学的機序（性質の分類）は、侵害受容性疼痛（体性痛、内臓痛）、神経障害性疼痛に大きく分類されます。

　術後の創痛は体性痛にあたり、皮膚や骨、関節、筋肉、結合組織など体性組織への、切る、刺すなどの機械的刺激が原因で発生する痛みで、手術による皮膚や筋肉などを切開したことよって起こります。その程度は、手術部位や創の大きさに左右され、手術中に内臓器官が引っ張られたり、引き裂かれたりしたことに対する生体反応によっても痛みが生じます。開腹術では、下腹部に比べて上腹部の痛みが強く、肋骨下縁に沿った横切開は、縦切開に比べて痛みは弱いといわれています。

創が引っ張られることで痛みが増強する場合も

　開腹や開胸術後は、切開創が横隔膜に近いために深呼吸や咳など呼吸運動に影響されやすく、また起き上がりや横を向くなど身体を動かすことで傷（創）が引っ張られ、痛みが引き起こされます。

　腹部の皮下脂肪も痛みに影響する要因です。動作により創部が揺れることで創部張力の伸長を増大させ、痛みが増強することもあります。特に皮下脂肪の多い患者では、「腹帯をしっかりと巻く」「動作時には創部を手で押さえる」など、創部が動かない工夫をすることが必要です。これらは実際の臨床現場で行われている有効なケアであり、咳をするときも、機械的刺激を少なくするように創部を手で押さえ、傷自体が引っ張られないようにすることが痛みの予防につながります。

　また、術後は気道内分泌物が貯留しやすい状態であり、単に咳をするだけでなく、効率よく排痰させることが重要です。そのためには、痛みのない術前に疼痛を軽減しながら、効率よく行える ACBT（active cycle of breathing technique；自動周期呼吸法）[*1]などの自主訓練法を指導することが必要でしょう。

*1 呼吸の大きさ（換気量）を変化させることで分泌物の移動を促す方法。「深呼吸・huffing・咳嗽・安静時呼吸」を数回ずつ繰り返す。

（伊東七奈子）

文献
1. 日本緩和医療学会緩和医療ガイドライン作成委員会編：がん疼痛の薬物療法に関するガイドライン2010年版．金原出版，東京，2010：14．

4 術後創の管理

　手術創の管理目的は、異常の早期発見、創傷治癒の促進です。生体にとって手術という侵襲が加わるなか、手術によって縫合された手術創は、創傷治癒過程において一次治癒と呼ばれています。
　術後創の管理では感染対策が重要であり、術前からその管理は始まっています。1999年に米国疾病管理予防センター（Centers for Disease Control and Prevention：CDC）より発表された手術部位感染（surgical site infection：SSI）防止に関するガイドラインを参考に、各施設で術後創の管理が行われています。手術が安全に行われ、合併症を起こすことなく患者が回復へ向かうよう、術後創の管理について考えていきましょう。

（本田優子）

4 術後創の管理

Q45 手術創はどのように保護するとよいの？

A 術後24～48時間は滅菌された被覆材（ドレッシング材）で保護します。滅菌された被覆材でもガーゼを用いるのではなく、ポリウレタンフィルムドレッシングの使用が推奨されています。

なぜそうする？

創傷治癒という機構において、手術によって縫合閉鎖された創は急性創傷と呼ばれ、術直後より創傷治癒は始まっています。

ポリウレタンフィルムドレッシング（以下、フィルムドレッシング）の利点は創部の観察が容易であることです。創部の観察とは縫合創、創周囲の皮膚の状態（発赤、腫脹、疼痛、熱感）、滲出液の有無と性状についてです。

その根拠は？

術直後より創傷の治癒は始まり、創部からわずかに血液や滲出液を認めます。急性創傷の滲出液は治癒を促進するサイトカインなどの有益な物質が含まれており、創面にとどめて湿潤環境をつくることは治癒促進につながると考えられています。

術後創の保護でガーゼは滲出液を吸収し、創面が乾燥傾向になります。一方、フィルムドレッシングは、透明で皮膚の観察が容易であり、空気や水蒸気透過性があり、細菌の侵入を防ぎ、保護することで一定の湿潤環境を保持することが可能です。

創を閉鎖環境に保つメリットは、フィルムのほうが低酸素環境にあることで、増殖期の線維芽細胞のはたらきに有利になることです。さらに創面の温度が30度以上に保て、白血球や上皮細胞といった創傷治癒過程を円滑にする機構が整っています。これらのことから、術後の創部の保護にはガーゼよりもフィルムドレッシングが適しています。

CDCの「SSI防止のためのガイドライン」には、縫合閉鎖された創の場合、術後24～48時間は滅菌材料で被覆して保護することが強く勧められています[1]。縫合を行った手術創は48時間で上皮化します。そのため、特に48時間は滅菌の状態を維持することが望ましいといえます。

手術創（一次閉鎖創）における理想的なドレッシングの条件を**表1**に示します[2]。

表1 一次閉鎖創における理想的なドレッシング材の条件

1. 湿潤環境を保つ
2. 皮膚のガス交換を可能とする
3. 二次感染を防ぐ
4. 剥がすことなく外部からの創の評価が可能である
5. 患者にとって快適である
6. 創に付着せず、除去時に痛みを伴わない
7. 費用対効果が高い

針原康, 小西敏郎：手術部位感染対策を予防する術前・術中・術後の対策とエビデンス. INFECTION CONTOROL 2011；20：803-805. より引用

どのように行う？

手術室で縫合処置された創部は周囲皮膚の水分を除去し、滅菌されたフィルムドレッシング材（図1）を貼付します（図2）。術後48〜72時間経過すると皮膚は癒合し（図3）、皮膚表面から細菌汚染される心配はなく、基本的にそれ以降は被覆の必要はありません。

（本田優子）

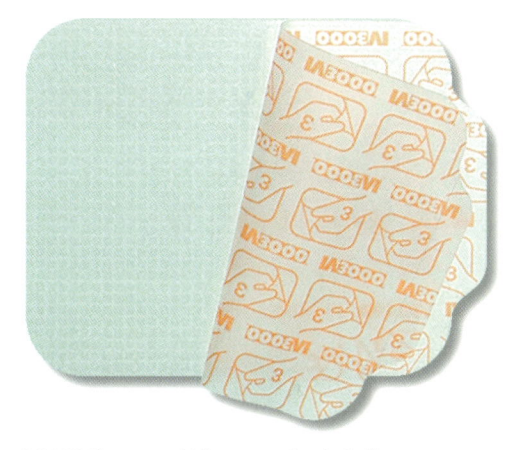

IV3000ドレッシング（ワンハンド・タイプ）
（写真提供：スミス・アンド・ネフュー ウンドマネジメント株式会社）

図1　フィルムドレッシングの例

文献
1. CDC：Guideline for Prevention of Surgical Site Infection, 1999.
2. 針原康，小西敏郎：手術部位感染対策を予防する術前・術中・術後の対策とエビデンス．特集エビデンスと図解でさくさく理解！手術部位感染をきわめる．INFECTION CONTOROL 2011；20：803-805.
3. 紺家千津子，真田弘美：非感染創の管理．特集 エビデンスに基づく周術期の感染予防ケア，EB NURSING 2005；5：306-310.
4. 日本手術医学会：手術医療の実践ガイドライン．手術医学 2008；35：67-68.
5. 市岡滋：実践 創傷治癒．金芳堂，京都，2006：1-19.

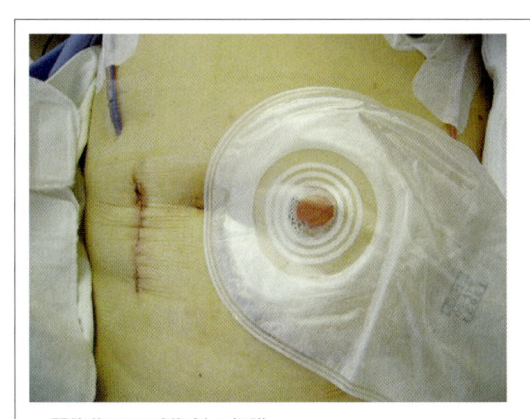

- 開腹術での手術創の保護。
- 腹腔鏡下での創の保護。

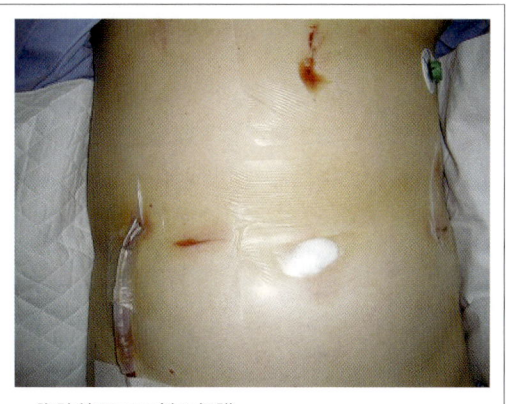

図2　術後のフィルムドレッシングの貼付例

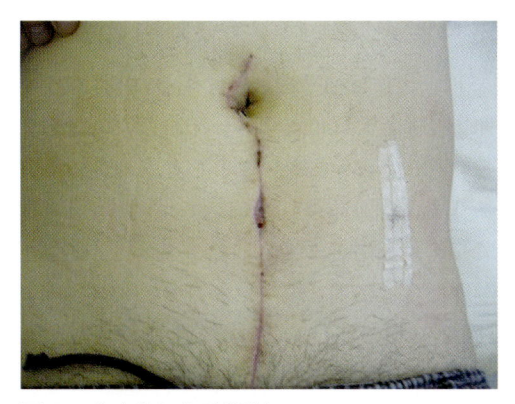

図3　上皮化した手術創

4 術後創の管理

Q46 手術創が密閉ドレッシングされていても、消毒をする必要があるの?

A 消毒の必要はありません。ドレッシング材が剥がれたら、創部を洗浄し、適切なドレッシング材を使用します。

■ なぜ消毒をしてはいけない?

　消毒薬は、タンパク質を変性させる能力で細菌を死滅させる作用があります。しかし、創傷治癒過程に必要な線維芽細胞や上皮細胞も同様に消毒薬によって死滅するため、結果的に創傷治癒過程に対し、不利な環境をつくり出すことになります。

　滲出液が多い場合、ドレッシング材の素材によっては滲出液が吸収しきれず、創周囲皮膚が浸軟し、創傷治癒の妨げとなります。また、創面とドレッシング材の間に死腔が生じると、たまった滲出液により細菌増殖のリスクも伴うため、適度な吸収力のあるドレッシング材が適しています[1]。

■ その根拠は?

　消毒薬は、手術や穿刺などの処置を行う場合に、健康な皮膚上の細菌数を減少させる目的で用いるものであり、術後創部の感染予防や感染した創傷の治癒を目的として用いるものではありません。術後24～48時間以内の消毒は、創内に流入した消毒薬の細胞障害性により、顆粒球、単球、線維芽細胞の機能を障害するため治癒過程を阻害します[2]。

　術後48時間までに滲出液があるのは、創傷治癒過程の1つです。滲出液がドレッシング材の中にたまっているうちは、ドレッシング材の交換は不要です。現在は、フィルムドレッシング材の水蒸気透過性が高まり、滲出液は徐々に透過され、創周囲が浸軟する心配はありません(**図1**)。

　しかし、滲出液が多い場合、ドレッシング材の素材によっては、滲出液が吸収・透過しきれず創周囲皮膚が浸軟し、創傷治癒の妨げとなります。また、創面とドレッシング材の間に死腔が生じると、たまった滲出液により細菌増殖のリスクを伴うため、適度な吸収力のあるドレッシング材が適しています。

　手術後の滲出液が多い理由の1つに、脂肪壊死があります。これは創感染と明確に区別することが困難な病態とされています。術後創感染は、術後4日目ごろより出現するといわれており、術後48時間まででは、創感染の有無は明確ではありません。

■ どのように行う?

　ドレッシング材を剥がす場合、術後48時間までの創部は上皮化されておらず、外界からのバリア機能がないことを考慮する必要があります。創処置をする際は、手指消毒をして、無菌操作を厳守します。

　創部は、生理食塩水や水道水で洗浄します(**図2**)。洗浄の目的は、余分な滲出液や壊死組織を洗い流すことです。洗浄後は、創周囲についた洗浄液を十分に拭き取り、ドレッシ

ング材を使用します。

　ドレッシング材は、滲出液を吸収し、創傷治癒に適切な湿潤環境を整えるものを使用し、創部の観察を行っていきます。吸収パッド付きのドレッシング材は、創部を観察できないものが多いので、滲出液や出血の量（範囲）をマーキングし、経過を観察します。現在は、吸収フォームが格子状で創部が観察できるドレッシング材もあります（図3）。

（榊　裕美）

文献
1. 大北喜基：感染のない創部の観察とケア．ドレーン排液性状観察．特集 エビデンスと図解でさくさく理解！手術部位感染対策をきわめる，INFECTION CONTROL 2011；20：803-807．
2. 曽根光子：術後創のための被覆材．特集 創傷管理の周辺商品まるわかり，INFECTION CONTROL 2011；20：854-857．

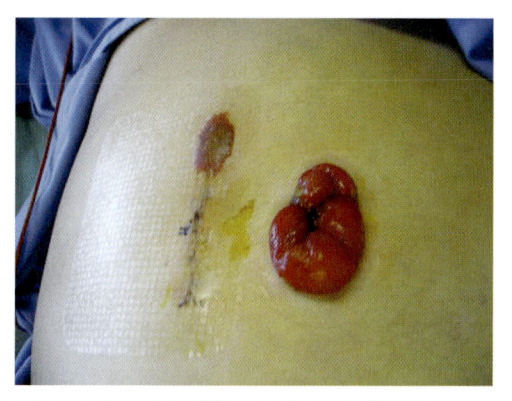

図1　ドレッシング材内のたまった滲出液
● 水蒸気透過性が高ければ交換は不要である。

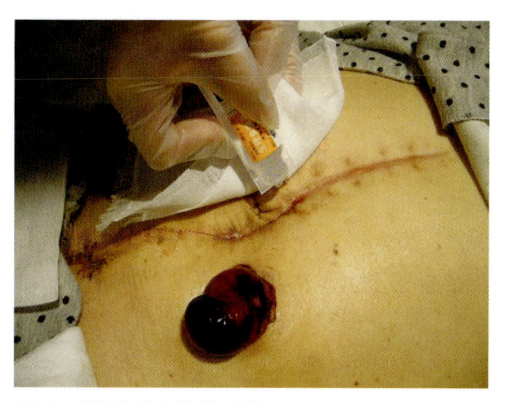

図2　術後創の洗浄方法
● 生理食塩水や水道水で洗浄する。

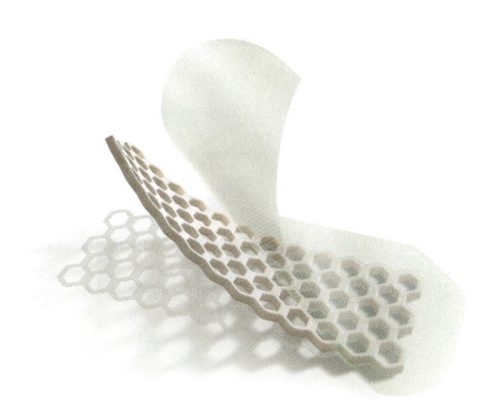

オプサイト® POST-OP ビジブル
（写真提供：スミス・アンド・ネフュー ウンドマネジメント株式会社）

図3　創部の観察がしやすいドレッシング材の例

4 術後創の管理

Q47 手術創はいつまで創部の被覆が必要?

A 基本的に術後48時間以降は必ずしも被覆する必要はありません。

その根拠は?

手術により一期的に閉鎖した切開創は、術後48時間で上皮化します。手術創の治癒過程は、**表1**のようになります。48時間以降、創部を覆うべきかどうか、また被覆なしでシャワーや入浴を行う適切な時期について明確なエビデンスはありません。しかし、上皮化した創部は基本的にドレッシングによる被覆は必要なく、抜糸や抜鉤まで開放で問題ありません。ただし、傷が衣服でこすれて痛みが生じたり、その他の理由で患者が保護を望む場合には創部を覆ってもかまいません。

術後48時間以降も感染に注意

ドレッシング材で被覆する場合もしない場合も、発赤などの感染徴候を見逃さないよう皮膚の観察は重要です（**図1**）。術後創の治癒遅延の原因は、患者の基礎疾患（糖尿病、肝疾患、低栄養）などの全身的因子もありますが、局所的因子の1つとして「感染」が挙げられます。

術後は、発汗や血液汚染などの有機物で皮膚は汚れやすい状態となっています。皮膚の清潔を保つためにも、術後48時間以降は微温湯や温めた生理食塩水などによる物理的な洗浄は効果的です。

また、手術部位感染（surgical site infection：SSI）を予防するためには、手指衛生の遵守は欠かせません。患者の治療やケアにかかわる医師や看護師は、手指衛生の遵守をはじめとする標準予防策（standard precautions：SP）の徹底を行うことが重要です（→ **Q64**）。患者のベッドサイドで創部処置を行う際は、サージカルマスク、手袋、エプロン、ゴーグルなどの個人防護具（personal protective equipment：PPE）を適切に使用することを推奨します。

（今﨑美香）

表1 手術創の治癒過程

①一次治癒創	手術縫合創は、感染などの治癒を傷害する因子が生じなければ上皮の離開はほとんどなく、最小の肉芽形成、瘢痕形成で治癒する。
②二次治癒創	感染の存在などによって上皮の離開が自然に生じて開放創となることもあるが、膿瘍のドレナージのために意図的に創を開放することもある。この開放創のまま管理すると増殖期の肉芽形成に続いて組織の収縮が生じ、瘢痕組織として創が変形して治癒する。
③三次治癒創（遷延一次創）	感染が制御され、肉芽形成された時点で再び開放創を閉鎖すると、その後の治癒過程が短縮され、瘢痕が少なく変形の少ない創となって治癒する。

小山勇：創傷治癒のメカニズムと創傷管理：周術期感染管理テキスト，日本外科感染症学会，診断と治療社，東京，2012：12. より引用

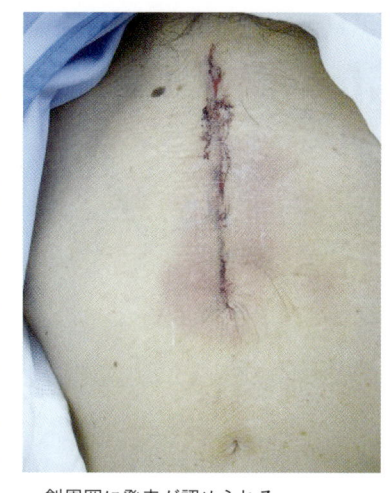

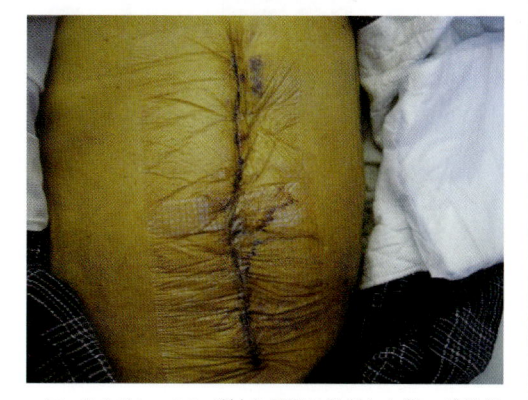

- 創周囲に発赤が認められる。
- フィルムドレッシング材を長期に貼付した創。感染徴候は認められない。

図1 手術創の観察

文献
1. Center for Disease Control and Prevention: Guideline for the Prevention of Surgical Site Infection, 1999.
2. 間平珠美:最新SSI制御. 感染対策ICTジャーナル 2009;4:372-373.
3. 寺島裕夫:創傷管理とドレッシング. レジデント 2010;3:122-123.

4 術後創の管理

Q48 腹帯、T字帯は必要？

A 必ずしも使用しなければならない明確な根拠はありません。

現在、使用を推奨するエビデンスは"ない"

多くの病院で腹部手術後に「腹帯」「T字帯」を使用することが慣習になっていると思います。この腹帯、T字帯は一体何のために使用されているのでしょうか。

著者が調べた限りでは、看護学の教科書には術後に腹帯、T字帯を使用する目的の記載はありませんでした。唯一、『看護学事典』[1]には「腹帯：手術後に使用される場合には、患部の被覆や圧迫、固定・牽引などの目的で使用される」と記載がありましたが、T字帯の目的の記載はありませんでした。

ではこの腹帯、T字帯に科学的根拠（エビデンス）はあるのでしょうか。今回、文献レビューを行いエビデンスを検討した結果、腹部手術後において、腹帯、T字帯が有用とするエビデンスはありませんでした（表1）。

もちろんエビデンスがないからといって、不要であるとは一概にはいいきれません。しかし、腹帯の場合、疼痛や離床の促進だけを目的とした使用は効果が否定されているため、控えるべきでしょう。

ほかにも腹腔鏡手術の場合、創部やドレーン挿入部にフィルムドレッシング材を使用している場合、事故抜去の危険性が低い場合などでは、腹帯は不要であると思います。

ディスポーザブルパンツを使用する施設もある

一方、T字帯は、医療者の管理のしやすさなどから使用されている場合が多いと思います。最近ではT字帯の代わりにディスポーザブルパンツを導入している施設もあり、羞恥心や動きやすさの面でも患者にメリットはあるのではないかと思います。

慣習にとらわれず、もう一度必要性を検討していく必要があるでしょう。

（久保健太郎）

文献
1. 見藤隆子，小玉香津子，菱沼典子 総編集：看護学事典．日本看護協会出版会．東京，2003；588．
2. 北村公美，乾万記子，中万里子，他：開腹手術患者における腹帯の使用は有用ではない．消化器外科ナーシング 2009；14：117-120．
3. 藤村紘子，杉野裕美，下野加奈，他：開腹術後における腹帯着用の効果の検討．山口大学医学部附属病院看護部研究論文集 2007；82：48-51．
4. 大和田恵里子，柳沼望美：腹帯をはずせない患者の想い―開腹術後患者のインタビュー調査から―．日本看護学会論文集 看護総合 2004；35：30-32．

表1　腹帯、T字帯のエビデンス

腹帯

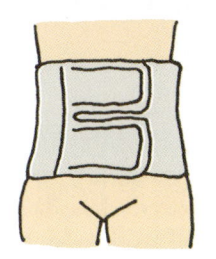

①疼痛を軽減し離床が促進される？
→有用性は否定されている
- わが国で行われたRCT[*1] 2報[2,3] により、腹帯の有用性は否定されている

②腹圧の予防やドレーン・ガーゼの固定、ドレーン事故抜去防止などの効果がある？
→明らかになっていない
- 適切な研究方法の報告がなかったため、それらに対する効果は明らかになっていない
- 腹腔鏡手術の増加や創部・ドレーン挿入部にフィルムドレッシング材を使用することが一般的となっていることを考えると、腹圧の予防やドレーン・ガーゼの固定に腹帯の効果は小さいと思われる

③つけることで安心感がある？
→腹帯の必要性を証明するものではない
- 腹帯経験者は腹帯があることで安心感を抱くことは確かだが[4]、腹帯を一度も経験したことがない患者は腹帯がないことで創部に不安感を抱くことは少ない[2] と報告されている

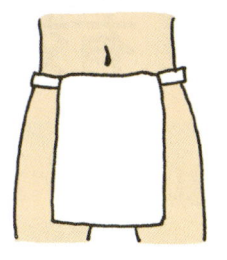

T字帯

①医療者の管理上有用である？
→明らかになっていない
- 麻酔後や尿道留置カテーテル挿入中でも履かせやすいなど、医療者の管理のしやすさなどから使用されているものと思われる
- T字帯の代わりにディスポーザブルパンツや下着、おむつ、バスタオルなどを使用している施設はあるようだが、術後患者でT字帯と下着などを比較した報告は1報のみで、残念ながら適切な研究方法ではなかった
- T字帯の代わりに何が有用かとするエビデンスもない

*1　RCT：randomized controlled trial、ランダム化比較試験。対象をランダムに選び、介入（薬剤・検査・看護など）を行うグループ（実験群）と介入を行わないグループ（対照群）に分けて、評価を行う方法。RCTは最もエビデンスレベルが高い。

「腹帯はしなくてもいいですよ」と言っても、やめない患者さんって多いですよね。

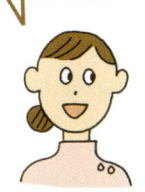

「安心する」「ないと頼りない」という患者さんは多いね。術後5年、10年たってもやめない患者さんもいるぐらいです。

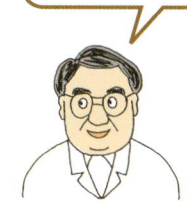

4 術後創の管理

Q49 酸素投与は創傷治癒に有効って本当？

A はい。術中および術後数時間の高濃度酸素投与が、手術部位感染（SSI）を減少させる可能性があります。

創傷治癒と酸素

　創傷治癒に関与する酸素には、大気中の酸素と生体内で血行性に供給される酸素があります。閉鎖性ドレッシングがもたらす大気中の低酸素状態は血管新生を促し創傷治癒を促進させることで有名です（図1）。また、糖尿病や閉塞性動脈硬化症などで血行が悪い（酸素供給の少ない）場合は、創傷の治癒が遅れることに異論はないでしょう[1]。

　では、生体内に酸素を供給（つまり酸素吸入）すれば創傷治癒に有利にはたらくのでしょうか。この疑問の答えとなる論文は今のところありません。しかし、酸素投与で手術部位感染（surgical site infection：SSI）は防止できるかもしれません。

酸素投与と SSI

　2000年にGreifらが「大腸直腸切除術患者500例について、術中から術後2時間後まで吸入酸素濃度80％と30％で比較したランダム化比較試験（RCT）において、SSI発生率がそれぞれ5.2％と11.2％であり、高濃度酸素はSSI予防に有効である」[2]との報告に端を発し、高濃度酸素吸入のSSI防止への効果が注目されています。この理論としては、酸素が豊富な状態では創感染防止にはたらく好中球やマクロファージが活性化することで、貪食、殺菌効果がより期待できるためと考えられています[1]。Greifらの報告以降、同様の研究が数多く行われていますが、有効であるとする報告と無効であるとする報告があり、いまだ結論は出ていません。ただしSSIの発生頻度の高い大腸がん手術に限定すれば有効である可能性が高いといわれています[3,4]。

（久保健太郎）

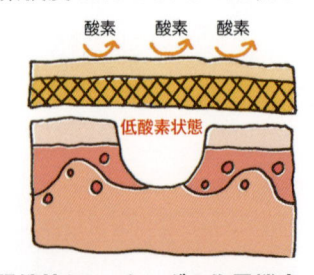

図1　閉鎖性ドレッシングの作用機序
● 密閉された低酸素状態は血管の新生を促進する。

文献

1. 倉本秋：創傷治癒の局所因子．穴澤貞夫監修，改訂ドレッシング 新しい創傷管理，へるす出版，東京，2005：41-50.
2. Greif R, Akca O, Horn EP, et al. Supplemental perioperative oxygen to reduce the incidence of surgical-wound infection．*N Engl J Med* 2000；342：161-167.
3. Togioka B, Galvaqno S, Sumida S, et al. The role of perioperative high inspired oxygen therapy in reducing surgical site infection：a meta-analysis. *Anesth Analg* 2012；114：334-342.
4. Hovaquimian F, Lysakowski C, Elia N, et al. Effect of intraoperative high inspired oxygen fraction on surgical site infection, postoperative nausea and vomiting, and pulmonary function：systematic review and meta-analysis of randomized controlled trials．*Anesthesiology* 2013；119：303-316.

4 術後創の管理

Q50 NPWTって何？

A 創部を密閉し陰圧をかける治療方法のことです。従来の方法に比べて早く創傷を治癒させる可能性があります。

NPWTとは

NPWT（negative pressure wound therapy）とは局所陰圧閉鎖療法のことで、創部を密閉し陰圧をかけることで治癒を促進させる治療方法です。1990年代に米国で始まった比較的新しい治療方法であり、わが国でも2010年より保険適応となるとともにNPWT専用装置が上市され、現在ではV.A.C.治療システムやRENASYS創傷治療システムなど（図1）を用いて行われています。V.A.C.療法という呼び方も浸透していますが、正確にはV.A.C.治療システムを使用した場合にのみそう呼びます（図2）。

NPWTの理論と適応

NPWTの作用機序は、①創縁を引き寄せて創収縮を促進、②過剰な滲出液を除去することで適切な湿潤環境を保つ、③陰圧による物理的刺激により肉芽形成や血管新生の促進、④吸引による細菌量の減少、⑤陰圧による局所血流量の増加、などによって治癒が早まるといわれています[1]。

NPWTの適応は、静脈性下腿潰瘍、外傷、褥瘡、糖尿病性潰瘍、術後離開創などがあります[2]。NPWTのエビデンスとしては、数百の論文でさまざまな創傷に対する有効性（治癒率の早さや合併症の少なさ、医療コストの削減など）が報告されており、特に糖尿病性潰瘍では十分な根拠があり推奨されています（他の創傷に関しても有効であると考えられていますが、決定的な根拠に欠けています）[3]。

NPWTの実際

NPWTを有効に使用する最大のポイントは、「効果的な時期に開始すること」です。というのも、NPWTの使用期間（保険適応）は3週間まで（必要と認められれば4週間）と決められているためです。

では効果的な開始時期とはいつでしょうか。それは感染が制御され、創底の壊死組織が少なくなってきたときです。また下腿潰瘍に使用する場合には血流の評価を必ず行い、虚血肢の場合は血行再建術を先行させたほうがよい場合があります。

（久保健太郎）

文献
1. ドケルコフ麻衣子，市岡滋：局所陰圧閉鎖療法．市岡滋監修，創傷のすべて－キズをもつすべての人のために－．克誠堂出版，東京，2012：316-319.
2. ケーシーアイ株式会社ホームページ http://kcij.com/vac-therapy/woundmanagement/ （アクセス 2014.4.10.）
3. Xie X, McGregor M, Dendukuri N. The clinical effectiveness of negative pressure wound therapy: a systematic review. *J Wound Care* 2010；19：490-495.

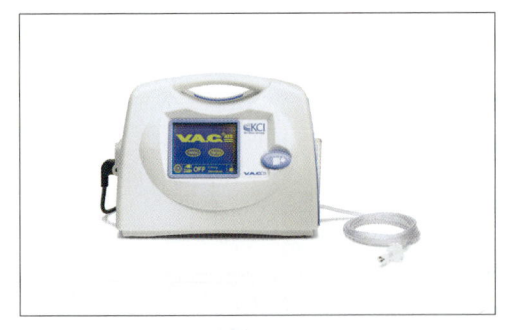

ATS 型陰圧維持管理装置
- 日本で最初に導入され、最も汎用されている。
（写真提供：ケーシーアイ株式会社）

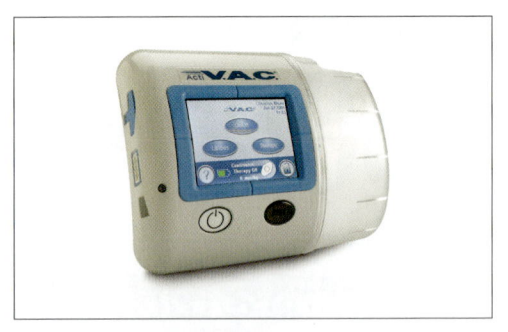

ActiV.A.C. 型陰圧維持管理装置
- 小型・軽量で持ち運びしやすい。
（写真提供：ケーシーアイ株式会社）

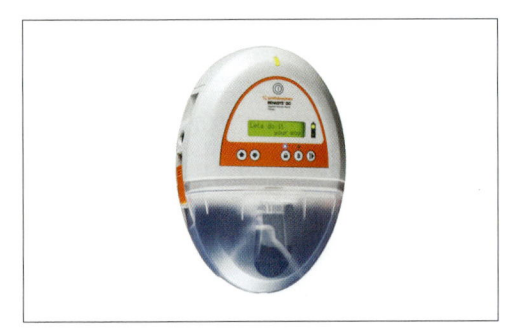

RENASYS®GO 陰圧維持管理装置
- 軽量かつコンパクトで携帯が可能。
（写真提供：スミス・アンド・ネフュー ウンド マネジメント株式会社）

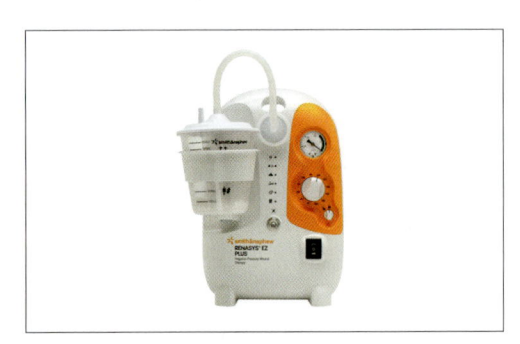

RENASYS®EZ 陰圧維持管理装置
- 据置型でベッド、車椅子、IV ポールに取り付けしやすい。高流速のパワフルなポンプで、滲出液が多い創に適応。
（写真提供：スミス・アンド・ネフュー ウンド マネジメント株式会社）

図1　NPWT 専用装置の例

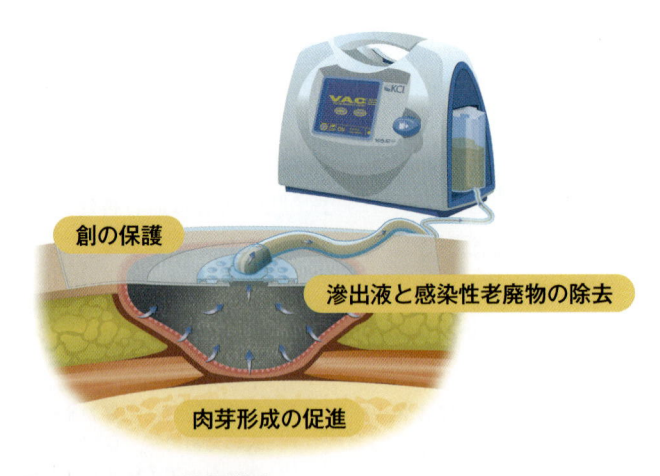

創の保護
滲出液と感染性老廃物の除去
肉芽形成の促進

図2　V.A.C. の作用機序
（写真提供：ケーシーアイ株式会社）

5 ドレーン・カテーテル管理

　体内に留置されるチューブを総じてカテーテルと呼びますが、特に「体外に排出する（ドレナージする）」ことを目的としたカテーテルのことをドレナージカテーテル、一般的にドレーンと呼びます。
　ひと口にドレーンといってもその留置場所（胸腔内、腹腔内、胃内、膀胱内、皮下など）やチューブの形状（ペンローズ、デュープル、プリーツ、ブレークドレーンなど）、ドレナージの仕方（受動的、能動的）などにより管理の仕方や注意点が異なってきます。この章ではさまざまな種類のドレーンについて、その特徴と管理方法における質問にお答えします。

（玉森　豊）

5 ドレーン・カテーテル管理

Q51 ドレーンは、閉鎖式と開放式、どちらを使うのがいいの？

A 最近では多くの場合、閉鎖式ドレーンが用いられています。

■「閉鎖式」「開放式」とは？

閉鎖式ドレーンとは、カテーテルにバッグを接続して貯留させるドレーンです（図1）。

これに対し、開放式ドレーンはカテーテルを短く切断して、上からガーゼを当ててそこに染み込ませるドレーンのことで、代表的なものにペンローズドレーンがあります（図2）。

■なぜ閉鎖式がよく用いられるの？

排液量が少ない場合には開放式ドレーンのほうが排液の性状変化を把握しやすいため、有用といわれてきました。しかし、多量のガーゼを要し処置の手間がかかること、他の患者への感染の危険があること、反対に逆行性感染のリスクも高いという欠点があります。

このように、主に感染予防の観点から開放式ドレーンは徐々に使用が控えられるようになりました。また、腹腔ドレーンとして留置されたものが、腹腔内に迷入したという報告もあり、最近では医療安全の面からも好ましくないといわれています。

これに対して閉鎖式ドレーンは長いチューブにつながり離床の妨げになるという欠点がありますが、挿入部からの漏れがなければ開放式よりも衛生的で処置の手間もかかりません。排液量の計測が容易で、また機械などで吸引をかけなくてもサイフォンの原理を利用することにより有効なドレナージを得ることが可能です。

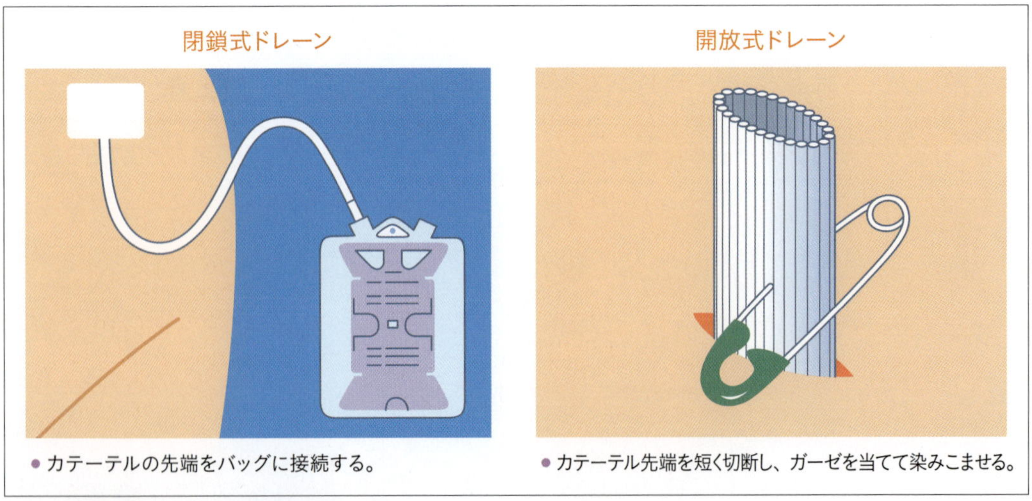

閉鎖式ドレーン
● カテーテルの先端をバッグに接続する。

開放式ドレーン
● カテーテル先端を短く切断し、ガーゼを当てて染みこませる。

図1　閉鎖式ドレーンと開放式ドレーン

閉鎖式ドレーンにはどのようなものがあるの？

　腹腔内に留置する閉鎖式ドレーンは、ドレナージをよくするために形状にいろいろな工夫がされています。

　デュープル（**図3-a**）はメインルーメンのまわりを取り巻くように小さなルーメンがあり、プリーツ（**図3-b**）は波型の断面になっています。またJ-VAC®などのブレークドレーン（**図3-c**）はスリットが入った構造になっており、これらはいずれも毛細管現象を有効に利用しようという考えでつくられています。

（玉森　豊）

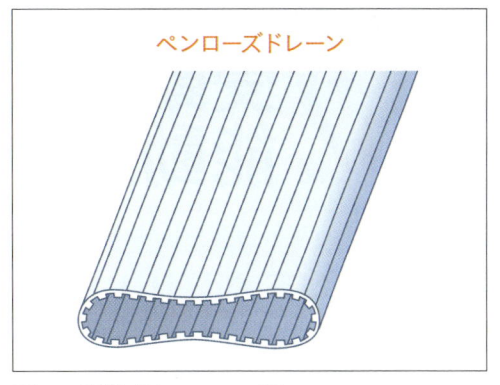

図2　開放式ドレーンの例（ペンローズドレーン）

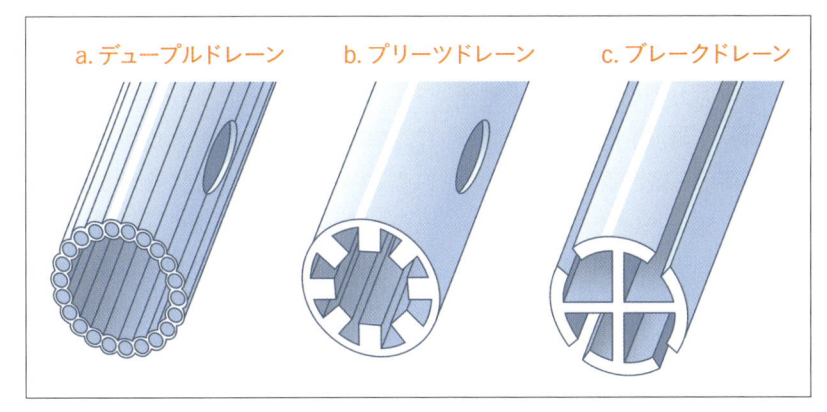

図3　閉鎖式ドレーンの例
a. デュープルドレーン　b. プリーツドレーン　c. ブレークドレーン

5 ドレーン・カテーテル管理

Q52 受動的ドレーンと能動的ドレーンの違いは？

A 陰圧を用いてドレナージを行うかどうかということです。

■ 手術の方法や部位によって使い分ける

術後のドレーンにはさまざまな種類があります。大きく受動的ドレーンと能動的ドレーンに分類され、手術の方法や部位によって使い分けます（**表1**）。受動的ドレーンは陰圧を用いず、自然の落下圧差、重力、腹圧や毛細管現象などを利用してドレナージを行います。一方、能動的ドレーンは陰圧で持続吸引することでドレナージを行います。

■ 受動的ドレーンの特徴と適用

受動的ドレーンは、胃や大腸その他の多くの手術で使用します。腹腔内に留置したドレーンを一般的な排液バッグに接続し、体より低い位置に下げることで、腹圧、圧較差や重力を利用して排液します。

術後に体内に貯留する滲出液（漿液、リンパ液や血液など）をドレナージする場合は受動的ドレーンで特に問題はなく、縫合不全等の可能性がなければ、逆行性感染の危険性もあるため、早期に抜去します。最近の排液バッグは逆流防止弁がついており、同部まで液体で満たされれば、サイフォンの状態（圧力差を利用して、液体をその液面より高いところへいったん導いてから低いところに移す）になり、腹腔内に貯留した液体を体外へドレナージします。

さらにドレーン内腔に多数の細い管腔や溝が付いており、毛細管現象を利用して排液するタイプのドレーンもあります。膵頭十二指腸切除後の術後の膵管チューブや胆管チューブなどは、チューブも細く、チューブ内に空気が入るとドレナージが悪くなるため、チューブ内を生理食塩液などで満たし、サイフォンの状態にして管理します。

受動的ドレーンの場合でも、例えば直腸がんの術後に縫合不全が起こった場合には、そのドレーンを持続低圧吸引することで、漏れ出た腸液や便が腹腔内に広がらないように吸引し、瘻孔化しやすくします。そうすることで、再手術を回避して治療できる場合があります。

■ 能動的ドレーンの特徴と適用

能動的ドレーンは、備え付けや携帯型の機械を使用して陰圧を用い排液します。例えば食道がんや肺がんの術後に胸腔内に留置するドレーンや、頸部のリンパ節郭清後や乳がん腋窩リンパ節郭清後に頸部や腋窩に留置するドレーンのことです。胸腔内は陰圧のため、通常のドレーンの場合は空気や排液は胸腔に引き込まれてしまいます。肺も虚脱してしまい、呼吸ができなくなるため、－10～15cm H_2O で持続吸引が必要です。頸部のリンパ節郭清や乳がんの腋窩郭清などの場合は、頸部や腋窩などでは滲出液が少し貯留するだけ

表1 受動的ドレーンと能動的ドレーン

	受動的ドレーン	能動的ドレーン
特徴	・腹圧、重力などを利用してある程度自然に任せて排液する	・陰圧を利用して強制的に排液させる
利点	・余計な物を吸引することが少ない ・比較的安価	・瘻孔化しやすい ・効率的にドレナージできる
欠点	・ドレナージ不良になることがある ・瘻孔化しにくい	・組織吸引にてドレナージ不良になる ・臓器損傷などを起こすことがある ・吸引装置が大きいタイプでは活動が制限される
商品例	JMSドレンバッグ（Aタイプ）（株式会社ジェイ・エム・エス）／排液バッグ（住友ベークライト株式会社）	チェスト・ドレーン・バック[Q-Iタイプ]（住友ベークライト株式会社）／J-VAC®ドレナージシステム（ジョンソン・エンド・ジョンソン株式会社）／SBバックスリム®（住友ベークライト株式会社）

で、首が腫れて息苦しくなったり、腋が腫れて違和感が出現したり、腕が動かしにくくなったりといった症状が出やすいため、液体がたまりにくくなるように持続低圧吸引をかけて能動的に排液します。

（大平　豪）

文献

1. 今泉俊秀，羽鳥隆，原田信比古，他：術中・術後の基本的ドレナージ．消化器外科 2001；24：499-509．

排液後、排液口の消毒は必要ですか？

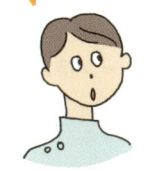

不潔に扱うのはよくないですが、排液のたびに消毒する必要はありません。

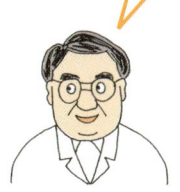

5 ドレーン・カテーテル管理

Q53 術後、ドレーン排液の色調が変化するのはなぜ？

A ドレーンの排液の成分が変化するためです。

排液の成分とは？

術後早期のドレーンからの排液の成分は、手術操作に伴う出血からの血液成分と手術中に洗浄に使用した生理食塩水などが大部分を占めます。薄い血液の色をしており、いわゆる淡血性と呼ばれる性状です（図1）。

一方、手術による炎症が原因で血管透過性が亢進して生じる滲出液にはさまざまな種類のタンパク質や細胞成分が含まれており、これがいわゆる漿液性と呼ばれる性状で淡黄色を呈しています（図2）。

色調はどのように変化する？

ドレーンの排液の性状は、ドレーンの留置部位にもよりますが、術後経過に問題がなければ、「淡血性→淡々血性→淡黄色→淡々黄色」と変化していくのが普通です。これは、しだいに血液成分が減少し、手術による炎症の変化で滲出液が増えてくるためです。

したがって、排液が薄くなっていくのは微小な出血が減ってきているサインです。

どんな色調の変化が異常？

手術の内容やドレーンの留置部位によって考えられる異常が異なります。

具体的には、排液の色調が濃血性であれば術後出血、濃黄色や黄土色であれば胆汁漏（図3）、赤ワイン色であれば膵液漏、褐色であれば縫合不全、乳白色であればリンパ漏、などです。個別に排液の色調の変化とアセスメントのポイントを把握することが大切です。

（中島隆善）

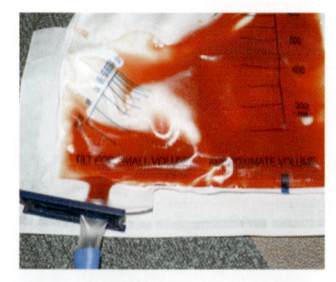

図1 淡血性のドレーン排液
● 術直後のドレーン排液は、血液成分がまだ多いため、写真のような色調となることが多い。

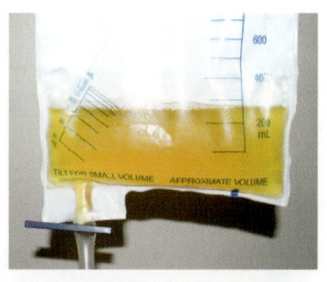

図2 淡黄色のドレーン排液
● 術後問題がなければ1日〜数日で排液の血液成分が減少し、淡黄性に変化する。

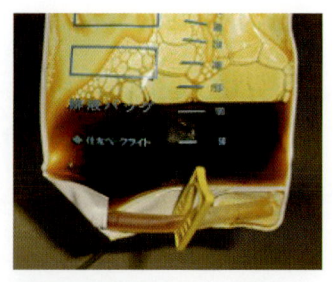

図3 胆管チューブの排液
● 胆汁成分を含んでいるため、黄金色をしている。

5 ドレーン・カテーテル管理

Q54 腹腔ドレーン排液の観察ポイントって何？

A 排液の性状と量です。性状と量の異常を知っていることで、出血、縫合不全、感染を発見できます。

腹腔ドレーン留置の目的

腹部の手術の多くは臓器を切除して縫合または吻合します。切除した部位の止血と縫合部の漏れがないことを確認してから閉腹しますが、術後に予期せぬ出血や縫合不全が起こる可能性があります。ドレーンが入っていれば、出血や消化液の漏れを早期に発見できて対処できます（情報ドレーン、**表1**）。また、縫合不全ではドレーンから排液できることで、腹腔内に膿瘍を形成することなく、保存的治療で治癒することもあります（治療的ドレーン）。

出血や漏れの心配がない場合は、患者の不快感と逆行性感染を防ぐためにも、ドレーンを挿入しないケースも増えています。

排液の正常と異常

手術では組織を切るのでいくらか出血を伴います。止血を確認し洗浄して閉じても、手術当日のドレーン排液は血液が混じります（**図1**）。術後出血がなければ、徐々に赤い色は薄くなり量も減ります。やがて紅茶のような濁りのない排液になります（→ Q53 ）。正常の排液の変化の経過を知らなければ異常を発見できず、また正常を異常と誤りあせってしまうことにもなります。

大きな手術ほど排液がきれいになるのに時間もかかります。また、切ってつないだ臓器によって漏れる液体の性状が違うので、術式ごとに排液の正常と異常を知っておかなけれ

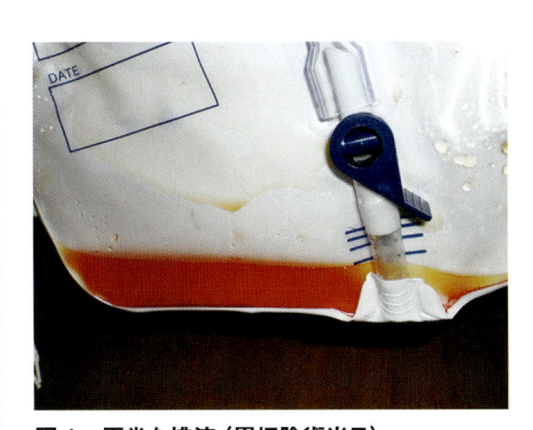

図1　正常な排液（胃切除術当日）
● 淡血性で混濁のない排液。

表1　ドレーンの目的による分類

種類	目的
治療的ドレーン	●血液、膿、消化液などの体液を排出するため ●洗浄液、薬液を注入するため
予防的ドレーン	●死腔が形成されているか、またはその可能性がある場合 ●感染・縫合不全の危険性がある場合
情報ドレーン	●術後出血、縫合不全などを早期発見するため

ばなりません。

術後出血の判断

　ドレーンからの濃い血性排液が100mL/時以上のときは、緊急再開腹止血術が必要になることがあります。出血量が1000mL以上になると血圧が低下しはじめ、心拍出量を確保するために頻脈になります。腎血流が低下して尿量も減ります。ショック状態になってからでは遅いので、特に術後1時間はドレーン排液の性状と量、そしてバイタルサインの変化に注意し、持続出血と判断したらただちに医師に報告しましょう。

　また、排液が減ったと思ったら、ドレーンが屈曲していることもあります。体位の変化によっても量が変化するので注意が必要です。

縫合不全で漏れる液体の術式による違い（表2）

　胃全摘術では左横隔膜下やウインスロー孔にドレーンが留置されます。縫合不全では、腸液、胆汁、膿汁などの混じった排液（茶色、黄色、緑色などが混ざった混濁した液）になります。

　低位前方切除術ではダグラス窩に留置され、便汁が漏れます。

　肝臓、胆管、胆嚢の手術では右横隔膜下やウインスロー孔に留置され、濃黄色の胆汁が漏れます。また肝硬変があると腹水の排液がなかなか減らないこともあります。

表2　注意を要する排液の性状

術式	排液の性状
胃全摘術	混濁液
低位前方切除術	便汁
肝臓切除術	胆汁、血液
胆嚢摘出術	胆汁、血液
膵頭十二指腸切除術	血液、混濁液

　膵臓の手術では、膵液が漏れると組織を溶かします。血管壁が溶けると出血して赤ワイン色の排液になり、ときに大出血の危険もあるので医師に報告します。白濁した甘酸っぱいにおいの排液も膵液が漏れたときの特徴です。ガーゼ交換のときに、ドレーン刺入部の周囲やガーゼから特有のにおいがします。

　縫合不全の多くは術後1週間以内に発生し、消化液が腹腔内に漏れると、腹膜刺激症状と感染のため、腹痛と発熱（38℃以上）はまず必発で、他に頻脈、麻痺性イレウス、嘔気、ドレーン刺入部の皮膚のただれなどが生じます。

　注意すべきはドレーンの先端が移動したり閉塞したりして、漏れた液がドレナージされずに腹腔内にたまる場合です。漏れた消化液に含まれる消化酵素や細菌、毒素などが排出されないため、重篤な腹膜炎になることがあります。排液が少ない、あるいはきれいだと安心していると、ドレーンが機能していなかったということもあるので、X線などでもドレーンの位置を確認しましょう。

（山中英治）

5 ドレーン・カテーテル管理

Q55 持続吸引ドレーン挿入時、貯留液（血液）がどのくらい増えたら危険？

A 一般的には、1時間あたり100mL以上の"血性"排液が続く場合は危険です。

なぜ"血性"排液は危険？

持続吸引ドレーン（J-VAC®ドレナージシステム、SBバックスリム®など、→ Q52）は、術部での出血の有無を知るための情報（インフォメーション）ドレーンの役割を果たします。

排液の量も重要な情報ですが、排液の性状もきわめて大切な情報です。通常は、ドレーンの排液は、術直後は血性から淡血性ですが、しだいに淡黄色（漿液性）に変化していくものです（→ Q53）。ドレーンからの排液は、出血だけでなくリンパ液や組織からの滲出液もありますので、1時間あたり100mL以上の排液量であっても血性の場合と淡血性や漿液性の場合では意味合いが異なります。一般的に、血性で100mL／時以上の排液が持続している場合は、術後出血を考慮します[1,2]。

しかし、体位変換などにより、十分吸引できなかった術部の貯留液が急に出てくる場合もあり、一時的に排液量が増加することもあるので、その量が持続するかどうか、その後の性状（血性が淡くなっていくか）にも留意する必要があります。

どのように行う？

術後出血している場合には、凝血塊にてす

ぐにドレーンが閉塞してしまうこともあります。特にJ-VAC®ドレナージシステムやSBバックスリム®は細いので、閉塞しやすい欠点があります。閉塞の場合、ドレーン排液量は、出血量推定の参考にはなりません。

ドレーンが閉塞し、かつ出血が持続している場合には、乳がん術後などでは前胸部、腹部の手術では腹腔内に凝血塊と血液が溢れ、創部の腫脹や疼痛、皮下出血斑（前胸部など体表面の場合）の出現や腹部膨隆、腹痛を生じます。また、出血量に応じ血圧低下、脈拍数の増加、四肢の冷感、顔面蒼白、冷や汗などバイタルサインにも影響が出てきます。

出血の有無は、ドレーン排液量・性状だけでなく、バイタルチェックはもちろんですが、ドレーン挿入部、皮膚の色調、局所の腫脹、膨張の有無、疼痛の増強の有無などを総合して判断することが大切です。

（池田克実）

文献
1. 小畑智子, 鹿子嶋有子, 有森寿子, 他：見逃してはいけない 創部ドレーンの危険なサイン. 特集 整形外科ナースの創部ドレーン管理 ココをおさらいしておこう！, 整形外科看護 2012；17：934-938.
2. 平尾知美, 中山美代子：バイタルサイン, ドレーン管理. 特集 今さら聞けない 消化器外科看護のお悩み解決 Q&A, 消化器外科ナーシング 2012；17：782-798.

5 ドレーン・カテーテル管理

Q56 ドレーンのミルキングは行っていいの？ 悪いの？

A 行ってよい場合が多いのですが、よくない場合もあります。

どうしてミルキングするの？

ミルキングとは、ドレーンの中にたまった血液や排液を手でもんだり専用のローラーを用いて流出を促す処置のことです。ドレーンの中の液体をたまったままにしておくと固まったり、ドレーンが詰まったりします。それを防止するためにミルキングが必要です。

行っていい場合

そもそもドレーンを留置するのは、体内に貯留した消化液、膿、血液や滲出液などを体外に排出することが主な目的です。ドレーンが詰まってしまっては、その効果が発揮されないので、後述のような場合を除いて多くはミルキングが必要です。腹腔内に留置されたドレーンやPTCDなどの胆汁チューブのミルキングは通常は行っていいです。

よくない場合

ミルキングを行うことで、ドレーンが留置されている部位には少なからず圧がかかります。したがって、ドレーンの留置部位に少しでも圧をかけたくない場合には、ミルキングは適していません。

具体的には膵臓の手術の膵管チューブや脳室ドレーンなどです。膵管チューブの場合、ミルキングすることにより胆汁や膵液が逆流して腹腔内に漏れることで、腹膜炎をきたす可能性があります。

当院では図1のように膵管チューブを留置していることが多いです（留置しないこともあります）。ミルキングを迷うケースでは、前もって担当医師に相談しましょう。

（中島隆善）

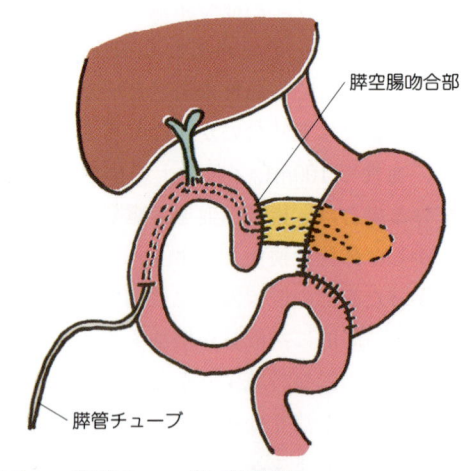

図1 膵管チューブの留置例
- 膵管チューブは、膵臓と空腸の吻合時に主膵管内に留置する。

5 ドレーン・カテーテル管理

Q57 胸腔ドレーンをクランプするとき、どうしてエアリークを確認するの？

A エアリークのある状態でクランプすると、緊張性気胸を起こす危険性があるからです。

■ 胸腔ドレーンを挿入する目的は？

　胸腔内に気体（気胸）や液体（胸水や血胸、膿胸）が貯留している場合、それによって肺が圧排され、肺の膨張が妨げられて呼吸困難などに陥ります。胸腔ドレーンは、そのような状態を防ぐため、貯留物を体外へドレナージすることを目的に挿入します（図1）。

　胸腔ドレーン留置中には、排液の性状や量をはじめ、エアリークの有無、呼吸性移動の有無、ドレナージ経路（チューブ屈曲の有無や接続部）について、定期的な観察が必要です。

■ どのようにエアリークを確認するか？

　例えば、気胸に対して胸腔ドレーンを挿入した場合にはエアリークが認められますが、その有無は、排液バッグ（チェスト・ドレーン・バック、→Q52）の水封室にブクブクと泡が出ることで確認できます（図2）。ただし、エアリークを認めた場合には、まずその空気漏れがどこで起きているかを見きわめる必要があります。患者の胸腔内ではなく、ドレナージユニットのどこかで空気が漏れていることもあるので、必ずチェックが必要です。

■ なぜエアリークの確認が必要なのか？

　胸腔ドレーンをクランプするということは、ドレナージをストップさせることと同じであり、もしもエアリークが持続している状態でクランプすると、空気を体外へ出すことができなくなるため、胸腔内にどんどん空気が貯留します。緊張性気胸を生じ、非常に危険です。したがって、クランプする際には、必ずエアリークのないことを確認してから行わなければなりません。

（吉井真美）

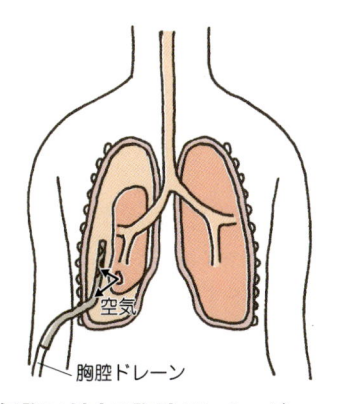

図1　気胸に対する胸腔ドレナージ

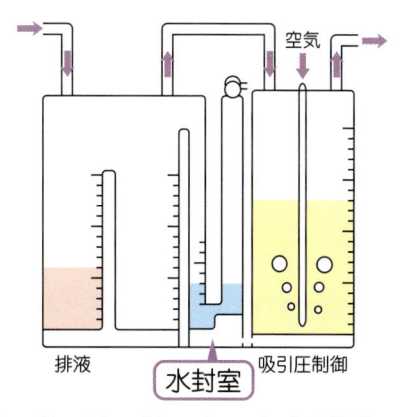

図2　チェスト・ドレーン・バックの構造

5 ドレーン・カテーテル管理

Q58 離床の際、現在はドレーンをクランプしないって本当?

A 本当です。離床の際、消化器外科で使用するドレーンにおいては、クランプの必要はありません。

クランプをしない根拠は?

以前は移動時・体位変換時などのドレーン排液逆流予防のため、クランプすることがありました。移動時や体位変換時に、一時的にドレーンを持ち上げるときにクランプを必要とすると書かれた文献もありますが、排液バッグに接続されたドレーンからは、ドレーン内の排液の移動が多少あるものの、排液バッグ内の液が腹腔内に逆流することはないので、基本的にクランプは必要ありません。

また、胸腔ドレーンの場合もクランプは行いません。クランプすることで緊張性気胸が起こる場合があるからです（→ Q57 ）。

離床時の注意点は?

ドレーンは落差でドレナージするため、排液バッグをドレーン先端から低い位置に置きます。ルートを引っ張らないよう事故（自己）抜去予防に留意することが大切です。

ドレーンは皮膚挿入部、ドレーンの接続部、排液バッグの排液口などで細菌が混入する危険性があります。逆行性感染予防のためにも、挿入部から上に持ち上げないよう、患者にも指導することが必要です。事故抜去が起こることで治癒が遅れたり感染のリスクが高まったりするため、未然に防ぐよう心がけましょう。

また、離床時には、排液バッグを袋に入れて点滴台につるす（図1）など、人目に配慮する工夫や、チェスト・ドレーン・バックにおいては点滴台に固定することが必要です。患者が動いたことで固定テープが剥がれることがあるので、剥がれに気づいたらナースコールするよう説明しておきます。移動時・体位変換時には、ドレーンの屈曲や接続のゆるみがないかを確認しましょう。

（黒岩志津）

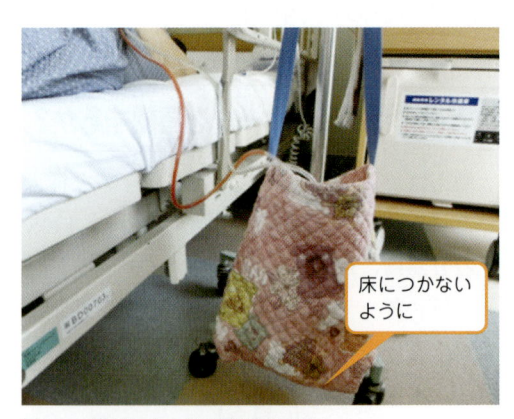

図1 排液バッグの設置方法
● ドレーン挿入部よりも低い位置になるよう排液バッグを置く（写真は腹腔ドレーンの場合）。

床につかないように

文献
1. 竹末芳生, 藤野智子編：エキスパートナース・ガイド 術後ケアとドレーン管理. 照林社, 東京, 2009.

5 ドレーン・カテーテル管理

Q59 尿道カテーテル留置が長期になる場合、定期的な交換が必要？

A いいえ。定期的な交換は必要ありません。

尿道カテーテルの交換は何のためにするのか？

「尿路感染を予防するために定期的な尿道カテーテルの交換が必要」と考えていませんか。

最近、感染の少ない閉鎖式尿道カテーテル（カテーテルから採尿バッグまで一体となったカテーテル）の留置が一般的になってきましたが、この閉鎖系システムを用いても、長期にカテーテルを留置すれば感染は必発です。報告によれば、開放式尿道カテーテルで4日後、閉鎖式尿道カテーテルでも30日後にはほぼ100％細菌尿が見られるといわれています。つまり、定期的な尿道カテーテルの交換で尿路感染は予防できません[1,2]。

どんなときにカテーテルを交換するか？（図1）

尿道カテーテルの交換が必要となるのは、カテーテルに閉塞が起こった場合、または起こる兆しがある場合です。この他、感染が著しい場合や、閉鎖式システムが破綻したときにカテーテルを交換します。

一般的には、長期のカテーテル留置の場合、閉塞がなくても1〜2か月に1回程度の交換が推奨されています[2]。しかし、期間を決めて定期的なカテーテル交換を行うのではなく、個々の患者の状態に応じて交換の時期を考え

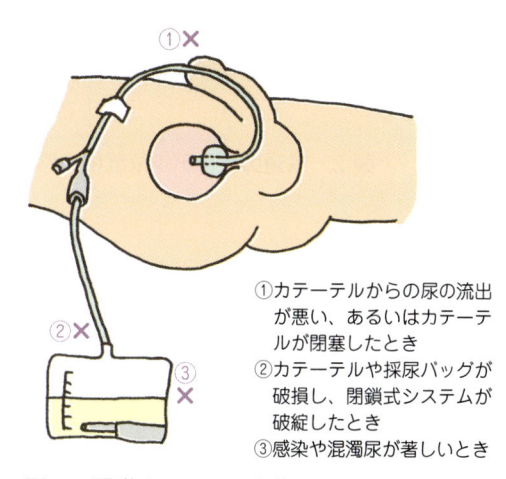

図1 尿道カテーテル交換の必要な場合
①カテーテルからの尿の流出が悪い、あるいはカテーテルが閉塞したとき
②カテーテルや採尿バッグが破損し、閉鎖式システムが破綻したとき
③感染や混濁尿が著しいとき

ましょう。閉塞しやすい人の場合には、1週間ごとの交換が必要になることもあります。

カテーテル留置中の注意点（図2）

尿道カテーテルは閉鎖式システムであることが原則です。経尿道的手術後などカテーテル閉塞が予想される場合以外には、膀胱洗浄など閉鎖式システムを破綻させる行為は勧められません。

カテーテル出口部の外尿道口周囲の消毒も細菌尿の発生予防の効果はなく、必要ありません。細菌の侵入を防ぐためには、採尿バッグから尿を排出する際、先端が床や尿の回収容器に触れないように注意しましょう。

また、カテーテルの過度の屈曲や、採尿バッグを膀胱より高く固定する行為は、尿流を妨

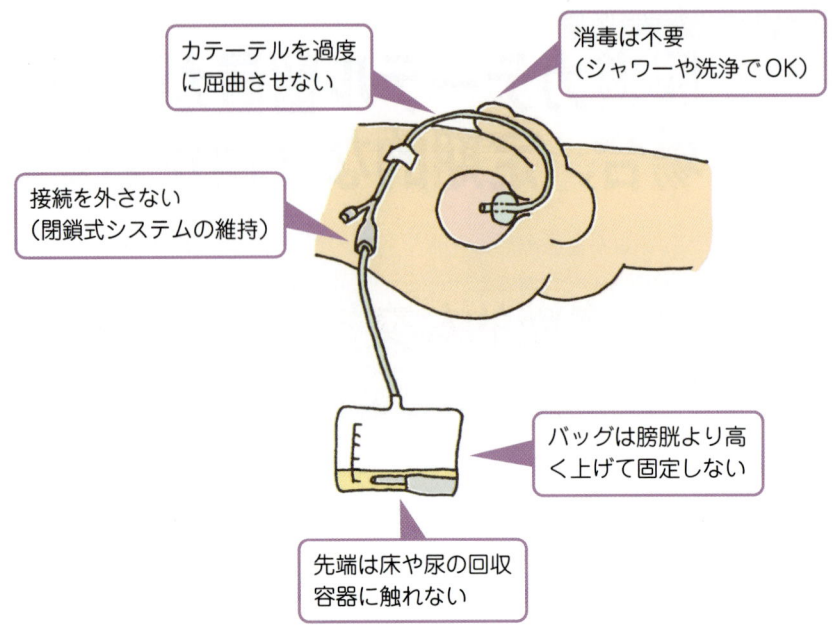

図2　尿道カテーテル留置中の感染上の注意点

- カテーテルを過度に屈曲させない
- 消毒は不要（シャワーや洗浄でOK）
- 接続を外さない（閉鎖式システムの維持）
- バッグは膀胱より高く上げて固定しない
- 先端は床や尿の回収容器に触れない

げ感染の原因となるので行ってはなりません。

尿道カテーテルはできるだけ早期抜去を

　術後の尿道カテーテルはできるだけ早期に抜去し、尿道カテーテルの適正使用を心がけてください。尿道カテーテルにより尿路感染を起こしても、カテーテルを抜去すれば、たいていの場合、感染は治癒します。

　漫然と定期的な尿道カテーテルの交換をするのではなく、常に尿道カテーテルを抜去するタイミングを考えましょう。術後、一時的に排尿ができなくても、しばらくすると自排尿ができるようになることもあります。ある
いは、間欠的自己導尿への転換なども考えてみましょう。

（上川禎則）

文献
1. Gould CV, Umscheid CA, Agarwal RK, et al. Guideline for prevention of catheter-associated urinary tract infections 2009. Healthcare Infection Control Practices Advisory Committee. *Infect Control Hosp Epidemiol* 2010；31：319-326.
2. 日本泌尿器科学会泌尿器科領域における感染制御ガイドライン作成委員会　松本哲朗，荒川創一，高橋聡，他：泌尿器科領域における感染制御ガイドライン．日本泌尿器科学会，東京，2009. http://www.urol.or.jp/info/data/200905-1.pdf（アクセス2014.4.10.）

5 ドレーン・カテーテル管理

Q60 膀胱訓練は不要と聞くけれど、いつでも不要？

A 膀胱訓練（クランプテスト）は、どのような場合でも不要です。

■ 膀胱訓練は1つではない

周術期看護領域での「膀胱訓練」とは、いわゆるクランプテストのことです。施設により方法はさまざまですが、尿道カテーテルをクランプ後、3～5時間経過するか、尿意の訴えがあるまでクランプしておくことで、膀胱容量を改善させたり、尿意の有無を確認することを意図しているようです。

一方、泌尿器科領域では、切迫性尿失禁や頻尿の患者に、尿意を少しがまんしてもらって排尿間隔を引き延ばす行動療法がありますが、これが本来の「膀胱訓練」です。

用語の整理と周知に関しては今後の課題ですが、ここでの膀胱訓練とは、前者のクランプテストのことを指します。

■ 膀胱訓練はなぜ不要といえるか

膀胱訓練が必要かもしれないと考えうる状況には、①尿道カテーテル留置が長期になったとき、②膀胱に関する神経を損傷した可能性があるとき、が挙げられます。

術後、やむを得ず尿道カテーテル留置が長期になったときは、膀胱容量が小さくなっている可能性がありますが、尿道カテーテル抜去後、蓄尿を続けていれば通常、膀胱容量は自然に改善してきます。膀胱訓練の有無にかかわらず結果は同じであり、膀胱訓練は不要といえます（図1）。

手術や外傷により、膀胱に関する神経を損傷した可能性があるときは、膀胱訓練により、尿意の喪失を確認することはできますが、その場合、尿道カテーテルを抜去して導尿などの適切な治療を開始しなければなりません。膀胱訓練の有無にかかわらず治療方針は同じであり、やはり膀胱訓練は不要といえます（図2）。

■ 文献をふまえての考察

CDCの「カテーテル関連尿路感染症予防ガイドライン」[1]では、カテゴリーⅡ（弱い勧告）であるものの、バルーン抜去前にクランプは不要である、とされています。また、113人の股関節骨折患者での検討[2]では、正常の膀胱機能に戻るまでの期間、尿道カテーテル再留置を要した症例数、入院期間の項目で、膀胱訓練の優劣は認められませんでした。ほかに、60人の脳卒中患者での検討[3]では、初尿までの時間、初尿の量や、残尿量などに有意な違いはなく、それどころか、膀胱訓練群で、3人（7.5％）で症候性尿路感染を認めたとされています。文献からは、術後尿道カテーテル抜去前の膀胱訓練に優位性はなく、むしろデメリットがあるようです。調べた限りでは報告はないものの、クランプ解除が遅れることによる事故の発生も懸念されます。

以上より、膀胱訓練はどのような場合でも不要と考えられます。

（羽阪友宏）

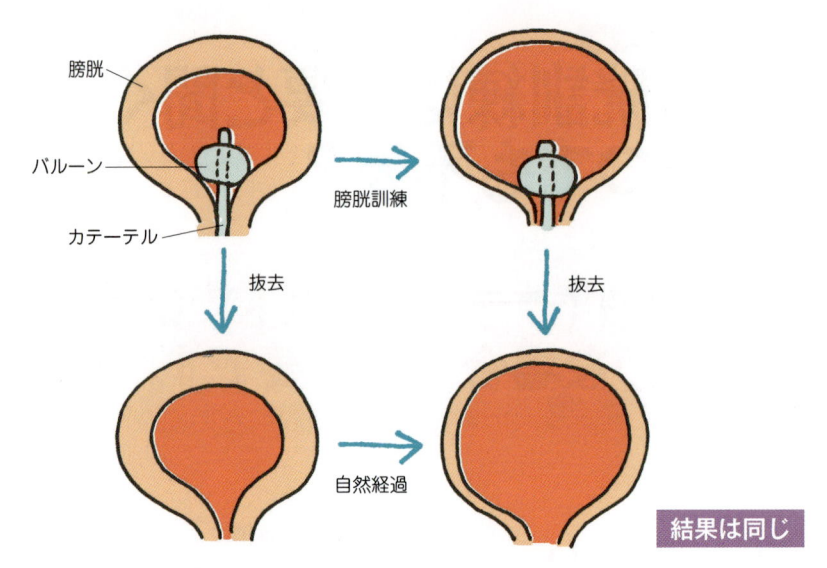

図1 尿道カテーテル留置が長期になったとき

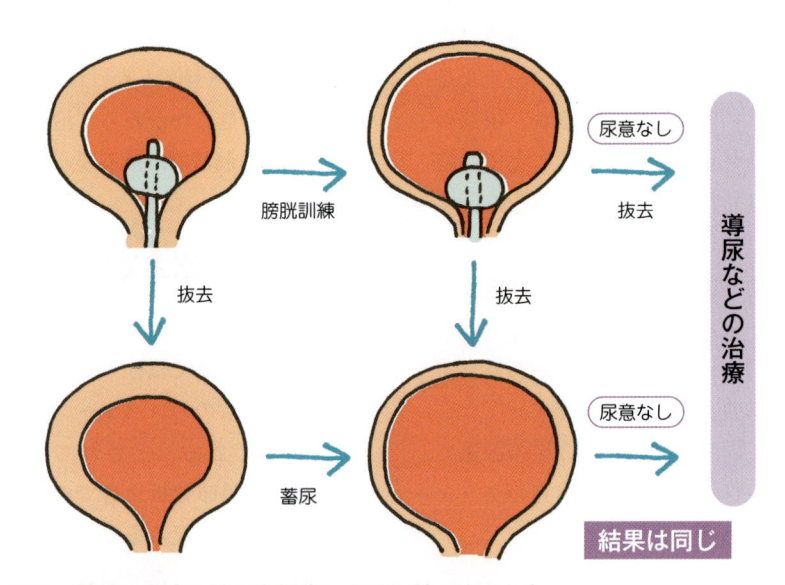

膀胱
バルーン
カテーテル
膀胱訓練
抜去
抜去
自然経過
結果は同じ

図2 膀胱に関する神経を損傷した可能性があるとき

膀胱訓練
尿意なし
抜去
抜去
抜去
蓄尿
尿意なし
導尿などの治療
結果は同じ

文献
1. Gould CV, Umscheid CA, Agarwal RK, et al. Guideline for prevention of catheter-associated urinary tract infections 2009. Healthcare Infection Control Practices Advisory Committee. *Infect Control Hosp Epidemiol* 2010；31：319-326.
2. Nyman MH, Johansson JE, Gustafsson M. A randomised controlled trial on the effect of clamping the indwelling urinary catheter in patients with hip fracture. *J Clin Nurs* 2010；19：405-413.
3. Moon HJ, Chun MH, Lee SJ, et al. The usefulness of bladder reconditioning before indwelling urethral catheter removal from stroke patients. *Am J Phys Med Rehabil* 2012；91：681-688.

5 ドレーン・カテーテル管理

Q61 硬膜外カテーテルによる硬膜外血腫は、いつ発生しやすいの？

A 挿入後にも抜去後にも起こる可能性があります。病棟での抜去後にも注意が必要です。

■ 硬膜外血腫とは？

硬膜外麻酔施行患者で、病棟で見られる主な合併症として、低血圧・背部痛・硬膜穿刺後頭痛・カテーテル遺残・硬膜外血腫・硬膜外膿瘍などがあります。

硬膜外血腫は、硬膜穿刺時やカテーテル挿入時に血管を損傷することによって発生します（図1）。カテーテルが挿入されている場合は、それによって止血されていることもあり、抜去によって再び血管が破綻し出血することがあります。出血が止まらず、硬膜外腔に血腫ができてしまうと、その奥にある脊髄を圧迫し、痛みや麻痺といった症状が出現します。Wulfらの集計では、38人の硬膜外血腫を発症した症例で、25人がカテーテル抜去前、13人がカテーテル抜去後であったと報告しています[1]。

硬膜外腔には血管が多く、硬膜外麻酔に伴う血管穿刺の発生率は2.9％程度とされます。ただし、血管を損傷したからといって、全員に硬膜外血腫が発生するかというとそうではありません。通常であればすぐに止血され、血腫を形成することはありません。しかし何らかの理由で血が止まりにくい場合、出血が止まらず、血腫を形成することになります。

■ どういった場合に起こりやすいの？

硬膜外血腫が発生しやすいのは、まず血が止まりにくい場合です。具体的には、①凝固能障害、②血小板減少、③抗凝固薬・抗血小板薬の使用、です。術前から前述のような検査データや薬の休止が不十分な場合は、麻酔科は硬膜外穿刺を行いません。しかし、術中大量出血をした場合は、術後に血小板数の低

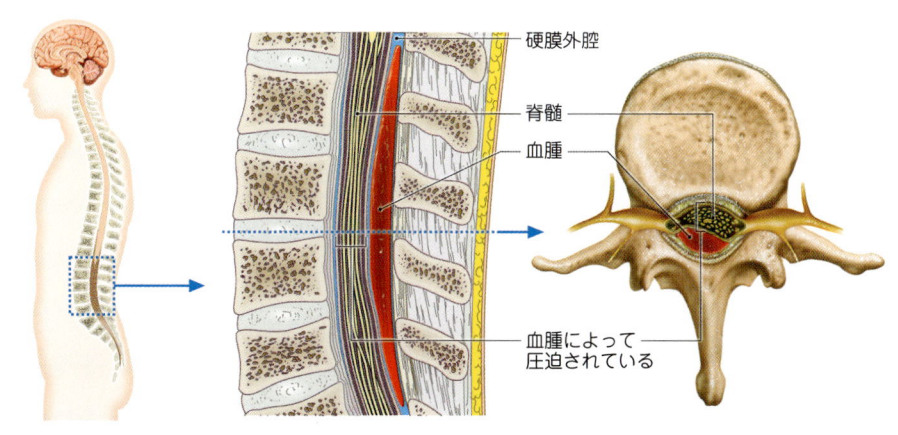

図1 硬膜外血腫

下や凝固能障害が発生する場合があります。また、深部静脈血栓症・肺塞栓症の予防のために、術後に抗凝固療法を行う場合にも注意が必要です。

硬膜外血腫の発生頻度は15万回に1回程度とされますが、穿刺が困難であった場合や高齢者では、発生頻度は高くなります。

症状・診断・治療法は？

硬膜外血腫の症状としては、急激に発症する重篤な背部痛・痛覚運動麻痺[*1]があります[2]。これらの症状が認められた場合は、すぐに麻酔科医に連絡をしてください。

確定診断にはMRIが必須となります（疑わしい場合は、すぐにMRIを！）。

Wulfらの報告では、硬膜外血腫発生後8時間以内に手術（除圧術）を行った場合の回復率は8割以上であったのに対し、24時間以上経つと1割程度にまで下がってしまいます。早期発見・診断・治療が重要です。ただし最近では、神経学的症状が軽度の場合（下肢の痛覚・運動麻痺が見られない場合など）は、保存的に見られる場合もあります。

硬膜外カテーテル抜去後、12時間以内の発症が多いとされますが、24時間は特に注意が必要です。ただし数日が経過してからの発生報告もあり、抗凝固療法を行っている場合は特に注意する必要があります。

（上田真美）

*1 Vandermeulenらの報告では初発症状として、鋭い放散性背部痛が38％に、下肢の脱力が46％に、感覚消失が14％に、尿閉が8％に認められている[2]。

文献
1. Wulf H. Epidural anaesthesia and spinal hematoma. *Can J Anaesth* 1996；43：1260-1271.
2. Vandermeulen EP, Van Aken H, Vermylen J. Anticoagulants and spinal-epidural anaesthesia. *Anesth Analg* 1994；79：1165-1177.

硬膜外血腫は早期発見が重要です！
患者さんから症状の訴えがある場合は、まず早めに麻酔科に連絡してください。

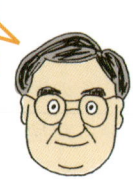

5 ドレーン・カテーテル管理

Q62 ドレーン抜去時期が早くなっている気がするけれど、抜去の基準は？

A ドレーンが入っている場所やその目的によってさまざまです

どのようなときに抜去するの？

ドレーンとひと口にいっても、さまざまな目的で留置されています。また、同じ場所に留置してもその目的が違えば抜去の基準も異なってきます。

まず感染のない手術のときに入れるドレーンは、主に血液や滲出液のドレナージを目的とします。一般的には量が減少し、血性成分がなくなってきたら抜去可能の指示が出ます。ただ、長期間の留置による逆行性感染や圧迫による組織障害が懸念されることから、最近は留置期間の短縮や留置自体をやめる傾向にあります。

消化管の手術の場合は縫合不全の監視という目的もあります。ただし「留置していなくても縫合不全は全身所見やCTなどの画像で早期に診断可能であるので留置しない」という考えもあります。これについては現在も議論されています。

感染巣に入っているドレーンはどうする？

感染巣に入っているドレーンは、感染自体コントロールできなければ抜去しないという考え方に昔も今も変わりありません。膿のたまっているスペースにドレーンを入れることでそのスペースをなくしていきます。ドレナージがうまくいかなければ別のドレーンに入れ替えたり、ドレーンを通して洗浄を行ったりします。

早期抜去のススメ

最近では特に周術期において、術野に挿入されるドレーンだけでなく、尿道カテーテルや経鼻胃管なども含め、術後早期離床・早期退院の観点から可能な限り早期の抜去が推奨されています（**図1**）。

また、早期抜去は術後せん妄の予防にもつながるといわれています。

（玉森　豊）

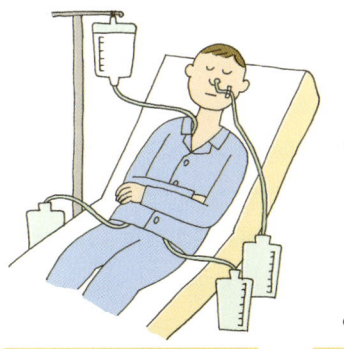

カテーテルが留置されていることにより、離床が妨げられる。また、術後せん妄の原因にもなりうる。

ドレーン早期抜去で早期離床・早期退院へ

図1　ドレーンの早期抜去の利点

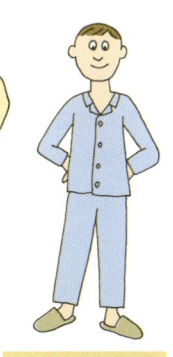

5 ドレーン・カテーテル管理

Q63 シャワー、入浴はドレーンが抜けるまでだめ？

A 可能な場合があります。

シャワー浴のめやすは？

シャワー浴が可能となるめやすは、①ドレーンが抜去されている、②手術後48時間以上経過している、③創部の表皮形成がされておりドレッシング材が除去されていることです。しかし、これ以外でも、ドレッシング材で覆っていて48時間経過していれば可能なこともあります。

創部は、術後48～72時間で上皮化によるバリア機能ができるといわれています。上皮化すれば体外からの汚染によって創感染が発症することはありません。よって、創部の上皮化が完成し、ドレッシング材が除去される術後48時間以降にシャワー浴を許可されることがあります。

また、完全にドレッシング材が除去されていない場合でも、担当医の許可があれば防水処置が施されたドレッシング材で創部を完全に被覆し、シャワー浴を行う場合もあります。

入浴は、ドレッシング材がすべて除去され、ドレーンが抜去され挿入部が閉鎖されたときとする場合が多いでしょう。

シャワー浴を行う際の注意点

ドレーンが挿入されている場合は、フィルムドレッシング材を貼って挿入部を濡らさないようにします（図1）。皮膚が清潔に保たれていることにより感染予防ができるとともに、シャワー浴の温熱効果やマッサージ効果などにより血流がよくなり、創部の治癒が促進されるためです。

医師の許可が出ない場合や、シャワー浴に対して患者の抵抗がある場合は、皮膚保湿清浄クリーム（リモイス®クレンズ）を用いてドレーン挿入部周囲の清拭を行うなど工夫をします。清潔を保持し、爽快感を得るため、ドレーンが抜去されるまでは清拭などを行いましょう。

（黒岩志津）

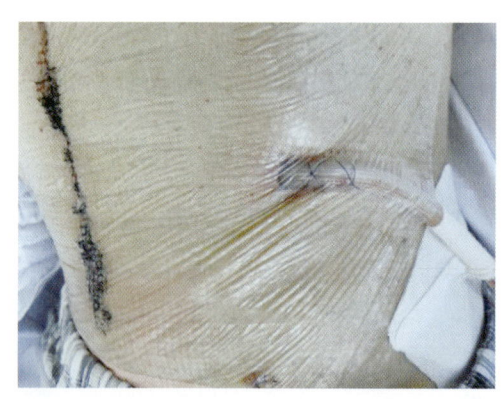

図1　フィルムドレッシング材による創部の保護
- ドレーン挿入部全体をフィルムドレッシングで被覆する。
- シャワー浴後にドレーン固定のテープがぬれたり、はがれたりした場合は、適宜交換する。

文献
1. 竹末芳生編：手術部位感染（SSI）対策の実践．医薬ジャーナル社，大阪，2005．
2. 竹末芳生，藤野智子編：エキスパートナース・ガイド 術後ケアとドレーン管理．照林社，東京，2009．

6 感染対策

　手術部位感染（surgical site infection：SSI）とは手術後に発生する感染症で、手術切開部位と深部、臓器・体腔を含む手術操作を加えた部位の感染のことをいいます。

　SSI の発生率は、手術部位や術式、リスクインデックス（患者の身体状態と創の汚染状態、手術時間により層別化される）により異なります。SSI は外科手術後における重要な合併症であり、その発生により入院期間の延長や医療コストの増大につながり、病院の損失は大きく、何よりも患者の医療に対する信頼および満足度を著しく損なうことにもなりかねません。

　SSI の予防は術前、術中、術後に至るまで必要です。特に術後は血糖コントロールや創部管理に加え、標準予防策（standard precautions：SP）[1] の徹底が最も重要な感染対策です。

（今﨑美香）

文献
1. CDC：隔離予防策のための CDC ガイドライン 2007
　http://www.cdc.gov/ncidod/dhqp/pdf/guidelines/Isolation2007.pdf（アクセス 2014.4.10.）

6 感染対策

Q64 HBV、HCVなどの感染症がある場合は特別な注意が必要？

A 基本的にはすべての患者に対して標準予防策（SP）を遵守することが重要であり、感染症の有無で特別な注意は不要です。

標準予防策とは？

感染症の有無にかかわらず、すべての患者の血液、体液、分泌物、排泄物、創のある皮膚、粘膜は感染性があるものとして扱う感染予防策です。つまり、すべての患者の術後処置やケア時を含め、感染予防策は変わらないのです。標準予防策は、手指衛生をはじめ、適切な防護用具の使用など**表1**の項目から成り立っています。

針刺しや眼などへの血液・体液曝露などのリスクを回避する対策も標準予防策に含まれます。質問にあるようにHBV（B型肝炎ウイルス）、HCV（C型肝炎ウイルス）など、いわゆる血液媒介感染症の結果を手術前に確認すると思いますが、ウィンドウピリオド（window period）期といって、感染していても検査で陽性と判定できない空白期間があります。つまり、ウィンドウピリオド期も標準予防策として感染予防を行う理由の根拠になります。

手指衛生5つのタイミング

標準予防策のなかでも最も重要な手指衛生は、そのタイミングおよび方法に留意が必要です。2009年に世界保健機関（WHO）が医療現場における手指衛生に関するガイドラインを発表しています。このなかで、手指衛生5つのタイミング（Five Moments for hand hygiene、**表2**）を推奨しています。医療関連感染を減らすための最低限の手指衛生のタイミングとして、医療現場での実践が求められています。

（今﨑美香）

表1 標準予防策の実際

1. 手指衛生
2. 個人防護具（personal protective equipment：PPE）
3. 呼吸器衛生／咳エチケット
4. 患者の収容
5. 器具／器材
6. 環境
7. リネン
8. 安全な注射手技
9. 腰椎穿刺時のサージカルマスク着用
10. 労働者の安全

隔離予防策のためのCDCガイドライン2007.より一部改変して抜粋

表2 手指衛生5つのタイミング

1. **患者に触れる前**
   - 医療環境の病原体から患者を守るため
2. **清潔・無菌操作の前（直前）**
   - 患者の粘膜や無菌域への病原体の侵入を防ぐため
3. **体液に曝露された可能性のある場合**
   - 病原体による医療従事者の保菌や感染を防ぐため
   - 病原体による医療環境の汚染や二次感染の拡大を防ぐため
4. **患者に触れた後**
   - 患者由来の病原体から医療従事者と医療環境を守るため
5. **患者周辺の環境や物品に触った後**
   - 患者由来の病原体から医療従事者と医療環境を守るため

WHO：WHO Guidelines on Hand Hygiene in Health Care 2009より日本語訳を一部改変して引用

6 感染対策

Q65 抗菌薬は、どのタイミングで投与するの？

A 原則として抗菌薬は執刀前60分以内に投与されることが推奨されています。

SSIとは？

手術部位感染（surgical site infection：SSI）は、一般に術後30日以内の感染症を指しますが、何らかのデバイス（人工物）が挿入されている場合は、1年以内であってもSSIと判定されます。

SSIのリスク因子には、**表1**のようなものが挙げられます。SSIの原因は、①手術操作による細菌の押し込み、②手術により体内に留置、形成される異物、に分けられます。異物には縫合糸、人工臓器、ドレーン、壊死組織、血腫、死腔にたまった組織液などです。

抗菌薬の予防投与とは？

SSI予防を目的として、手術開始前に抗菌薬を投与することを予防投与といい、多くの手術でその有用性が証明されています。手術部位を無菌化することが目的ではなく、手術中に曝露する細菌の量を宿主（患者）の免疫のはたらきでコントロール可能なレベルにまで減らすため、補助的に行われます。

適切な初回投与のタイミングは？

抗菌薬投与のタイミングに関する大規模な研究[1]では、**図1**のようにタイミングが早すぎてもかえってSSIが増えることが示されました。現時点では予防抗菌薬は執刀前60分以内に投与開始され、執刀時には完了していることが推奨されています。

ただし、バンコマイシン塩酸塩については、短時間で点滴静注した場合にはヒスタミン遊離作用によって皮膚の紅斑や瘙痒感、血圧低下などが出現することがあり、60分以上かけて投与する必要があるため、執刀前2時間以内の投与が推奨されています。また、ニューキノロン系抗菌薬（シプロフロキサシン、レボフロキサシン水和物など）は半減期が長いこともあり、執刀前2時間以内の投与が推奨されています。

前もって抗菌薬が投与されるのは？

一般的に抗菌薬の予防投与といえば、**表2**

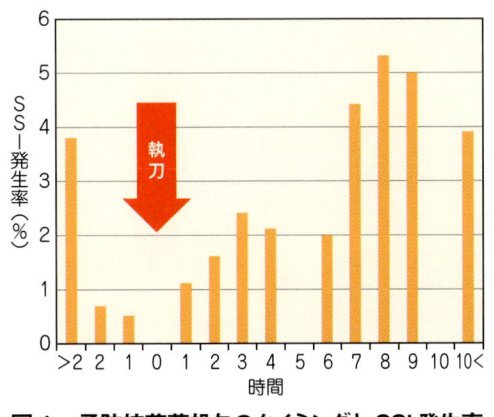

図1 予防抗菌薬投与のタイミングとSSI発生率
Classen DC, Evans RS, Pestotnik SL, et al. The timing of prophylactic administration of antibiotics and the risk of surgical-wound infection. *N Engl J Med* 1992; 326: 281-286. より一部改変して引用

115

の Class Ⅰ または Ⅱ に相当する、清潔または準清潔手術における予防投与のことを指します。しかし、表2のClass Ⅳのように腸管穿孔による汎発性腹膜炎に対する手術や、皮膚軟部組織感染症に対するデブリードマン手術などは、はじめから感染症を発症した状態で手術に臨むことになります。このような場合は「予防投与」ではなく、あくまで発症した感染症に対する「治療のための」投与になります。

（白野倫徳）

文献
1. Classen DC, Evans RS, Pestotnik SL, et al. The timing of prophylactic administration of antibiotics and the risk of surgical-wound infection. *N Engl J Med* 1992；326：281-286.
2. JAID/JSC 感染症治療ガイド委員会編：JAID/JSC 感染症治療ガイド 2011. ライフサイエンス出版, 東京, 2012：183.

表1　SSI に関連するリスク因子

患者関連の要素	手術手技関連の要素
●年齢 ●肥満 ●疾患の重症度 ●米国麻酔科学会（ASA）スコア ●鼻腔での黄色ブドウ球菌保菌 ●手術部位と無関係な遠隔部位の感染症 ●術前の入院期間 ●低栄養、低アルブミン血症 ●糖尿病 ●悪性腫瘍 ●免疫抑制治療	●手術の種類 ●術前の体毛除去 ●手術時間 ●予防抗菌薬投与 ●組織傷害 ●異物 ●輸液 ●緊急手術 ●ドレーンチューブ挿入

岩田健太郎監修, 岡秀昭監訳：感染予防, そしてコントロールのマニュアル. メディカル・サイエンス・インターナショナル, 東京, 2013：272. より引用

表2　術中の創部汚染による菌量予測による手術創分類

Class Ⅰ clean wound	1）炎症のない非汚染手術創 2）呼吸器、消化器、生殖器、尿路系に対する手術は含まれない 3）一期的縫合創 4）閉鎖式ドレーン挿入例、非穿通性の鈍的外傷
Class Ⅱ clean-contaminated wound	1）呼吸器、消化器、生殖器、尿路系に対する手術 2）異常な汚染を認めない場合が該当 3）感染がなく、清潔操作がほぼ守られている胆道系、虫垂、膣、口咽頭手術 4）開放式ドレーン挿入例
Class Ⅲ contaminated wound	1）発症4時間以内の穿通性外傷（事故による新鮮な開放創） 2）清潔操作が著しく守られていない場合（開胸心マッサージなど） 3）消化器から大量の内容物の漏れが生じた場合 4）急性非化膿性炎症を伴う創
Class Ⅳ dirty-infected wound	1）壊死組織の残存する外傷 2）陳旧性外傷 3）臨床的に感染を伴う創 4）消化管穿孔例

JAID/JSC 感染症治療ガイド委員会編：JAID/JSC 感染症治療ガイド 2011. ライフサイエンス出版, 東京, 2012：183. より引用

6 感染対策

Q66 術前抗菌薬投与はSSIのみを対象としているの？

A はい。(狭義の) 術前抗菌薬投与はSSIのみを対象としています。

抗菌薬予防投与の対象

抗菌薬の予防投与の目的はSSI（手術部位感染）の予防であり、遠隔部位感染（remote infection：RI）は対象ではありません。RIには呼吸器感染症、尿路感染症、カテーテル関連血流感染症（catheter related blood stream infection：CRBSI）、抗菌薬関連下痢症など、手術に関連はあるものの手術侵襲が直接加わっていない部位の感染症が含まれます[1]。

RIに対しては、推定される感染部位に応じて血液、喀痰、尿、膿などの培養検査を行い、その結果に応じて適切な抗菌薬の選択を行う必要があります。

対象となる細菌と抗菌薬の選択は？

抗菌薬予防投与の目的は、手術部位での細菌の増殖を抑えることです。したがって、手術部位に常在する細菌が対象となります。

具体的には、大部分の手術の皮膚切開においては皮膚に常在する黄色ブドウ球菌や表皮ブドウ球菌が問題となりますので、セファゾリンナトリウムなどの第1世代セフェム系抗菌薬が選択されます。また、下部消化管の切開を伴う手術では腸内細菌も問題となりますので、これらをカバーするセフメタゾールナトリウムやフロモキセフナトリウムなど第2世代セフェム系が選択されます。

そのほか、体外衝撃波破砕術など一部の泌尿器科手術においては、ニューキノロン系抗菌薬（シプロフロキシサン、レブフロキシサシン水和物）やスルファメトキサゾール・トリメトプソム（ST合剤）が用いられることもあります。

セフェム系抗菌薬を含むβラクタム系抗菌薬にアレルギーがある場合や、はじめからMRSA（meticillin-resistant *Staphylococcus aureus*：メチシリン耐性黄色ブドウ球菌）を保菌している患者に対する手術ではバンコマイシン塩酸塩を選択することもありますが、ルーチンにバンコマイシン塩酸塩を投与することは推奨されません。

(白野倫徳)

文献
1. 楠正人, 小林美奈子：予防抗菌薬1 適応, 薬剤選択. 日本外科感染症学会編, 周術期感染管理テキスト, 診断と治療社, 東京, 2012：73-77.
2. 岩田健太郎監修, 岡秀昭監訳：感染予防, そしてコントロールのマニュアル. メディカル・サイエンス・インターナショナル, 東京, 2013：271-291.

6 感染対策

Q67 術中の抗菌薬追加投与のタイミングは？

A おおむね3時間ごとの追加投与が推奨されています。

追加投与のタイミングは？

予防抗菌薬の目的は手術部位での細菌の増殖を抑えることであり、抗菌薬の血中濃度が低下してくるような長時間の手術では、追加投与が必要となります。

頻用されるセファゾリンナトリウムやセフメタゾールナトリウム、セフォチアム塩酸塩では、腎機能が正常（クレアチニン・クリアランスが50mL/分以上）の場合はおおむね3時間ごとの追加投与が推奨されます[1,2]。また、半減期の長いバンコマイシン塩酸塩およびニューキノロン系抗菌薬の場合は、おおむね6時間ごとの追加投与が推奨されます。

なお、手術中に大量の出血が起こった場合、抗菌薬の有効な血中濃度を維持することができない可能性があり、定められた再投与の時間を待たずに追加投与を行う必要があります[3]。この場合の具体的な出血量のめやすや追加投与のタイミングは定められておらず、ケースバイケースで判断することになります。

抗菌薬の投与期間は？

これまで、適切な投与期間についての定まった基準はありませんでした。わが国では手術当日を含めて3～4日以内の投与が推奨されてきましたが、抗菌薬の投与期間が長くなれば耐性菌出現のリスクが高まることや、24時間以内に終了した場合でもSSIのリスクは増加しなかったという研究などから、欧米では24時間以内（心臓手術では48時間以内）に終了することが望ましいとされています。わが国でも日本外科感染症学会を中心に、予防抗菌薬の投与期間についての無作為化比較試験（1日 vs 3日）が実施されており、今後の方向性が定まっていくものと考えられます[4]。

また、予防的な抗菌薬の投与期間延長により高い術後感染予防効果が得られるわけではなく、SSIの発生が疑われる場合は、そのフォーカスや推定される起炎菌に応じて、治療的な抗菌薬を選択する必要があります。

（白野倫徳）

文献
1. Bratzler DW, Houck PM. Antimicrobial Prophylaxis for Surgery: an advisory statement from the National Surgical Infection Prevention Project. *Clin Infect Dis* 2004；38：1706-1715.
2. Bratzler DW, Dellinger EP, Olsen KM, et al. Clinical practice guidelines for antimicrobial prophylaxis in surgery. *Am J Health Syst Pharm* 2013；70：195-283.
3. JAID/JSC感染症治療ガイド委員会編：JAID/JSC感染症治療ガイド2011．ライフサイエンス出版，東京，2012：184.
4. 楠正人，小林美奈子：予防抗菌薬1 適応，治療選択．周術期感染管理テキスト，日本外科感染症学会編，診断と治療社，東京，2012：73-77.

6 感染対策

Q68 発熱時の血液培養は本当に必要？

A はい。血液培養は、重篤な病態である「敗血症」を診断するための唯一かつ確実な検査です。

なぜ血液培養は重要なのか？

血液培養を実施する目的は、重篤な病態である「敗血症（sepsis）」を適切に診断することです。敗血症とは、何らかの感染症があり、生体に全身性炎症反応症候群（systemic inflammatory response syndrome：SIRS）が認められる状態を指します（表1）。ショックを伴う敗血症性ショックが最も重篤な病態であり、抗菌薬の選択に失敗は許されません。血液培養が適切に実施されなかったために治療が遅れたり、不適切な抗菌薬が選択されたときのダメージはたいへん大きくなります。適切な血液培養の実施はきわめて重要です。

表1　全身性炎症反応症候群（SIRS）

1. 体温	>38℃あるいは<36℃
2. 心拍数	>90回/分
3. 呼吸数	>20回/分あるいは二酸化炭素分圧<32mmHg
4. 白血球数	>12000/mm³あるいは<4000/mm³もしくは桿状核球>10%

以上4項目のうち2項目以上を満たすものをSIRSと判定する。

どのようなときに実施する？

通常、敗血症では悪寒戦慄を伴う発熱を生じることが多く、このようなときには必ず血液培養を採取します。しかし、「38℃以上で血液培養」といった条件指示には大きな落とし穴があります。

重症の敗血症性ショックでは低体温をきたすことがあります。また高齢者や免疫不全患者などでは発熱がないなど非特異的な所見を呈することもあります。発熱、悪寒戦慄があるときだけでなく、表2のように急なバイタルサインの異常を認めたときや、説明のつかない病態の変化が起こったときには採取する必要があります。

なお、抗菌薬投与を開始した後で採取した場合、検出感度は著しく低下します。血液培養は、必ず抗菌薬開始前に採取することが重要です。すでに抗菌薬投与中であれば、血中濃度の最も低い、次回投与の直前に採取します。

血液培養はどのように行う？

血液培養は、2本セットが基本です。どんなに慎重に皮膚を消毒しても、皮膚の常在菌の混入を完全に防ぐことはできません。2セット採取することで、コンタミネーション（常在菌の混入）かどうか判断しやすくなります。また、感度を上げることになり、見落としを防ぐことにもなります。

2セット採取する場合、左右や上下肢など、原則、採血部位は変えてください。やむを得ず同じ側で採取する場合は、なるべく距離を離しましょう。また、末梢留置針が留置され

表2　血液培養を実施すべきとき

発熱、悪寒戦慄があるとき
急な血圧低下、頻脈、呼吸数増加などバイタルサインの異常
原因不明の低体温、意識障害、呼吸不全、代謝性アシドーシス、低血糖、高血糖、脳血管障害、急性腎不全
原因不明の白血球異常高値または異常低値、CRP・プロカルシトニンなどの炎症マーカー上昇
抗菌薬の開始、変更時
血流感染のリスクがあるデバイス（中心静脈カテーテル、Swan-Ganzカテーテル、大動脈バルーンポンピング、人工血管、人工弁、人工関節など）が留置されている患者の不明熱
特定の感染症をすでに疑っている場合（感染性心内膜炎、カテーテル関連血流感染症、骨髄炎など）
黄色ブドウ球菌やカンジダ属の菌血症で、陰性化確認をするとき

大野博司：敗血症初療での血液培養と抗菌薬使用のノウハウを教えてください．特集 敗血症か⁉と疑ったら－早期の見極めと迅速な対応のポイント，レジデントノート 2009；11：1154-1162．より一部改変し転載

ている手から採取する場合は、留置部位より末梢側で採取してください。

このとき使用する手袋は採血部位の消毒を確実に行えば、必ずしも滅菌のものでなくてもかまいません。また、動脈血のほうが検出率が上がるというデータは乏しく、あえて動脈で採取する必要はありません。シリンジで採血し、血液培養ボトルに分注する場合、基本的に針は交換する必要はありません。交換時に針刺し事故を起こすリスクのほうを考慮します。

ドレーン排液の培養は有効？

ドレーン排液や膿、尿、痰、カテーテル先端などの培養で検出される菌は、必ずしも真の起炎菌とは限りません。

完全な無菌でない検体の培養では、そこに常在する菌も検出されることがあり、余分な抗菌薬投与につながるばかりか、真の起炎菌を隠してしまうこともありえます。推定される感染フォーカス（感染巣）に応じた検体の提出も必要ですが、血液培養も同時に行いましょう。

（白野倫徳）

文献
1. 大野博司：敗血症初療での血液培養と抗菌薬使用のノウハウを教えてください．特集 敗血症か⁉と疑ったら－早期の見極めと迅速な対応のポイント，レジデントノート 2009；11：1154-1162．

6 感染対策

Q69 中心静脈カテーテル刺入部の皮膚に発赤がなければ感染はない？

A いいえ。刺入部に発赤がなくても、カテーテル関連血流感染症（CRBSI）は否定できません。

なぜ刺入部の発赤の有無だけで否定してはいけない？

アメリカ感染症学会（Infectious Diseases Society of America：IDSA）により2009年に発表された血管内カテーテル感染症の診断と治療のガイドライン[1]によると、刺入部の発赤や膿の存在は、カテーテル関連血流感染症（catheter related blood stream infection：CRBSI）の診断に際し特異度は高いですが、感度は乏しいとされています。

つまり、発赤や膿などの所見があればCRBSIである確率は高くなりますが、所見がないからといってCRBSIの否定にはならないということです。

その根拠は？

中心静脈カテーテル（central venous catheter：CVC）留置中における微生物の侵入門戸は、刺入部の汚染以外にもさまざまなものがあります（図1）。CRBSIの原因の1つに、CVC挿入時に皮膚や周囲に存在している微生物を押し込み、それが血管内においてカテーテル表面で増殖することにより血流感染を起こすことが挙げられます。

また、薬液そのものやルート接続部、三方活栓などが汚染された場合は、カテーテル内部に微生物が侵入することになります。これらの場合、刺入部には変化は現れません。

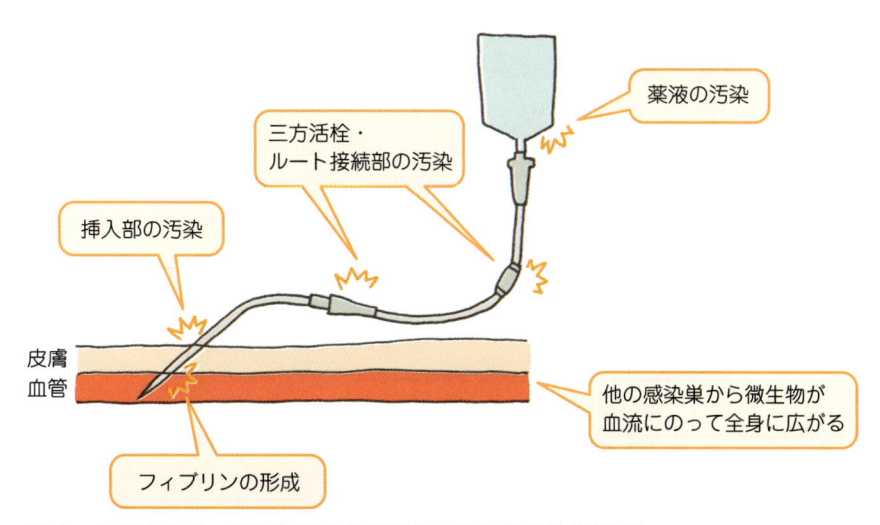

図1　血管内カテーテル留置中の患者における微生物汚染源

適切な管理は？

まず、CVC の挿入時に微生物を押し込まないため、マキシマル・バリアプリコーション（高度無菌遮断予防策）が重要になります（**図2**）。点滴の調整時、実施時の手指衛生など標準予防策（→ Q64 ）はいうまでもありません。

日々の刺入部の観察も大切ですが、発赤がなくても発熱や急なバイタルサインの変化があれば、CRBSI を疑って血液培養を2セット実施し、可能ならば CVC を抜去し、カテーテル先端も培養検査に提出することが重要です。

（白野倫徳）

文献
1. Mermel LA, Allon M, Bouza E, et al. Clinical practice guidelines for the diagnosis and management of intravascular catheter-related infection：2009 Update by the Infectious Diseases Society of America. *Clin Infect Dis* 2009；49：1-45.

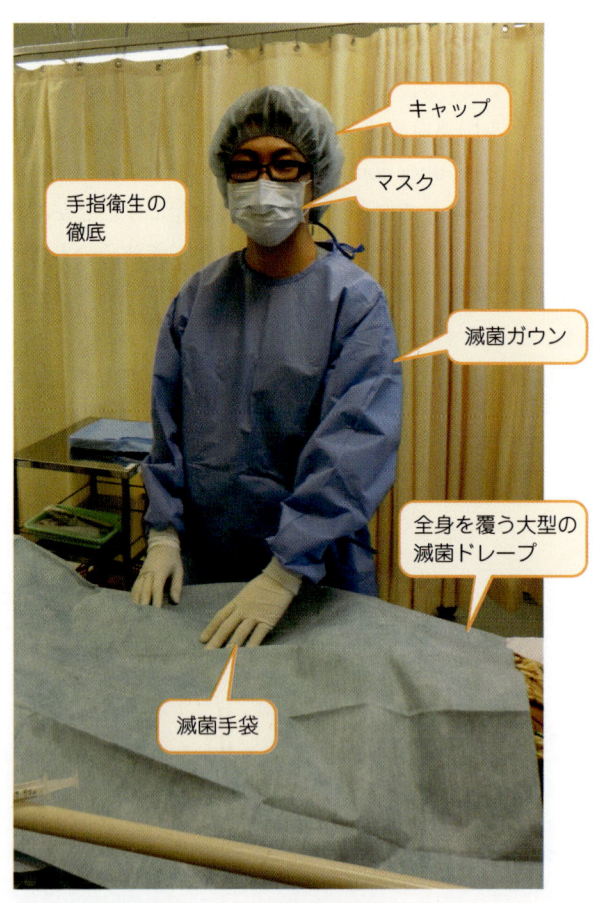

図2　中心静脈カテーテル挿入時のマキシマル・バリアプリコーション

6 感染対策

Q70 家族などの面会に、ガウンの着用やガウンテクニックは必要?

A 必要ないと考えられます。むしろ確実な手指消毒のほうが重要です。

■面会時のガウンやエプロンは不要

　患者と家族などの面会時のガウンテクニックやエプロンの着用について、該当する研究や、具体的にガイドラインに詳細が記されたものは見受けられませんでした。しかし、ICUや一般病棟においても、家族の面会には「ガウン」の着用や「ガウンテクニック」は必要ないと考えられます。標準予防策としてガウンやエプロンが必要なのではないかと考える方もいるかもしれませんが、基本的には、患者の家族や面会者は、私たちケア提供者のように他患者に接触する機会がないからです。

　入院患者は、疾患や投与されている薬剤によって免疫機能が低下している状態にあります。医療者は多くの患者の処置やケアを行っており、感染を伝播してしまう可能性があるため、患者から医療者、医療者から他患者への感染の機会を防ぐためにエプロンやガウンを必要とします。

　しかし、面会者は1個人に対する面会であり、他患者への接触はありません。そのため、ガウン・エプロンを着用しても、他患者への感染性微生物の伝播に関して大きな役割は果たさないため、不必要といえるでしょう。

■ガウンより確実な手指消毒を

　一方、手洗いの重要性は、『医療現場における手指衛生のためのCDCガイドライン』でも明確に記載されています。院内感染の多くは、医療器具の汚染や患者の皮膚、創傷部位などに付着している細菌に、医療者の手が接触することが要因であるとされています[1]。

　面会者に関しては、他患者との接触はありませんが、感染源を持ち込む可能性があります。面会者の免疫機能に異常がなければ、たとえ保菌していても発症しませんが、入院患者は免疫機能が低下している場合が多く、感染を起こすと重篤化してしまう可能性もあります。また逆に、感染源を持ち帰らないように、手指衛生を行うことは必要といえるでしょう。

　手指洗浄の目的は、汚れや一過性の微生物などを除去することにあります。手指にある肉眼で確認できないような汚れは、擦式消毒用アルコール製剤を用いて手指消毒を行い、肉眼的に確認できる汚れに対しては、石けんと流水で除去した後に擦式消毒用アルコール製剤を用いて手指消毒を行うことが推奨されています（**表1**）。

　これらのことから、面会者は「ガウン」の着用や「ガウンテクニック」を行う必要はないと考えられ、むしろ、手指消毒を確実に行ってもらうことのほうが重要といえます。

（宮原聡子）

表1　手指衛生の方法と、必要な場面

手指衛生の方法	必要な場面
1. 石けんと流水による手洗い（非抗菌）	・手に目に見える汚れやタンパク質による汚染、あるいは血液や他の体液で目に見える汚染がある場合 ・クロストリジウム・ディフィシルのような芽胞を形成する菌や、エンベロープを有しないウイルスが排出されている患者との接触や環境表面に触れた後 ・食事の前やトイレ使用後
2. アルコール擦式消毒	・手に目に見える汚れがないときで、以下すべての臨床の場 ①患者に直接接触する前 ②中心静脈カテーテルを挿入する際の滅菌手袋を着用する前 ③尿道カテーテル、末梢血管カテーテルなど外科的処置を必要としない侵襲的医療器具を挿入する前 ④患者の健常皮膚に接触した後（バイタルサイン測定後、体位変換、移動介助など） ⑤粘膜、非健常皮膚への接触や創の処置後 ⑥患者ケア中に、身体の汚染部位から清潔部位へ移る前 ⑦患者の近くにある物品に接触した後（オーバーテーブル、輸液ポンプ、人工呼吸器など） ⑧手袋を外したとき

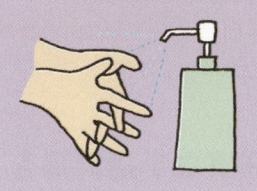

武加竹咲子：手指衛生の基本と落とし穴．大湾知子，藤田次郎編，もっといい方法がみつかる　目からウロコの感染対策．南江堂，東京，2012：8．より許諾を得て改変し転載

文献
1. 大久保憲，小林寛伊監訳：医療現場における手指衛生のためのCDCガイドライン．メディカ出版．大阪，2003：91-92, 133.
2. 大湾知子，藤田次郎編：もっといい方法がみつかる　目からウロコの感染対策．南江堂，東京，2012：8-23.

面会者に風邪などの症状がある場合はどうすればよいでしょうか？

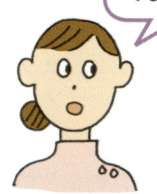

感染症状のある場合は、面会を差し控え、どうしても面会しなければならないのであれば、サージカルマスク（不織布製のマスク）を使用することが望ましいです。ガーゼマスクはフィルター効果が十分でないため、感染対策にはなりません。

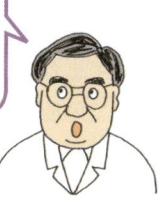

コラム　医療者のエプロン・ガウン着用の意義

■ 医療者がガウン等を着用する意味
・患者からケア提供者へ、ケア提供者から患者への感染防止の意味で必要になります。
・患者の粘膜や創傷部位、カテーテルなどに接触するときに、皮膚や着衣を保護する目的で着用します。

■ CDCガイドラインでの扱い
・普遍的に手袋やガウンを着用するという勧告はありません。
・多剤耐性菌の予防策については、患者と医療者の接触の程度や他の患者のリスクなどに従い、日常生活の全面介助が伝播を予防するために適切な防護用具を使用するとされています。

（宮原聡子）

7 早期離床

「手術の後は、しばらく絶対安静が必要」と思っている患者も少なくないようですが、現在では、術後の早期離床は強く推奨されています。その理由は、早期離床によって、さまざまな術後合併症を防ぐことができるからです。

具体的には、①肺炎、無気肺などの肺合併症、②血栓症、褥瘡などの循環合併症、③腸閉塞、④排尿障害、⑤骨・筋肉・関節の機能低下、⑥術後せん妄などが挙げられます。

術後疼痛や、転倒リスクがあるなど、離床を阻害する要因を少しでも軽減させながら、できる限り早期の離床を促すことが、結果として術後の良好な経過をもたらすと考えられています。

（吉井真美）

7 早期離床

Q71 術後のギャッチアップはどのような効果があるの？

A 早期離床の第一歩であり、臥床が要因となるさまざまな術後合併症を予防し、順調な術後回復を促進します。

ギャッチアップが身体に与える影響

上体を挙上（ギャッチアップ）することにより腹圧が横隔膜にかからなくなって呼吸および循環器系への負担が軽減され、肺炎の予防や心不全症状を改善できるといわれています（図1、表1）。

ただし横隔膜が下がると、腹腔内の臓器はギャッチアップの角度によって少しずつ圧迫されることが予測されます。ベッド上での座位よりも、下肢をベッドから下ろす端座位や立位のほうが腹腔内の臓器の圧迫はかからないと考えられます。

しかし、どの程度圧迫され、腹腔内臓器にどのような影響があるかは明らかになっていません。

表1 ギャッチアップが身体に与える影響

呼吸器系への影響	・気道内分泌物の排出を促進し、肺内の血流不均衡を予防する ・横隔膜が下がることによって肺の換気量が増大する
循環器系への影響	・静脈還流量の減少により中心静脈圧が低下し、肺血管のうっ血が改善される

ギャッチアップはどう行う？

術後のギャッチアップは、術式やドレーンの挿入部位、点滴ルート、人工呼吸器装着の有無、体格などから必要性をアセスメントして行います。ドレーンが屈曲することのないように注意しましょう。

（竹本由香梨）

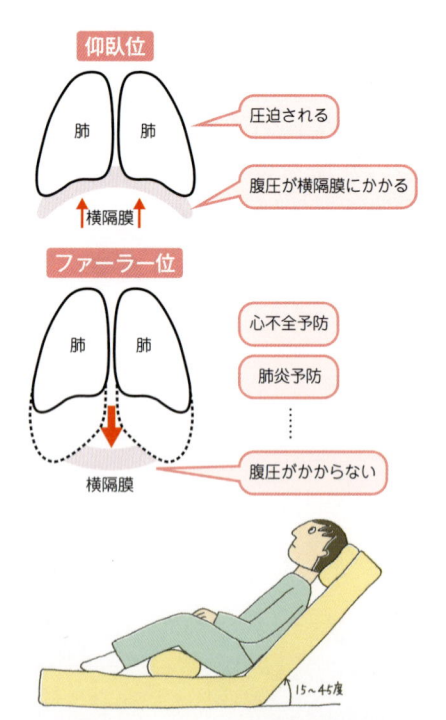

図1 ギャッチアップにより横隔膜の圧迫が減少する

文献
1. 岡元和文編：徹底ガイド術後ケアQ＆A（ナーシングケアQ＆A）．総合医学社，東京，2009．
2. 川島みどり，鈴木篤監修：改訂版 外科系実践的看護マニュアル．看護の科学社，東京，2009．
3. 黒田政子：早期離床．特集 術後ケアの"これって正しい？"Q＆A．エキスパートナース 2009;25(1): 50-51.

7 早期離床

Q72 身体を動かすと腸蠕動の回復に効果があるというのは本当?

A エビデンスは不十分ですが、一般的には効果があるとされています。

腸蠕動は血流とともに活発になる

腸を機械的刺激で動かしても腸蠕動は血流とともに活発になります。また、消化管は交感神経と副交感神経でコントロールされており、副交感神経が優位になると腸蠕動は活発になります。

術後イレウスの予防にもつながる

腹部の手術では、術後は一時的に腸管の蠕動運動が減弱、消失します。通常は術後、消化管運動が回復するまで小腸は8〜24時間、胃が24〜48時間、大腸が48〜72時間程度といわれています（**図1**)[1]。この状態が遷延した場合を術後イレウスといいます。

体位変換や離床により、腹腔内の腸管や体腔内の滲出液が動くことで腸管どうしの局所刺激が生じて、腸管の蠕動運動も高まります[2]。

そのため身体を動かすと蠕動運動が促進されます。また、術後の安静は最低限とし、自由に身体を動かすことで精神的にも緊張がほぐれ副交感神経が優位になります。

腸液はこの粘液が腸の粘膜を保護し、粘膜の表面を滑らかにして内容物の移送を円滑にしますが、この腸液の分泌も機械的刺激や副交感神経によって促進されます。また、術後の硬膜外麻酔では交感神経からの遠心線維をブロックするために副交感神経が優位となり、腸管の蠕動運動が亢進します。

以上のことから、術後早期の活動とともに経口摂取を始めて、蠕動運動を促すことで術後のイレウス予防にもつながるのです。

（飯山由貴）

胃：24〜48時間

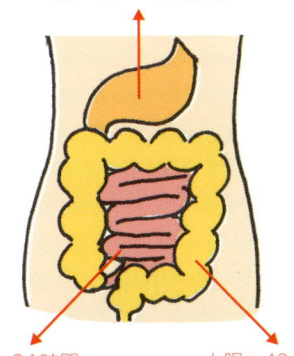

小腸：8〜24時間　　大腸：48〜72時間

図1 術後の消化管運動の回復時間[1]

文献
1. 紫藤和久, 岡田真樹, 永井秀雄：術後イレウス. 産婦人科治療 2002；84増刊：1000.
2. 岡本健, 前田広道, 小林道也：大腸切除術後のアセスメントに特有の注意点. 特集 新人ナースの押さえどころはココ！術式ごとの違いがわかる消化器外科術後アセスメント, 消化器外科 NURSING 2013；18：41.
3. 武田博子：早期離床の利点と進め方. 竹末芳生, 藤野智子編, エキスパートナース・ガイド 術後ケアとドレーン管理, 照林社, 東京, 2009：137.
4. 日野原重明, 阿部正和, 浅見一羊, 他：消化と吸収. 系統看護学講座 専門基礎1 人体の構造と機能〔1〕解剖生理学, 医学書院, 東京, 2001：417.

> 歩行は腸蠕動促進に効果がないとする報告もありますが、経験上効果はあると思います。

7 早期離床

Q73 鎮痛薬を投与してでも離床したほうがいいって本当？

A 本当です。離床は可能な限り早期に行うことが望ましいとされています。

長期臥床は合併症を誘発する

術後の疼痛のために離床が進まない患者がしばしば見られます。長期臥床は呼吸器合併症、下肢深部静脈血栓症を誘発しますので、その予防や循環の促進、消化管運動の促進、精神活動の正常化のためにも疼痛をコントロールし、早期離床に努めることが大切です。

離床が早期に行われないと廃用症候群をきたし（図1）、2次合併症の原因となります。まず、呼吸器合併症では全身麻酔による気道分泌物の増加、創部痛による胸郭運動障害、咳反射の低下などが肺の拡張不全を招きます。長期臥床はこれらを助長し、術後肺炎や無気肺、誤嚥性肺炎などの肺合併症を引き起こします。

加えて、長期臥床により静脈血流の停滞が起こって深部静脈血栓症（deep vein throm-

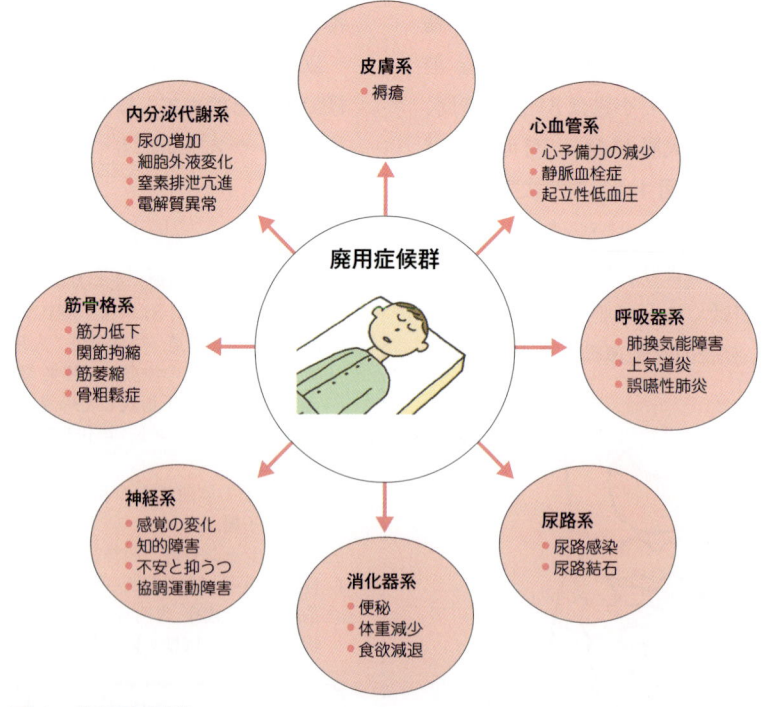

図1　廃用症候群

- 皮膚系
  - 褥瘡
- 心血管系
  - 心予備力の減少
  - 静脈血栓症
  - 起立性低血圧
- 呼吸器系
  - 肺換気機能障害
  - 上気道炎
  - 誤嚥性肺炎
- 尿路系
  - 尿路感染
  - 尿路結石
- 消化器系
  - 便秘
  - 体重減少
  - 食欲減退
- 神経系
  - 感覚の変化
  - 知的障害
  - 不安と抑うつ
  - 協調運動障害
- 筋骨格系
  - 筋力低下
  - 関節拘縮
  - 筋萎縮
  - 骨粗鬆症
- 内分泌代謝系
  - 尿の増加
  - 細胞外液変化
  - 窒素排泄亢進
  - 電解質異常

小松由佳：呼吸リハビリテーションは早期離床をめざして行う．根拠でわかる人工呼吸ケアベスト・プラクティス，道又元裕編著，照林社，東京，2008：106．より一部改変して引用

bosis：DVT）および肺血栓塞栓症（pulmonary thromboembolism：PTE）が誘発されることがあります。早期離床をすることによって下腿のポンプ機能が改善します。また、機能的残気量も端座位では仰臥位より増加するといわれ、DVT予防に有効です。腸管の蠕動運動も高まるので、イレウス予防につながります。

そのため鎮痛剤を投与してでも早期離床へと導き、合併症の予防に努める看護援助が大切なのです。

離床はどのように行う？

ただし、離床の際には体動に伴う疼痛の増強が予測されます。寝返り、起き上がり時に疼痛を起こさないように、なるべく腹筋の使用を最小限にした方法で、鎮痛薬が効いてきたころに意識状態、バイタルサイン、心電図、自覚症状を確認します。そして頭部挙上から行い、端座位、立位、足踏み、歩行と段階的に離床を行います。

その際、起立性低血圧やPEに注意する必要があり、血圧低下や心拍の異常、呼吸苦、SpO_2の低下、意識消失などが見られた場合はただちに中止し、医師に報告します（**表1**）。

最近ではよりスムーズに離床を行えるよう、術後疼痛管理のPCA（patient controlled analgesia）システムを導入している施設もあります（→ Q36）。

（飯山由貴）

文献
1. 黒澤瑞恵，植草悦子著，有村さゆり監修：術後疼痛を伴う早期離床に「困った！」，特集 新人ナースのひとりだちをサポート！消化器外科看護の"困った！"解決塾，消化器外科NURSING 2013；18：46-48.
2. 川端良平，川瀬朋乃，木村豊，他：胃全摘術．消化器外科の術式別ケア はやわかりノート，土岐祐一郎編，消化器外科NURSING 2013年秋季増刊，メディカ出版，大阪，2013：70．
3. 竹末芳生，藤野智子編：エキスパートナース・ガイド 術後ケアとドレーン管理．照林社，東京，2009．

表1 離床の開始基準と中止基準（日本離床研究会）

離床の開始基準 離床を行わないほうがよい場合	離床の中止基準 離床を中断し、再評価したほうがよい場合
・強い倦怠感を伴う38.0度以上の発熱 ・安静時の心拍数が50回/分以下または120回/分以上 ・安静時の収縮期血圧が80mmHg以下（心原性ショックの状態） ・安静時の収縮期血圧が200mmHg以上または拡張期血圧が120mmHg以上 ・安静時より危険な不整脈が出現している。（Lown分類4B以上の心室性期外収縮、ショートラン、R on T、モービッツⅡ型ブロック、完全房室ブロック） ・安静時より異常呼吸が見られる（異常呼吸パターンを伴う40回/分以上の頻呼吸） ・P/F比（PaO_2/FiO_2）が200以下の重症呼吸不全 ・安静時の疼痛がVAS7以上 ・麻痺等神経症状の進行が見られる ・意識障害の進行が見られる	・脈拍が140回/分を超えたとき（瞬間的に超えた場合は除く） ・収縮期血圧に30±10mmHg以上の変動を見られたとき ・危険な不整脈が出現したとき（Lown分類4B以上の心室性期外収縮、ショートラン、RonT、モービッツⅡ型ブロック、完全房室ブロック） ・SpO_2が90％以下になったとき（瞬間的に低下した場合は除く） ・息切れ・倦怠感が修正ボルグスケールで7以上になったとき ・体動で疼痛がVAS7以上に増強したとき

曷川元編著：実践！早期離床完全マニュアル 新しい呼吸ケアの考え方．日本離床研究会，慧文社，東京，2007：145．より引用

7 早期離床

Q74 高齢者は転倒するリスクが高いので、術翌日は歩かせないほうがいい？

A いいえ。転倒には十分注意が必要ですが、離床は必要です。

なぜ歩かせたほうがよいのか？

　消化器手術の術翌日には多くの場合、腹腔ドレーン、点滴ルート、尿道カテーテル、硬膜外カテーテルなど、多くの管が挿入されています。また術後には創部の痛みもあり、高齢者のなかには術後は安静にしているべきという考え方をもっている患者も少なくありません。そういった状況で、手術の翌日から歩行を促すといっても、なかなか大変なことであり、早期離床に対する看護介入については、多くの研究が報告されています[1]。

　術後の長期臥床は、さまざまな合併症をもたらすといわれています。排痰ができず肺炎や無気肺を生じたり、下肢静脈血栓の形成から肺塞栓を生じたり、その他にもイレウス（腸閉塞）や術後せん妄を発症する危険性が高まります。高齢者の場合は特に、急速に筋力低下が進み、手術をきっかけに、そのまま寝たきりの状態になるという可能性もあります。以上のことから、術後早期離床は、術後合併症の予防に大きな役割を果たしているといえるのです。

どのようにして歩かせたらよいか？

　高齢者の場合には、確かに転倒のリスクがあります。しかし、前述のような理由から、術翌日から歩かせる必要があると考えます。その際、歩行器を使用したり、管が何本もある場合は絡まないように工夫してまとめたり、付き添いのもとで歩行させたり、転倒リスクを少しでも軽減するよう十分に注意しましょう。

　また、疼痛コントロールを十分に行っておくことや、周術期の歩行の重要性を患者へ理解してもらうことも、スムーズに歩き出すきっかけとして大切です。

（吉井真美）

文献
1. 岸根奈緒, 西野満江, 村田かえで, 他：消化器疾患術後患者の早期離床を促す看護介入. 山口大学医学部附属病院看護部 看護研究集録 2012；23：54-59.

8 深部静脈血栓症（DVT）予防

　術後の深部静脈血栓症（deep vien thrombosis：DVT）は肺血栓塞栓症（pulmonary thromboembolism：PTE）に進展する可能性があり、致命的な術後合併症の1つと考えられています。そのため予防の重要性が指摘されています。

　既往症と施行予定の手術内容からリスク分類を行い、それをもとに患者に応じた適切な予防法を行います。また、深部静脈血栓症や肺血栓塞栓症を発症した場合には早期に診断し治療を開始することが大切なため、術後の注意深い観察が重要となります。

　予防法実施に伴う合併症が認められることもあるので、実施にあたっては十分な注意が必要です。

（清水貞利）

8 DVT 予防

Q75 術後の弾性ストッキングと間欠的空気圧迫法はどう使い分けるの？

A リスク分類に基づいて予防法を決めます。

静脈血栓塞栓症のリスクレベル

術後の弾性ストッキングと間欠的空気圧迫法の使い分けは、静脈血栓塞栓症のリスクレベル分類に基づいた評価を実施して決めます。

日本版「肺血栓塞栓症／深部静脈血栓症（静脈血栓塞栓症）予防ガイドライン」ではリスクレベルを「低、中、高、最高」に分類し、それぞれに対応した予防法を推奨しています[1]。

適正な予防法を選択するためには、主な手術・処置のリスク分類を行い、さらに対象患者の静脈血栓塞栓症の付加的な危険因子（表1：術前リスク）を加えて、総合的にリスク評価を行う必要があります。

リスク別の予防法

弾性ストッキングは中リスクの患者では静脈血栓塞栓症の有意な予防効果を認め推奨されていますが、高リスク以上では単独使用での効果は弱いとされています。間欠的空気圧迫法は、高リスク以上でも有意に静脈血栓塞栓症の発生頻度を低下させるといわれています。また間欠的空気圧迫法を用いている場合、歩行が可能となった後も血栓リスクが高い状態では、弾性ストッキングによる予防を継続することもあります。

当院ではリスクレベルを決めるための周術期肺血栓塞栓スコア・リスク評価表（以下チェックシート、表1）を作成し、日本版ガイドラインのリスク分類とその推奨予防法をもとにした「リスク分類と予防法」（表2）をチェックシートとともに院内マニュアルに示しています。

（竹下静子）

表2　リスク分類と予防法

リスクレベル	推奨予防法
低リスク	早期離床および積極的な運動
中リスク	弾性ストッキングあるいは間欠的空気圧迫法
高リスク	間欠的空気圧迫法あるいは低用量未分画ヘパリン
最高リスク	低用量未分画ヘパリンと間欠的空気圧迫法の併用あるいは低用量未分画ヘパリンと弾力ストッキングの併用

文献
1. 日本静脈学会：肺血栓塞栓症／深部静脈血栓症（静脈血栓塞栓症）予防ガイドライン
　http://www.js-phlebology.org/index_j.html （アクセス 2014.4.10.）
2. 医療安全全国共同行動：行動目標2：周術期肺塞栓症の予防ハウツーガイド．9つの行動目標と推奨する対策．
　http://kyodokodo.jp/index_b.html （アクセス 2014.4.10.）
3. 平井正文，岩井武尚：新 弾性ストッキング・コンダクター 静脈疾患・リンパ浮腫における圧迫療法の基礎と臨床応用．へるす出版，東京，2010．

表1　周術期肺血栓塞栓スコア・リスク評価表

患者ID：　　　　　　　　　　　　　　患者氏名：

	術前リスク		点	
1	年齢	＞60	2	☐
		40－59	1	☐
2	肥満　BMI	＞30	2	☐
		25－30	1	☐
3	血縁者に静脈血栓、肺梗塞	あり	3	☐
4	本人に静脈血栓症の既往	あり	5	☐
5	妊娠中、経口避妊薬内服中	あり	4	☐
6	動脈血栓塞栓症の既往	あり	3	☐
7	血栓性静脈炎	あり	2	☐
8	下肢静脈瘤・下肢腫脹・色素沈着・潰瘍	あり	2	☐
9	長期臥床	＞8days	3	☐
10	うっ血性心不全、呼吸不全、心房細動	あり	3	☐
11	骨盤部腫瘤 or 腹部腫瘤	あり	2	☐
12	高脂血症	TC＞240	2	☐
13	悪性腫瘍	あり	2	☐
14	悪性腫瘍（姑息手術）	あり	5	☐
15	クローン病、潰瘍性大腸炎	あり	2	☐
16	ステロイドやホルモン製剤投与中	あり	2	☐
17	重症感染症	あり	2	☐
18	脱水	あり	2	☐
19	下肢麻痺、四肢麻痺	あり	2	☐
20	大腿静脈中心静脈ルート確保	あり	2	☐
21	下肢の末梢ルート確保	あり	1	☐
22	下肢骨折、下肢手術の既往、下肢ギプス固定の既往	あり	1	☐
23	長時間手術の既往（3時間以上）	あり	1	☐
24	連続3回以上の自然流産の既往	あり	1	☐
		小計		

	手術因子		点	
1	全身麻酔・硬膜外麻酔	1－3時間	2	☐
		＞3時間	4	☐
2	腹腔鏡手術	あり	1	☐
3	骨盤内手術	あり	2	☐
4	下肢手術	あり	4	☐
5	下肢のタニケット使用	あり	2	☐
6	下肢のギプス固定	あり	3	☐
7	人工膝関節全置換術	あり	3	☐
8	人工股関節全置換術	あり	2	☐
9	帝王切開	あり	2	☐
10	体位	側臥位	1	☐
		砕石位	2	☐
		骨盤低位	2	☐
		脊椎後方	2	☐
11	足関節運動できない術後臥床安静（＞1day）	あり	2	☐
12	術後3時間以上の下肢安静（脊椎麻酔後を含む）	あり	2	☐
		小計		

リスク評価			
リスクなし	0	合計	
低リスク	1－5		
中リスク	6－10		点
高リスク	11－15		
最高リスク	＞15		

予防法：☐1. 早期離床　☐2. ベッド上運動　☐3. 弾性ストッキング
　　　　☐4. 間欠的空気圧迫法　☐5. ヘパリン（静脈）
　　　　☐6. クレキサン（皮下注射）　☐7. ワーファリン（経口）

Ⓒ大阪市立総合医療センター

8 DVT予防

Q76 弾性ストッキングは術後いつまで装着すればいいの？

A 静脈血栓塞栓症の予防措置は、入院中リスクが続く限り必要とされています。

周術期は血栓形成の条件が重なる

弾性ストッキングは静脈血栓塞栓症の予防措置として有効であり、入院中リスクが続く限り終日、最低でも十分歩行ができるまでは装着すべきとされています[2]。めやすとなる日数の基準はありません。

静脈血栓形成には、血栓形成の危険因子とされるウィルヒョウ（virchow）の三徴（うっ血、血管内皮損傷、凝固亢進）が挙げられます。周術期はこの三条件が複数に重なっていることから、その他の入院を要する疾患と比較しても、最も発症が高い状態となっています。

また、肺血栓塞栓症（PTE、**図1**）の原因の多くは下肢の深部静脈血栓症（DVT、**図2**）であると考えられており、肺血栓塞栓症の防止には、深部静脈血栓症に対する予防を行うことが重要となります。

血栓症予防はどのように行う？

血栓症予防のためには、長期間の装着が望ましいのですが、弾性ストッキング装着による褥瘡発生の報告もあります。そのため、患者のリスク分類や病態、ADL、年齢、認知状況などに応じた総合的で流動的な評価をする必要があります。

当院の院内マニュアルでは、予防法の終了時期に関しては主治医もしくは担当医が最終判断することとなっていますが、各患者に合わせ、医師と看護師が相談したうえで装着期間を決定しています。

評価基準日として、当院では、患者が十分に1人で病棟内を歩行できるまでを基準とし、術後4日目をめやすに弾性ストッキングの装着の継続、または終了の評価を医師とともに行っています。

図3に当院での間欠的空気圧迫法または弾性ストッキング装着の場合における、予防措置終了までの流れを示します。

（竹下静子）

文献
1. 日本静脈学会：肺血栓塞栓症／深部静脈血栓症（静脈血栓塞栓症）予防ガイドライン．
   http://www.js-phlebology.org/index_j.html （アクセス 2014.4.10.）
2. 医療安全全国共同行動：行動目標2：周術期肺塞栓症の予防ハウツーガイド．9つの行動目標と推奨する対策．
   http://kyodokodo.jp/index_b.html （アクセス 2014.4.10.）
3. 平井正文，岩井武尚：新 弾性ストッキング・コンダクター 静脈疾患・リンパ浮腫における圧迫療法の基礎と臨床応用．へるす出版，東京，2010．

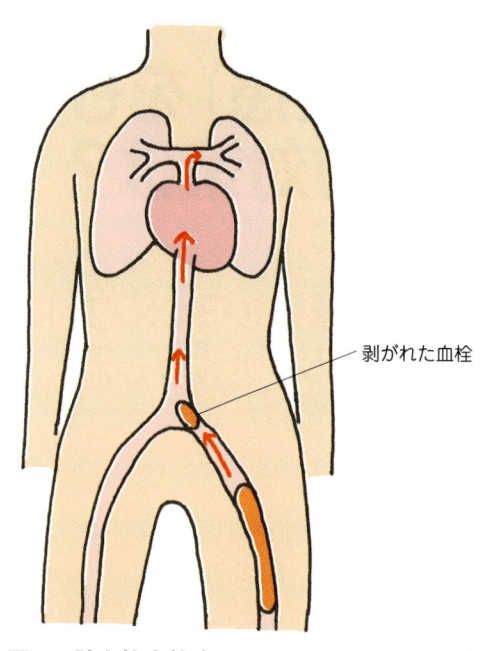

図1 肺血栓塞栓症
- 主に下肢の深部静脈血栓が剥がれて血流にのり、肺動脈で血流を閉塞させて発症する。

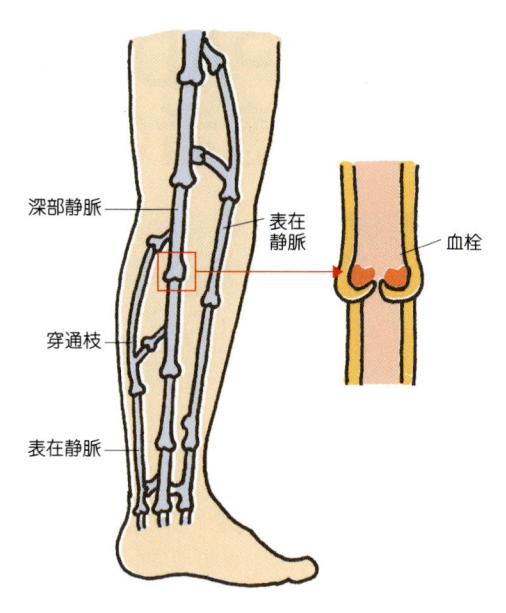

図2 深部静脈血栓症を引き起こしやすい静脈
- 長期の安静臥床などが原因で下肢の血流がうっ滞し、深部静脈に血栓が生じる。

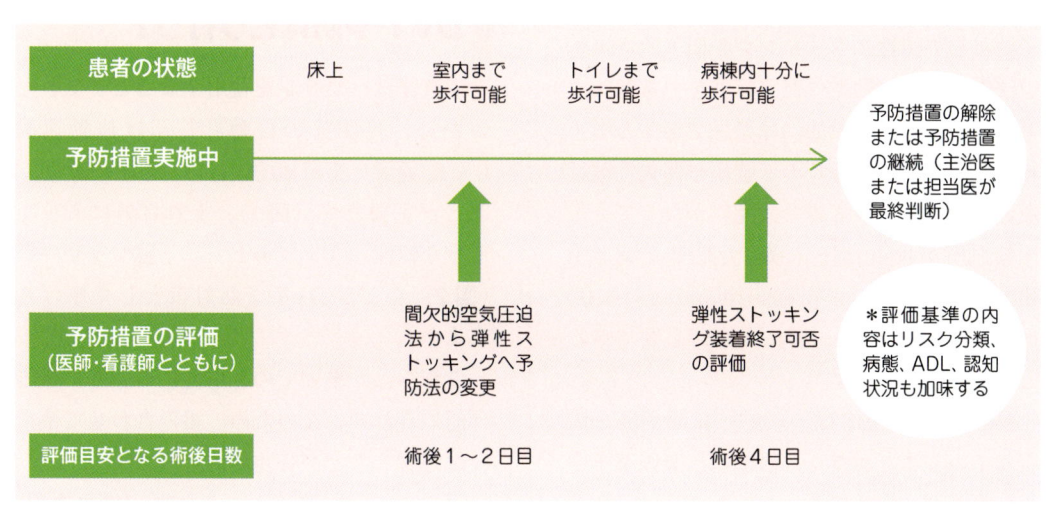

図3 予防措置終了までの流れ
※間欠的空気圧迫法または弾性ストッキング装着の場合
©大阪市立総合医療センター消化器センター

患者の状態	床上	室内まで歩行可能	トイレまで歩行可能	病棟内十分に歩行可能	
予防措置実施中	→→→→→→→→→→→→→→→→→→→→→→→→				予防措置の解除または予防措置の継続（主治医または担当医が最終判断）
予防措置の評価（医師・看護師とともに）		間欠的空気圧迫法から弾性ストッキングへ予防法の変更		弾性ストッキング装着終了可否の評価	＊評価基準の内容はリスク分類、病態、ADL、認知状況も加味する
評価目安となる術後日数		術後1～2日目		術後4日目	

8 DVT予防

Q77 PAD（末梢動脈疾患）をもつ患者のDVT予防対策は？

A 術直後は足関節の自動または他動運動を中心に行い、術後出血のリスクがなくなればヘパリンを投与します。

PAD患者の特徴

末梢動脈疾患（peripheral arterial disease：PAD）には、閉塞性動脈硬化症（arteriosclerosis obliterans：ASO）とバージャー病（thromboangitis obliterans：TAO）があります。PADをもつ患者に術後深部静脈血栓症（DVT）予防として弾性ストッキングや間欠的空気圧迫法を行うと、動脈の血流障害を引き起こす可能性があり、一般的には禁忌であると考えられています。安静時の下肢痛や間欠性跛行などの症状を認める場合、症状がなくても足関節血圧が80mmHg未満、足関節上腕血圧比（ankle brachial pressure index：ABI）が0.8未満の場合は、特に注意が必要であると考えられています[1]。

PADをもつ患者は一般的に抗凝固薬を内服していることが多く、術前は抗凝固薬を中止しますが、症例によってはヘパリンに変更し術直前まで抗凝固を継続することがあります。術後は出血の危険性がなくなれば（術後24〜36時間後とされています）すみやかに、ヘパリンを開始することが望ましいと考えます。ヘパリンは半減期が短く、中和剤（プロタミン硫酸塩）があり、なかでも低分子ヘパリン製剤は従来の未分画ヘパリン製剤と比べ出血助長作用が特徴です。またヘパリン誘発性血小板減少症（heparin-induced thrombocytopenia：HIT）などは副作用も少ないとされており、比較的安全に使用することができると考えられています。

DVT予防はどう行う？

術直後はヘパリンを使用することができないため、足関節の自動もしくは他動運動（→ Q79）を積極的に行い、うっ滞を防ぐことが重要です（図1）。それ以外にも、①十分な輸液、②下肢挙上、③下腿マッサージ（図2）などがDVT予防対策として挙げられます[2]。

これらは、単独での有用性についての報告は認められていないため、組み合わせて慎重に対応することが必要です。

（清水貞利）

文献
1. 平井正文，岩井武尚編：新 弾性ストッキング・コンダクター 静脈疾患・リンパ浮腫における圧迫療法の基礎と臨床応用．へるす出版，東京，2010．
2. 森知子：静脈血栓塞栓症の予防法 1）早期離床と下肢の運動．特集 静脈血栓塞栓症予防のエビデンス，EB NURSING 2007；7：306-311．

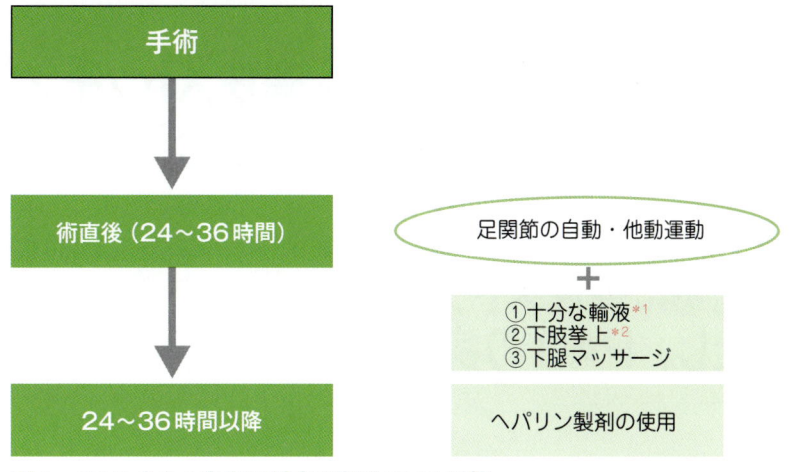

図1　PADをもつ患者に対する術後DVT対策

```
手術
 ↓
術直後（24～36時間）　　　足関節の自動・他動運動
 ↓　　　　　　　　　　　　　　　＋
24～36時間以降　　　　　　①十分な輸液*1
　　　　　　　　　　　　　　②下肢挙上*2
　　　　　　　　　　　　　　③下腿マッサージ

　　　　　　　　　　　　　　ヘパリン製剤の使用
```

＊1　心不全、腎不全のある患者には注意が必要である。
＊2　心臓の位置から約15cm挙上することにより静脈還流が有意に上昇すると考えられているが、PADをもつ患者には行わないほうがよいとの報告もある。

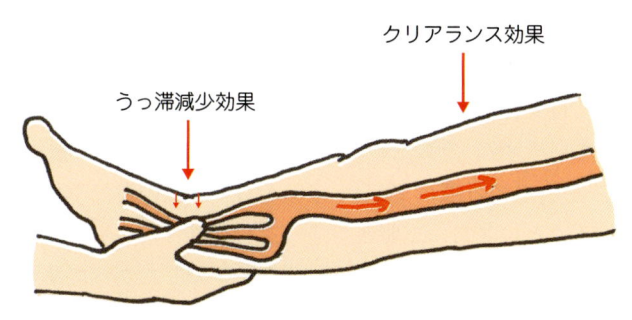

図2　下腿マッサージの方法

- うっ滞減少効果とクリアランス効果を目的として、下腿を中心に行う。足首から膝にかけて患者に疼痛や不快感が出ない程度に、血液をしぼり出すようふくらはぎへのマッサージを行うとよい。

江里健輔，平井正文，中野赴：疑問に答える　深部静脈血栓症予防ハンドブック．医歯薬出版，東京，2004：65．より一部改変して引用

8 DVT予防

Q78 PAD患者と知らずに弾性ストッキングや間欠的空気圧迫法を行った場合の対策は？

A ただちに弾性ストッキング、間欠的空気圧迫法は中止し、PADの病態について評価しましょう。

■ 常にPADを念頭に置いた対応を

末梢動脈疾患（PAD）をもつ患者に、深部静脈血栓症（DVT）予防を目的として弾性ストッキングまたは間欠的空気圧迫法を行うことは、末梢の動脈血流障害を増悪させ、重篤な病態に進展させる可能性があり、一般的には禁忌と考えられています[1]。そのため、深部静脈血栓症予防法を決定する際にPADの既往の有無を確認することは非常に重要となります。

PADと診断されていない患者でも高齢者や糖尿病を合併している場合は注意が必要で、下肢痛や間欠性跛行の有無を事前にチェックするなど、常にPADを念頭に置いた慎重な対応が必要です。

■ 早期の異常発見が重要

弾性ストッキング装着後または間欠的空気圧迫法開始後は、経時的に自覚症状（足趾のしびれ、疼痛、瘙痒感）の有無、他覚所見（皮膚の色調の変化、浮腫、びらんなど）の有無をチェックし早期に異常を発見することが重要となります（**図1**）。

下肢に壊死や潰瘍を認めた場合は、PADが合併している可能性を考慮し、ただちに弾性ストッキング、間欠的空気圧迫法を中止します。PADの可能性について検討するには、まず足関節血圧や足関節上腕血圧比（ABI）の測定が重要となります。PADが疑われた場合には末梢閉塞性動脈疾患の治療ガイドライン[2]にもあるように、超音波ドプラ法やMR angiography、造影CT等各種画像検査を行い動脈の血流や狭窄の程度について評価を行います。PADと診断されれば、ガイドラインにしたがって薬物療法、カテーテル治療を行うことになります。その他の対処法としては、下肢を温めることにより血流の改善を図る、潰瘍部には局所の血流促進や肉芽形成の促進を目的とした軟膏や感染に対する抗生剤軟膏の塗布などが考えられます。

（清水貞利）

文献
1. 平井正文，岩井武尚編：新 弾性ストッキング・コンダクター 静脈疾患・リンパ浮腫における圧迫療法の基礎と臨床応用．へるす出版，東京，2010.
2. 循環器病の診断と治療に関するガイドライン．末梢閉塞性動脈疾患の治療ガイドライン 2014年4月10日、日本循環器学会HP閲覧、最新情報は http://www.j-circ.or.jp/guideline/ をご覧ください。

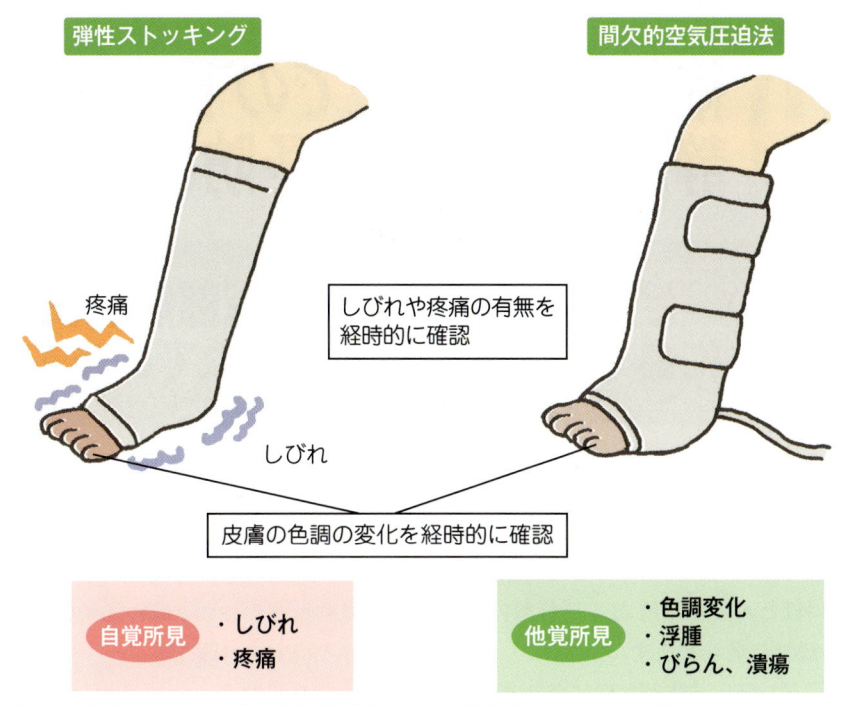

図1 弾性ストッキングや間欠的空気圧迫法施行後のチェック項目

- 弾性ストッキング：疼痛、しびれ
- 間欠的空気圧迫法：しびれや疼痛の有無を経時的に確認
- 皮膚の色調の変化を経時的に確認

自覚所見
・しびれ
・疼痛

他覚所見
・色調変化
・浮腫
・びらん、潰瘍

コラム　術中体位と気をつけたい神経麻痺

　特に婦人科や肛門・直腸の手術体位（砕石位）などでは、腓骨神経麻痺によって下垂足になったり、上肢では、わずかな圧迫でも橈骨神経麻痺で下垂手を生じる場合があります（**図1**）。また、下肢の弾性ストッキングが、きっちり足先まで履けていない場合には、先端のゴムによって足先の知覚障害を生じることもあります（**図1**）。早期に発見して、専門医に相談することが大切です。

（池田克実）

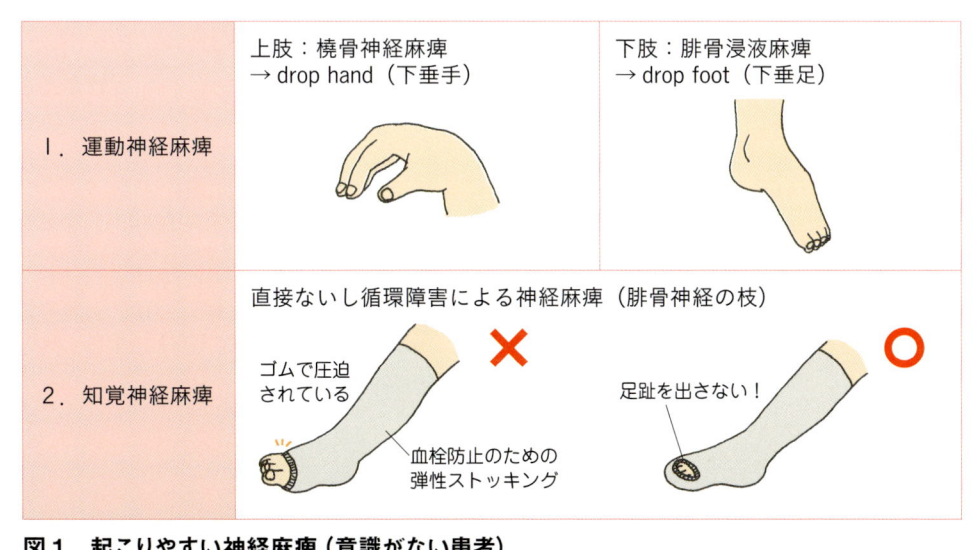

1．運動神経麻痺	上肢：橈骨神経麻痺 → drop hand（下垂手）	下肢：腓骨浸液麻痺 → drop foot（下垂足）
2．知覚神経麻痺	直接ないし循環障害による神経麻痺（腓骨神経の枝） ゴムで圧迫されている　血栓防止のための弾性ストッキング　✗	足趾を出さない！　○

図1　起こりやすい神経麻痺（意識がない患者）

8 DVT予防

Q79 術後、ベッド上での下肢運動は静脈血栓塞栓症予防に効果的？

A はい。足関節運動がDVT（深部静脈血栓症）予防に最も適しているといわれています。

下肢の静脈うっ滞の予防が重要

DVTは、ほとんどが下肢および骨盤内の静脈に無症候性に発症します。

そのため、その発症予防が大切になります。なかでも下肢への静脈うっ滞の予防が最も重要です。

予防には、早期離床・運動療法・圧迫法（弾性ストッキング・間欠的空気圧迫法）などがあり、理学的予防法における看護師の担う役割は大きいといわれています。

その根拠は？

Sochartらは、健常者20名を対象に足関節運動（背屈・底屈・内旋・外旋および、これらすべてを組み合わせた運動）を自動的・他動的に施行し、それぞれにおける大腿静脈血流速度の増加の割合について検討を行っています。その結果、すべてを組み合わせた自動運動が平均38％・最大流速58％と高い増加率を示したことから、足関節運動は、静脈うっ滞除去効果が高いとされています[1]。

下肢運動はどう行う？

患者自身で行う下肢の運動は効果的な予防法の1つです（図1）。

純粋な足関節・背屈運動は、「足のつま先を振る、下肢で輪を描くように動かす、足のつま先の屈伸、マットレスに膝のくぼみを押しつける」などの運動よりも静脈還流促進効果は高いといわれています[1]。

回数についての明確なエビデンスはありませんが、回数を設定して行うと患者にはわかりやすく意欲もわくでしょう。

早期離床は何よりも効果の高い予防法です。端座位や立位をとったり、歩行することで下肢の静脈還流が増加し静脈血のうっ滞が軽減されます。そのため術後は運動を促すとともに、早期離床をめざします。

（竹本由香梨）

文献
1. 森知子：静脈血栓塞栓症の予防法 1）早期離床と下肢の運動．特集 静脈血栓塞栓症の予防のエビデンス，EBナーシング 2007；74：306-311.
2. 川島みどり，鈴木篤監修：改訂版 外科系実践的看護マニュアル．看護の科学社，東京，2009．

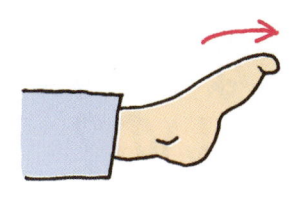

- つま先を下に向け、ゆっくり伸ばす。
- つま先をゆっくり上げる。
- 足の指を閉じる
- 足の指を開く。
- 足首をゆっくり回す。
- 両足を伸ばした状態から、片足ずつ膝を伸ばしたり曲げたりする。

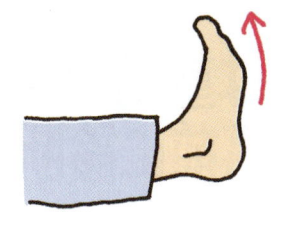

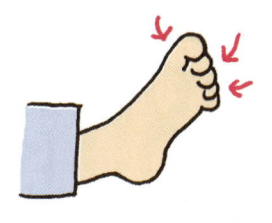

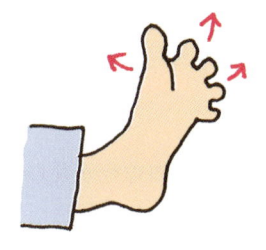

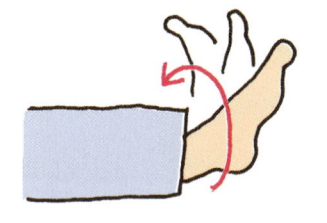

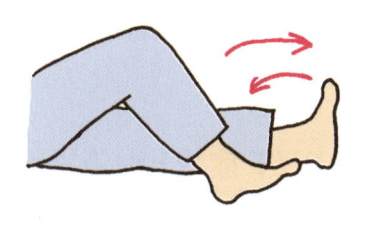

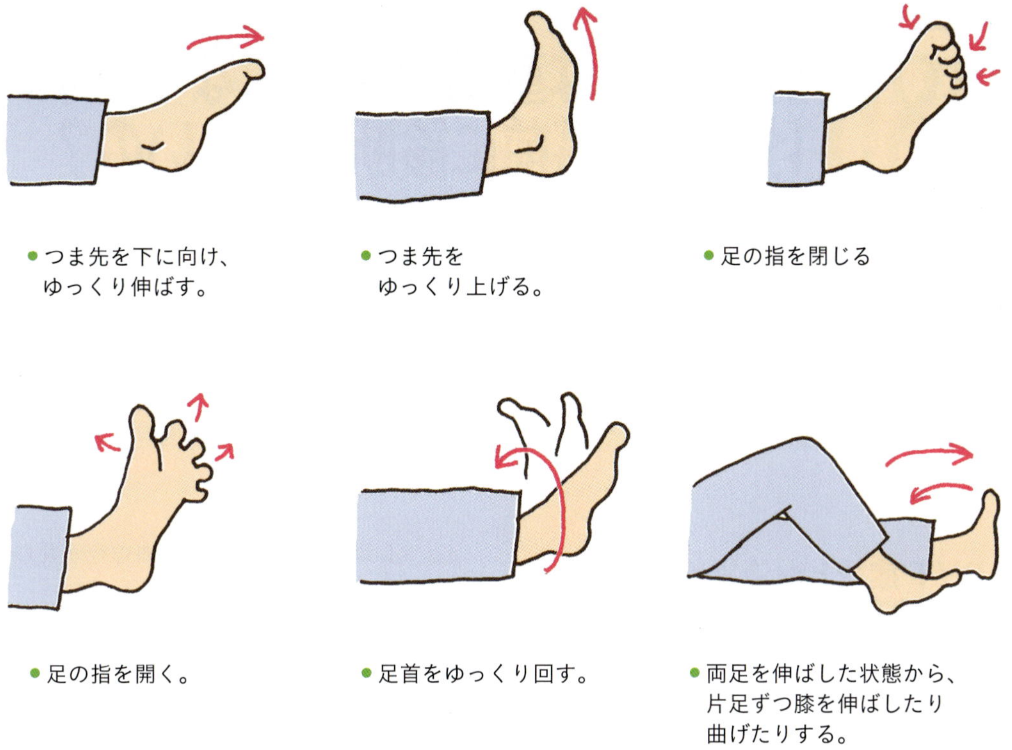

図1　ベッドサイドで行える下肢運動

> DVT予防のための運動療法では、足関節運動のなかでも特に自動足関節背屈運動が推奨されますが、自動運動が不可能な患者さんの場合は、医療者による他動運動を行います[1]。

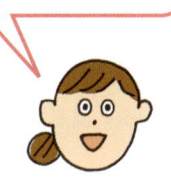

8 DVT予防

Q80 肺塞栓症は重篤な病態になりやすいけれど、事前に診断できないの？

A D-dimer を測定することにより、DVT（深部静脈血栓症）やPTE（肺血栓塞栓症）の発症を早期に疑うことは可能です。

DVT症状と血液検査で血栓の有無を診断

肺血栓塞栓症（PTE）症例の多くは下肢の深部静脈血栓症（DVT）から続発するとされており、PTEを予防するには、下肢のDVTの時点で発見することが重要です。下肢DVTの症状としては、左右差のある浮腫や腫脹、足関節背屈時の下腿痛、下腿の把握痛などがあります（図1）。

また、血液検査においてはFDPやD-dimerが血栓症早期発見に有用であるとされています[1]。FDP、D-dimerはいずれもフィブリン関連マーカーであり、D-dimerは術後10μg/mL以上に上昇すれば、血栓症が疑われるといわれています。血栓症が疑われたら、下肢超音波検査や造影CT検査を施行し、血栓の有無を診断します。

D-dimerが異常値を認めた場合は、その時点で血栓が認められなかった場合でも、下肢の運動を開始する前には血栓の有無について再検することが望ましいと考えられています。

PTEを発症してしまったら

PTEを発症してしまった場合は早期に診断し、より重篤な病態に進展しないよう治療を開始することも重要です*。術後経過中の呼吸苦（SpO_2の低下）や頻呼吸、深呼吸や咳嗽、くしゃみで増悪するような胸の痛みなど、何らかの胸部症状を訴えた場合は、常にPTEを念頭におき対応しましょう。

（清水貞利）

* PTEは必ずしもショック状態など生命にかかわる重篤な病態となって発症するわけではない。

左右差のある下肢の浮腫

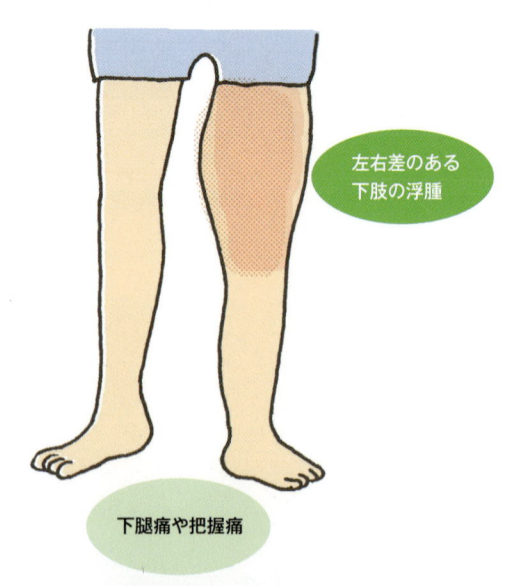

下腿痛や把握痛

図1 深部静脈血栓症の症状

文献
1. 松本剛史，和田英夫：DVT/PEの診断・治療マーカー（フィブリン関連マーカーを中心に）．血栓止血誌 2008；19：22-25．
2. 循環器病の診断と治療に関するガイドライン．肺血栓塞栓症および深部静脈血栓症の診断，治療，予防に関するガイドライン（2009年改訂版）2014年4月10日、日本循環器学会HP閲覧、最新情報は http://www.j-circ.or.jp/guideline/ をご確認ください。

9
栄養管理

　術前・術後の輸液・栄養管理ほど「言い伝え」がまかりとおっていた分野はありません。「術前は水分もまったくだめ」「術後は1週間絶飲食」は、つい最近まで行われていましたが、今では消化管を使うことの有用性がようやく理解されてきたように思います。

　消化管を使うことの利点が理解されると同時に、"何を投与するか"に視野が広がってくれれば術前・術後の栄養管理技術が高まり、より進んだ栄養管理へとつながるでしょう。

（西口幸雄）

9 栄養管理

Q81 経口摂取の開始時期のめやすは？

A 特にめやすはなく、排ガスを待つ必要もありません。

"術直後は絶飲食"の効果は？

　消化管術後の経口摂取開始に関するこれまでの常識は、術直後には経鼻胃管を留置して持続点滴のもと絶飲食とし、排ガスが見られた後に経鼻胃管を抜去して少量の飲水を開始することでした。これは、術後腸管機能の回復を考慮し、また消化管吻合の負担を軽減して縫合不全などの合併症の発生を予防するという理論のもとに行われてきましたが、残念ながら明確なエビデンスは存在していません。

　しかし最近では、開腹術よりも術後腸管機能が早期に回復し、術後経口摂取の開始時期が早まるというエビデンス[1]をもつ腹腔鏡手術の普及や、術当日に水分摂取を開始して点滴を終了し、翌日から可能な限り通常量摂取とするERAS[2]（→p.25 コラム）と呼ばれるプログラムが注目されており、経口摂取の開始時期が見なおされるようになってきました。

どのように行う？

　胃切除後48時間以内に流動食を開始する群（早期開始群）と従来どおりに排ガスを確認した後に流動食を開始した群（従来群）とで比較した研究[3]では、術後合併症の発生率には差はなく、早期開始群で排ガスまでの時間や術後絶食期間、在院日数がいずれも有意に短縮していました（図1）。

　このように術後経口摂取の開始時期のめや

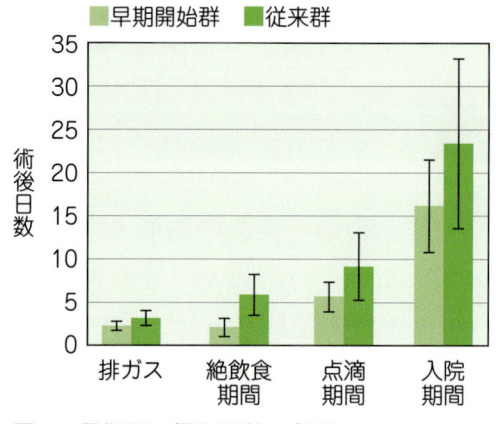

図1　早期経口摂取開始の効果

Suehiro T, Matsumata T, Shikada Y, et al. Accelerated rehabilitation with early postoperative oral feeding following gastrectomy. *Hepatogastroenterology* 2004；51：1852-1855. を参考に作成

すは排ガスではなく、嘔気などの症状がなければ術当日もしくは翌日から経口摂取を開始しても問題ないと考えられます。

（山本　篤）

文献
1. Lacy AM, Garcia-Valdecasas JC, Delgado S, et al. Laparoscopy-assisted colectomy versus open colectomy for treatment of non-metastatic colon cancer：a randomized trial. *Lancet* 2002；359：2224-2229.
2. Kahokehr A, Sammour T, Zargar-Shoshtari K, et al. Implementation of ERAS and how to overcome the barriers. *Int J Surg* 2009；7：16-19.
3. Suehiro T, Matsumata T, Shikada Y, et al. Accelerated rehabilitation with early postoperative oral feeding following gastrectomy. *Hepatogastroenterology* 2004；51：1852-1855.

9 栄養管理

Q82 早期経口摂取の注意点は？

A 腸閉塞や蠕動麻痺がないかなど、腹部の状態をよく観察することが重要です。

消化管の閉塞や蠕動麻痺がないかを確認

術後患者の悪心・嘔吐・腹部膨満などの症状に注意し、特に問題がなければ、術翌日に飲水の開始から始めます。さらに食事開始は、患者の症状だけでなく腹部の状態をよく観察することが重要となります。術後のX線検査も重要な情報です。

できるだけ早期離床を促し、可能な範囲で歩行することも、消化管運動を活発にすることが知られています。消化管の閉塞や蠕動麻痺を疑う所見（**表1、図1**）がなければ、排ガスが認められなくても、食事を開始します。

注意すべき点として、術後早期には手術による侵襲により、腸管の運動麻痺によるイレウス（腸閉塞）が認められることがあります。腹膜炎の術後などは、炎症に伴う麻痺がほとんどの場合に認められますし、通常の胃がんや大腸がんの術後であっても、**図1**に示すような麻痺性イレウスを呈することがあります。

クリニカルパスどおり食事開始ができない症例にいかに対応していくかが、消化器手術術後においては重要です。

腸蠕動が回復していれば食事は開始できる

1. 排ガスは重要な確認方法だが、必須ではない

消化管の腸蠕動が回復し、消化管に通過障害がないことの確認方法の1つとして、排ガスを確認するのは重要なことです。しかし、本人の意識なく排ガスしていることもあれば、飲水や食事をすることで消化管運動が改善し、排ガスや排便が食事開始後に見られることもあるため、排ガスを確認していなくても食事摂取を開始することはできます。

2. 食事開始の時期は、少しずつ早まってきている

消化器の術後管理において、クリニカルパスによる管理が主流となった現在においては、医師および看護師が特に意識なく、飲水から食事という経口摂取の開始をパスどおりに行

表1 消化管で注意が必要な所見

- 悪心・嘔吐の症状が見られる場合
- 著明な腹部膨満が見られる場合
- 腹部X線画像でイレウス像が見られる場合
  （麻痺性のこともあれば、閉塞性のこともある）
- 消化管吻合を伴う手術では縫合不全が疑われる場合
  （発熱・強い腹痛・ドレーンからの濁った排液など）

> これらの所見が見られた場合は、食事を開始せず医師に確認しましょう。

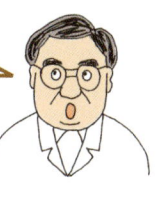

①大腸がん術後1日目　　②イレウス管挿入による改善像

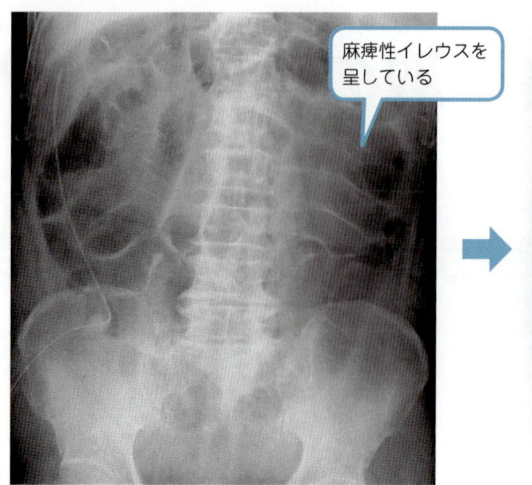

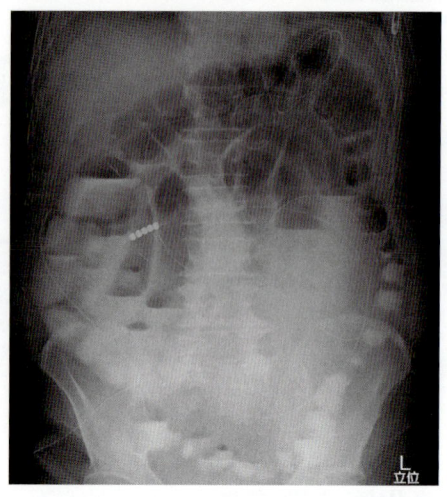

麻痺性イレウスを呈している

- 腸管全体の拡張像が認められる。
- 腸管拡張が改善しつつあり、大腸への造影剤の排出が認められる。

図1　消化管の閉塞、蠕動麻痺を疑うX線所見

うことがほとんどです。

しかし、ひと昔前は術後の腸管蠕動の回復は48〜72時間経ってからといわれていました。そして、食事も排ガスをはじめとした腸蠕動の回復の確認を待ってから行い、食事内容も段階的に、流動物から固形物へゆっくりと上げていくことが通例でした。

しかし、低侵襲手術といわれる腹腔鏡手術が普及し、鏡視下手術では消化管蠕動の回復が早いことが報告され、食事の開始時期は少しずつ早まってきました。開腹術でも鏡視下手術でも、現在では消化管の術後2日目や3日目には食事開始となるクリニカルパスが多く見られます。

さらに近年注目されている新しい周術期管理であるERASプロトコル（→ p.25 コラム）の中心の1つとなるのが"術前術後の患者の絶食期間をいかに短くするか"ということです。

できるだけ消化管による栄養吸収を行わない時期を短くすることで、腸管免疫の低下を防ぐことが重要と考えられており、術後翌日からの栄養補助食品を投与することが項目の1つとなっています。

このように、"食事ができるようになってから食事を開始する"というよりは、少量でも食事開始という負荷を消化管に与えることで腸管機能を早期に回復させることが、術後管理において重要であることが示されてきています。

（井上　透）

文献
1. Lacy AM, Garcia-Valdecasas JC, Delgado S, et al.：Laparoscopy-assisted colectomy versus open colectomy of treatment for non-metastatic colon cancer: a randomized trial. *Lancet* 2002；359：2224-2229.
2. 大毛宏喜，岡島正純，檜井孝夫，他：鏡視下手術がもたらしたもの（大腸切除術）．特集 消化器外科術後食に関する新しい考え方，日外会誌 2010；111：18-22.
3. 太田博文：いま知っておきたいERASプロトコル一問一答．消化器外科NURSING 2013；18：829-838.

9 栄養管理

Q83 消化管の手術ではない場合、翌日まで絶飲食する必要があるの？

A 手術当日は飲水までとし、本格的な飲水・食事は術翌日からが安全と思われます。

消化管以外の手術では術後数時間で本当に食べていい？

全身麻酔からの覚醒が良好なことや疼痛管理が十分に実施されていることに加えて、術後悪心・嘔吐がない、また逆に鎮静状態になっていないなどの多くの要素が影響します。また、術後患者は嚥下機能が予想以上に低下しているため誤嚥にも注意が必要です。現段階では術当日はせいぜい少量飲水までとし、本格的な飲水・食事は術翌日からが安全と思われます。

元来、Fearon ら[1]が提唱した ERAS プロトコルでは患者の全身状態が安定している場合、手術当日に2時間を目標に離床し、その後は毎日6時間程度の離床を行うとしています。また術後4時間で摂食を開始し、術後3～4日で目標とする摂取カロリー、タンパク質量まで増量するとしています。

これらの超早期離床や経口摂取を可能とするためには、多職種での術後疼痛管理チームまたはプロトコルが完成されている場合と考えられます。わが国では術直後は外科医が患者の全身管理を担当する場合も少なくなく、チーム医療ができていない場合は、術後数時間での経口摂取は控えたほうがよいと思われます。

何を確認すれば飲水・食事を開始できる？

重要なことは、「嚥下機能評価」と「術後悪心・嘔吐（postoperative nausea and vomiting：PONV）の抑制」です（→ Q31）。嚥下機能が低下した状態で経口摂取を始めると、当然、誤嚥のリスクが高くなります。特に高齢者や気道に問題がある患者へは注意が必要です。また、嚥下機能が手術直後に一時的に低下している患者が予想以上に多いことも認識しなければなりません。

嚥下機能が低下している患者へは、ただ単に食事開始を遅らせるだけではなく、食事形状の指示や嚥下促進のリハビリテーションを行うべきでしょう。PONV 対策としては、手術中も含めて催吐作用のある薬物はできるだけ控えるべきです。

また PONV リスク因子をもつ患者（乗り物酔いの既往、非喫煙者、女性→ Q31）では予防的に制吐作用のある薬物を使用するべきです。ERAS プロトコルでは、オンダンセトロン塩酸塩水和物やデキサメタゾンが推奨されていますが、わが国では保険適応の問題もあり使用は難しいです。ステロイドに関してはまだ十分に副作用などが検討されていません。その他、メトクロプラミドやドロペリドールの使用が比較的推奨されています。

（海堀昌樹）

文献
1. Fearon KC, Ljungqvist O, Von Meyenfeldt M, et al. Enhanced recovery after surgery: A consensus review of clinical care for patients undergoing colonic resection. *Clin Nutr* 2005；24：466-477.

9 栄養管理

Q84 消化管術後の栄養は、流動食、3分、5分と段階的に上げていかなければいけない?

A 必ず段階的に上げていくわけではありません。最近は見なおされつつあります。

術式の変化、クリニカルパスの普及で栄養管理に変化が

消化管術後の栄養に関する、これまでの基本的な常識は以下の形でした。

- 術直後はまず絶飲食
- 排ガスが見られれば飲水を開始
- 問題がなければ1日ないしは2日ごとに「流動食」→「3分粥」→「5分粥」→「7分粥」→「全粥」と段階的に食事形態アップ

これは、術後の腸管機能の回復を考慮し、また消化管吻合の負担を軽減して縫合不全の発生を予防するという理論のもとに行われてきましたが、明確なエビデンスは存在しません。

最近の腹腔鏡手術とクリニカルパスの普及により、術後早期に経口摂取を開始し、食事形態アップの間隔を短縮した術後管理が行われるようになりました。そして、このような栄養管理で問題がないことがわかってきました。

流動食から始めなくても合併症の発生率は同じ

近年、北欧で提唱されているERASと呼

術後1日目より 流動食 から開始するグループ

術後1日目より 通常食 から開始するグループ

必ずしも段階食が必要でないことが研究で示されています。

合併症（嘔吐、腹満、腸閉塞、縫合不全）の発生率に差はない

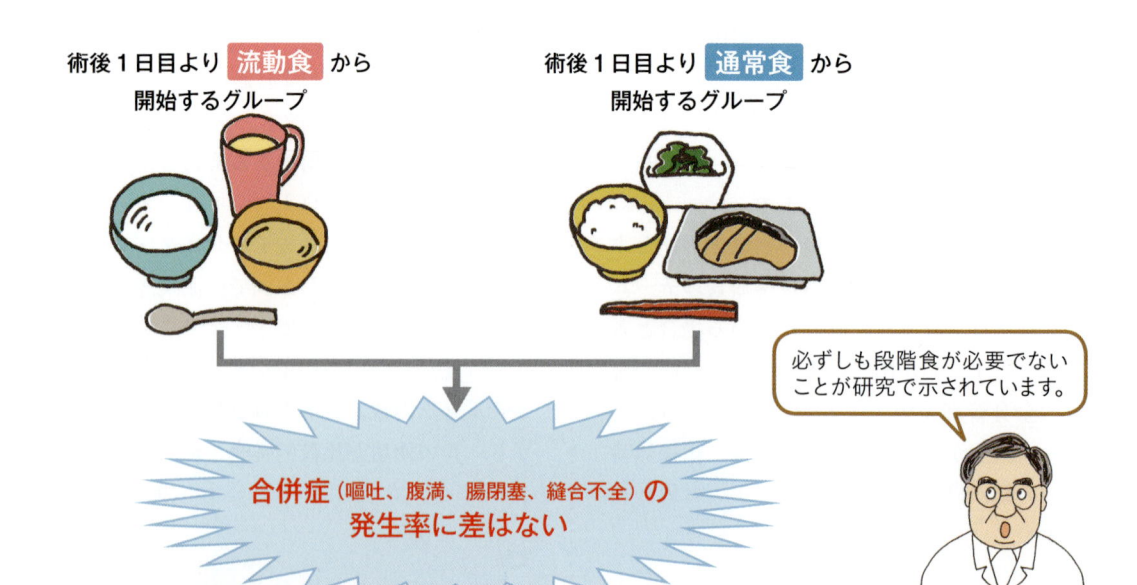

図1 術後段階食による合併症の発生率
福島亮治：鏡視下手術がもたらしたもの（胃切除術）．特集 消化器外科術後食に関する新しい考え方．日外会誌 2010；111：13-17. を参考に作成

ばれる術後早期回復プログラムが注目されています[1]。ERASでは、栄養管理に関しては、術後早期に積極的に経口摂取を促すことが、腸管機能の早期回復と吻合部の創傷治癒促進による縫合不全の減少につながるとされています。

また、術後段階食について、消化管術後1日目より流動食から開始するグループと、通常食から開始するグループにおいて、嘔吐、腹満、腸閉塞、縫合不全の発生率を比較する研究が行われましたが、結果は2つのグループで合併症の発生率に差はありませんでした（図1）[2]。

別の研究では、幽門側胃切除術後の症例で流動食から開始したグループと5分粥から開始したグループとの間での比較をしましたが、5分粥から開始したグループにおいて、QOLに差はなく[*1]、体重減少率が有意に少なくなって満足度も良好であったと報告されています（図2、3）[3]。

変わりつつある消化管術後の栄養管理ですが、今後は術式や病態に即したエビデンスをさらに集積して古くからの慣習を見なおし、よりよい術後管理につなげていく必要があります。

（山本　篤）

*1　ここでは逆流症状、嘔気・嘔吐、つかえ感、おなかの張り、腹痛などで比較した。

文献
1. Kahokehr A, Sammour T, Zargar-Shoshtari K, et al. Implementation of ERAS and how to overcome the barriers. *Int J Surg* 2009；7：16-19.
2. 福島亮治：鏡視下手術がもたらしたもの（胃切除術）．特集 消化器外科術後食に関する新しい考え方，日外会誌 2010；111：13-17.
3. 臼井史生，荻沼昌江，羽根田千恵，他：幽門側胃切除術後の食事摂取方法に関する研究．日病態栄会誌 2005；8：123-130.

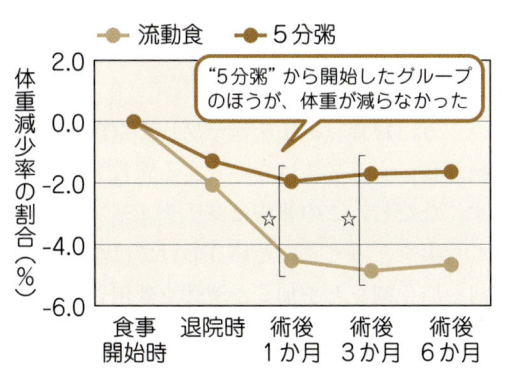

図2　体重減少率の変化
☆P＜0.05で有意差あり
臼井史生，荻沼昌江，羽根田千恵，他：幽門側胃切除術後の食事摂取方法に関する研究．日病態栄会誌 2005；8：126．より一部改変して引用

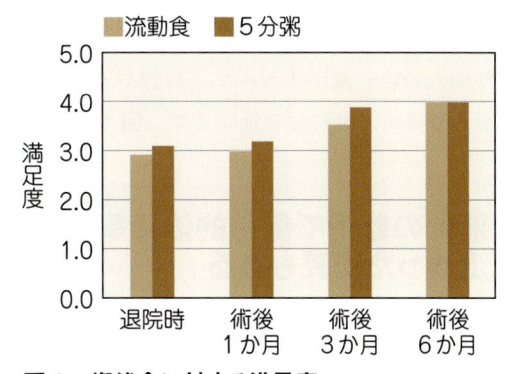

図3　術後食に対する満足度
臼井史生，荻沼昌江，羽根田千恵，他：幽門側胃切除術後の食事摂取方法に関する研究．日病態栄会誌 2005；8：128．を参考に作成

9　栄養管理

Q85 イレウス管が入っていたら絶対に絶飲食？

A 一般的に減圧チューブ（胃管やイレウス管）留置中は絶飲食が必要ですが、お茶やジュース類は許可してもよいでしょう。

■ 腸管の減圧のため、絶飲食が原則

　イレウス（腸閉塞）とは、腸管内腔の閉塞や腸管運動障害により、腸管内容の通過が障害された状態をいいます。イレウスの原因はさまざまで（**表1**）[1]、病態生理も多彩で複雑です。

　イレウスにおける基本的な病態生理は**表2**[2,3]のとおりであり、イレウスの保存的治療においては、腸管の減圧が重要です。腸管の減圧のために、減圧チューブ（胃管やイレウス管）の挿入と絶飲食を行います（**図1**）。

■ 液体の飲用で保存的治癒率が上がった研究もある

　単純性癒着性イレウスでは、絶飲食と胃管の挿入により65％は改善すると報告されています[4]。イレウス状態が改善し、減圧チューブを抜去した時点で水分から経口摂取を開始して、段階的に食事形態を上げていくという考え方が一般的です。

　また、減圧チューブを抜去する前に、チューブを留置したままクランプした状態で食事を開始し、それでもイレウスが再燃しないことを確認したうえで減圧チューブを抜去する施設もあります。

　一方、胃管（減圧チューブ）を留置しても絶飲食にする必要はないとする報告もあります。ただし、この報告は減圧チューブ留置中も食事をとってよいというわけではなく、下剤や消化剤などを加えた液体を飲用させることで、絶飲食群よりも保存的治療で治癒した

表1　イレウスの原因別分類

機械的イレウス	機能的イレウス
1．単純性（閉塞性）イレウス 　①先天性 　②異物（胆石、胃石、誤嚥異物など） 　③器質的閉塞、狭窄、瘢痕、腫瘍、癒着、圧迫（索状物、腫瘍） 2．複雑性イレウス 　①絞扼性イレウス 　②腸重積症 　③捻転症 　④外ヘルニア嵌頓 　⑤内ヘルニア嵌頓	1．麻痺性イレウス 　①炎症の波及（腹膜炎） 　②開腹術後 2．痙攣性イレウス 　①薬物中毒 　②ヒステリー 　④部外傷

片桐美和, 長尾二郎, 中村陽一：診断の進め方と注目すべき臨床所見検査所見. 特集 最新のイレウスの診断と治療, 消化器外科 2010；33：1535-1544. より引用

表2 イレウスの合併症と治療

	なぜ起こる？	治療
①腸管内圧の上昇	●腸管内容やガスの貯留によって腸管内圧が上昇して腸管が拡張伸展される ●それにより小腸粘膜の血流障害が起こり、腸管壁の粘膜バリアの破綻によって透過性が亢進する	腸管内減圧による腸管浮腫の改善と血行動態の維持 →減圧チューブの挿入と絶飲食
②敗血症	●腸管内容の停滞や貯留によって、腸内細菌が異常に増殖し、バクテリアルトランスロケーション*が引き起こされて起こる	バクテリアルトランスロケーションに対する抗菌薬の投与
③循環血流量減少性ショック	●嘔吐や腸管拡張による透過性の亢進によって、体内の水分や電解質が喪失して起こる	輸液による脱水改善と電解質補正

＊バクテリアルトランスロケーション：腸管壁の粘膜バリアの破綻によって腸内細菌が腹腔内や血中に移行すること。
［以下の2文献を参考に作成］
・炭山嘉伸，斉田芳久：単純性イレウスの初期治療：減圧術を中心に．特集 イレウス診療のpitfall－いつ外科に送るか．臨牀消化器内科 2004；19：1237-1244.
・渡邊利広，木村理：イレウスの初期治療と保存的治療．消化器外科 2010；33：1555-1563.

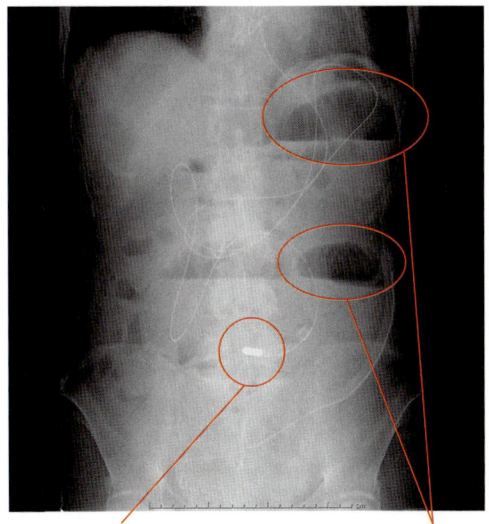

イレウス管先端のバルーンが膨らみ、先進*しているかをチェックする

鏡面像（ニボー）が減少していれば、イレウス管による減圧が効果的であると考えられる

図1 イレウス管挿入時のX線画像（立位）

＊先進：拡張した腸管内容を吸引することで口側の腸管が短縮し、さらに腸管の蠕動運動も利用してチューブが先に進み、その先の腸管内容を吸引することで減圧効果を高めさらに先にチューブが進むこと。

率が高かったというものです[5]。

　イレウス治療においては、腸管の減圧のために減圧チューブ留置と絶飲食が必要とする考えが一般的です。しかし必要ないとする報告もあるため、今後の動向を注視していく必要があります。

（久保健太郎）

文献
1. 片桐美和，長尾二郎，中村陽一：イレウスの診断（1）診断の進め方と注目すべき臨床所見、検査所見．特集 最新のイレウスの診断と治療．消化器外科 2010；33：1535-1544.
2. 炭山嘉伸，斉田芳久：単純性イレウスの初期治療：減圧術を中心に．特集 イレウス診療のpitfall－いつ外科に送るか．臨牀消化器内科 2004；19：1237-1244.
3. 渡邊利広，木村理：イレウスの初期治療と保存的治療．特集 最新のイレウスの診断と治療．消化器外科 2010；33：1555-1563.
4. 布施暁一，八木義弘：癒着性イレウスに対する保存的治療と手術適応．消化器外科 1996；19：1803-1809.
5. Chen SC, Lee CC, Yen ZS, et al. Specific oral medications decrease the need for surgery in adhesive partial small-bowel obstruction. *Surgery* 2006；139：312-316.

絶食はもちろん必要ですが、飲水は許可してもよい場合があります。イレウス管が挿入されている場合に飲水しても、ある程度は小腸から吸収され、残りはイレウス管から吸収されるので、病態に悪影響は及ぼさないと考えられます。何より、イレウス管が入っているのはとても苦痛です。さらにあれもこれもダメというのはかわいそうなので、水くらいは飲ませてあげたいですね。

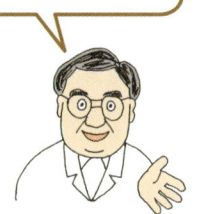

9　栄養管理

Q86 縫合不全を起こしたら絶対に絶飲食？

A いいえ。直腸がんの術後縫合不全症例などでは、食べながら治していくことがよくあります。

飲食には、腸管機能や免疫能維持のメリットがある

もともと縫合不全のある患者を絶飲食にするのは、縫合不全部からの漏れを少なくし、腹膜炎の拡大を防止するためでした。

しかし、直腸がんの低位前方切除後の縫合不全症例などでは、縫合不全部からの腸液の漏れが確実に瘻孔化し、腹腔内に広がらない状態（図1）であれば、経腸栄養剤（→ Q87 ）や通常の食事をとりながら縫合部の治癒を待つ、という手段がしばしばとられています[1]。絶飲食にすると、縫合不全部に物が通らないので早く治ると考えられがちですが、腸管の粘膜の萎縮が進み、かえって縫合不全部の組織修復が進まないと現在では考えられています。

この分野ではここ20年くらい前から縫合不全の瘻孔が確実に形成されている症例に食事をしながら治癒した、という報告が見られはじめ、今ではむしろ食事をしたほうが腸の粘膜の再生がよい、という点で推奨している施設もあります。同じエネルギーを投与しても、経腸投与のほうが、経静脈投与よりも腸管機能や免疫能が維持されることに通じるためと考えられます。

- 瘻孔造影において、造影剤が腹腔内に広がらないことで、確実に瘻孔化されているのを確認する。

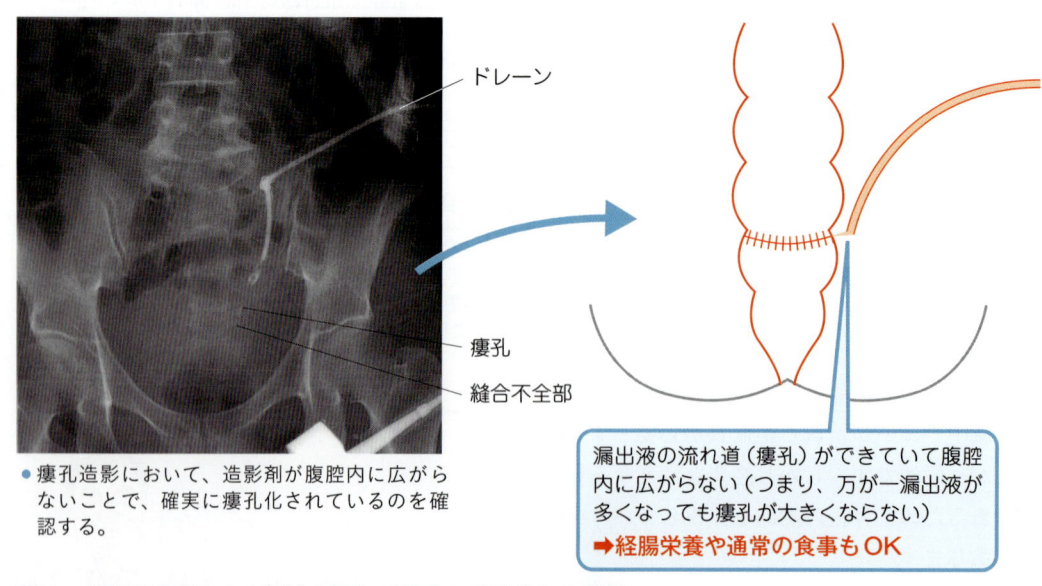

漏出液の流れ道（瘻孔）ができていて腹腔内に広がらない（つまり、万が一漏出液が多くなっても瘻孔が大きくならない）
➡経腸栄養や通常の食事もOK

図1　縫合不全部からの腸液の漏れが確実に瘻孔化した状態

「瘻孔」「通過障害」「腸液の漏れ」のアセスメントが必須

ただし腸液の漏れが確実に瘻孔化していることが条件であるため、胃がんや結腸がんでは瘻孔化しにくく、多くは直腸がん症例が対象になります。まず、**表1**の3点が条件となります。これらを確実に満たしているかは、①腹痛が増強せず高熱がないこと、②排ガスや腸蠕動があること、③ドレーン排液が多くないこと（おおむね100〜200mL以下/日）をアセスメントしましょう。

経口摂取は通常のお粥や常食でもいいのですが、経腸栄養剤、それも成分栄養剤から始め、半消化態栄養剤、通常の食事と段階的に上昇させている施設もあります。最初は低残渣の経腸栄養剤の投与から始めて、それでも3条件の悪化がなければお粥に切り替えていく場合が多いようです。

経口摂取量が少ない場合は、高カロリー輸液との併用でさらに投与エネルギー量を確保しようとしている施設もあります。このような方法で行うと、直腸がんの低位前方切除後の限局した縫合不全は通常3週間前後で閉じる場合が多いです。

経口摂取を実施する際は、発熱の程度、腹痛の部位と強さ、ドレーン排液の量と性状、排ガス・排便の有無に注意して観察しましょう。もし高熱の出現、腹痛の広がり・増強、ドレーン排液の増加、イレウス（腸閉塞）の症状が見られた場合は医師に相談し、経口摂取の中止を検討しましょう。

（西口幸雄）

表1　縫合不全時、飲食を開始するための条件

①瘻孔が確実で、腹腔内に広がらないこと
②吻合部に大きな通過障害がないこと
③腸液の漏れの量が多くないこと
（排液量に関する報告は皆無だが、食べ始めても排液量が著増しないことが条件）

文献
1. 斉田芳久，高橋慶一，長谷川博俊，他：本邦における直腸癌術後の縫合不全に関する全国アンケート調査（第35回大腸疾患外科療法研究会アンケート調査結果）．日本大腸肛門病会誌 2012；65：355-362．

> 口腔ケアは、絶飲食でも必ず行ってほしい日常ケアです。「食べていないから」「チューブが入っているから」といって歯磨きを行わない患者さんがいますが、口腔内には多くの微生物が生息しています。唾液の作用を引き出し、誤嚥性肺炎の予防や安全な摂食につなげるためにも、絶食時における口腔ケアはとても重要です。

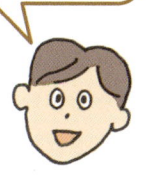

9 栄養管理

Q87 経腸栄養剤っていろいろあるけれど、違いは？ どのように選ぶの？

A 一般的に、栄養剤は窒素源（タンパク質）の分解の程度で分類されます。

経腸栄養療法とは？

経腸栄養療法は、食事摂取が不十分か不可能、または消化器機能が低下しているときの栄養素補給のために使用されています。経静脈栄養より低コストで、安全な栄養療法として認識されています。消化管機能に問題がなければ経腸栄養を適応すべきであり、腸を通して栄養素などを体内に取り込む経腸栄養は栄養管理の基本です。

経腸栄養法（経鼻栄養法、胃瘻・空腸瘻栄養法など）で注入される栄養剤を経腸栄養剤といいます。腸から消化吸収される栄養剤のことで、経鼻・胃瘻・空腸瘻チューブなどから注入されます。

経腸栄養療法が必要なケース

経口的な栄養摂取が不可能な場合、あるいは経口摂取のみでは必要な栄養量を投与できない場合には、経腸栄養を選択します。合併症を予防し予後を改善するためであり、その最終目的は経口摂取です。

基本的には嚥下障害の原因が改善せず長期間続くような場合は、経腸栄養法か中心静脈栄養法になります。脳血管障害などの後遺症や末梢神経や筋肉の疾患、悪性腫瘍などの場合は、嚥下困難が長期間続く場合が多いため、経腸栄養法が選択されるケースが多いです。

経腸栄養剤はどのように選択する？

1. 天然濃厚流動食と人工濃厚流動食

経腸栄養剤は天然食品を原料とした「天然濃厚流動食」と、天然食品を人工的に処理もしくは人工的に合成したものからなる「人工濃厚流動食」に分けられます（**表1、図1**）。

人工濃厚流動食は、窒素源の違いにより、半消化態栄養剤・消化態栄養剤・成分栄養剤に分類されます。半消化態栄養剤は、窒素源がタンパク質であり、消化の過程が必要です。これに対し、消化態栄養剤はアミノ酸と低分子のペプチドを窒素源とし、成分栄養剤は窒素源がアミノ酸のみからなる栄養剤で、消化の過程が必要ありません。

消化・吸収機能が保たれている場合は、半消化態栄養剤を第1選択とします。消化・吸収障害がある場合やクローン病は、成分栄養剤、消化態栄養剤が適応になります。

2. 特殊組成経腸栄養剤

特殊組成経腸栄養剤は、特別な病態に適した栄養組成の「病態別経腸栄養剤」と免疫力を高めるといわれている成分を配合した「免疫賦活化経腸栄養剤」に分かれます。耐糖能障害、腎機能・肺機能・肝機能障害などの病態に対し、エネルギーと栄養素組成が調整された病態別経腸栄養剤を選択します。周術期や高度侵襲期症例では、免疫調整栄養素が強化された経腸栄養剤が有効な場合があります。

表1　経腸栄養剤の比較

	天然濃厚流動食	半消化態栄養剤	人工濃厚流動食	
			消化態栄養剤	成分栄養剤
三大栄養　窒素原　糖質　脂肪	タンパク デンプン 多い	タンパク デキストリン やや少ない	アミノ酸、ペプチド デキストリン 少ない	アミノ酸 デキストリン きわめて少ない
味・香り 投与経路 消化 繊維成分 溶解性 残渣	良好 経口、経管 必要 (±) 不良 多い	比較的良好 経口、経管 多少必要 (±) 良 少ない	不良 経口、経管 一部必要 (−) 良好 きわめて少ない	不良 経口、経管 不要 (−) 良好 きわめて少ない
浸透圧 適応	低い 狭い	比較的低い かなり広い	高い 広い	高い 広い

濃度によって使い分けるケースも

その他にも、栄養剤の形状（粉末状、液状）、医薬品か食品扱いかなどでも分類されます。栄養剤の種類は一般タイプ、高濃度タイプ、半固形化栄養剤などがあります。

液体の栄養剤の場合、高濃度栄養剤という分類も可能です。「高濃度タイプ」とは一般的に1mL当たりのカロリーが1.5kcal以上の栄養剤のことを指します。

高濃度栄養剤は、「水分摂取制限が必要な病態」「経腸的にはあまり水分を摂取したくない」「エネルギー消費量が亢進している」「経腸栄養剤の投与量を減らしたい」「投与時間の短縮が望ましい」といった場合も適応になります。栄養剤の固形化（ゲル化）・半固形化・トロミ剤による粘度増強などの投与方法も工夫されて使用されています。

（山中　昇）

経腸栄養剤の選択のポイントは、患者さんの消化吸収能と病態です。
消化吸収能が低下している場合（例えば絶食期間が長かったなど）は、消化があまり必要ない成分栄養剤（エレンタール®）からはじめて、消化態栄養剤（ツインライン®NFなど）、半消化態栄養剤（ほとんどの栄養剤はこれです。ラコール®、エンシュア®など）と上げていきます。
肝機能・腎機能が悪い場合や糖尿病の場合など、さまざまな病態用の経腸栄養剤があるので、患者さんの病態に合わせて選択しましょう。

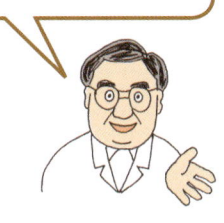

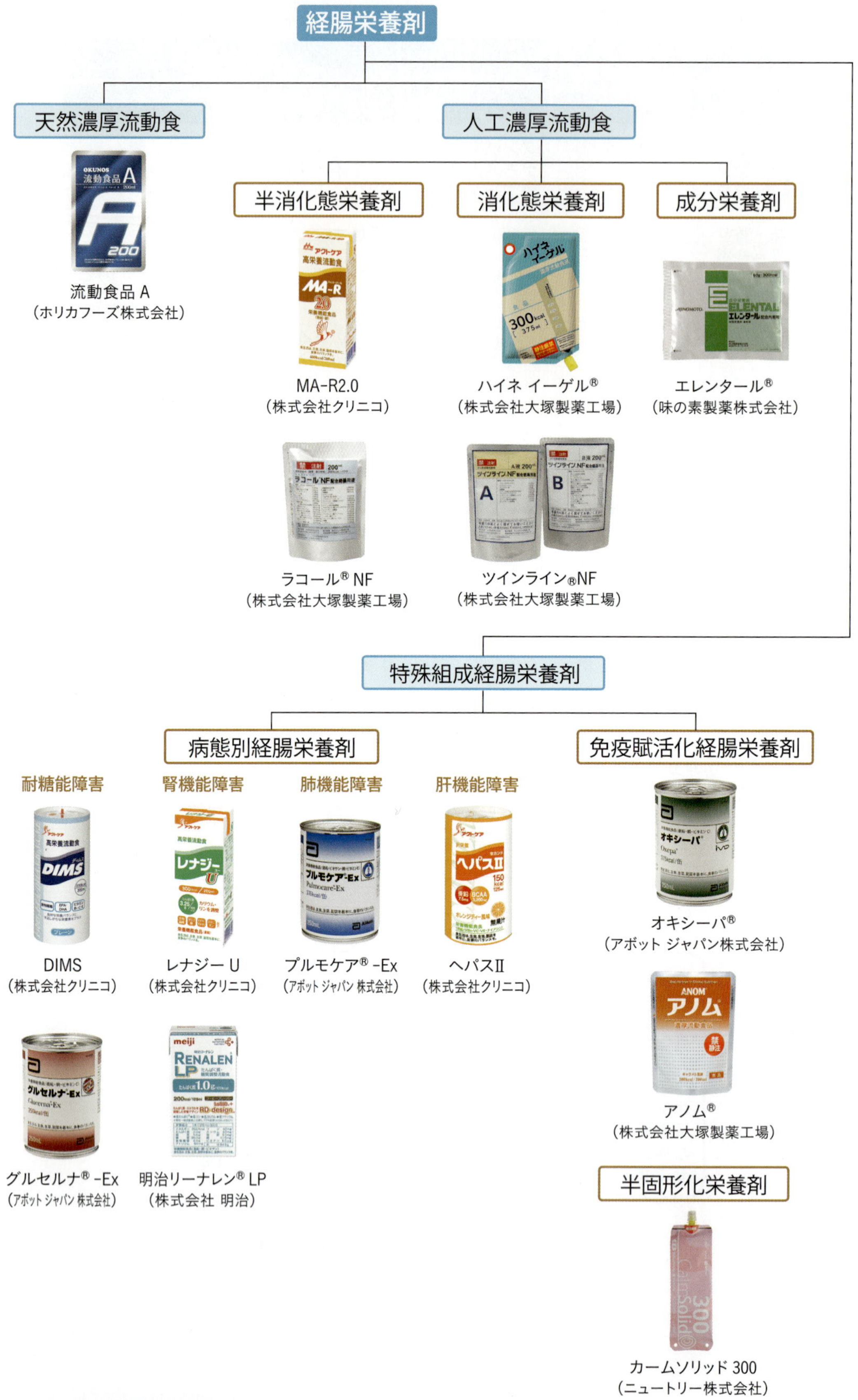

```
                                経腸栄養剤
                     ┌─────────────┼─────────────────────────────┐
                天然濃厚流動食                               人工濃厚流動食
                                           ┌──────────────────┼──────────────────┐
                                      半消化態栄養剤        消化態栄養剤        成分栄養剤

           流動食品 A              MA-R2.0          ハイネ イーゲル®         エレンタール®
      （ホリカフーズ株式会社）    （株式会社クリニコ）   （株式会社大塚製薬工場）  （味の素製薬株式会社）

                                ラコール® NF          ツインライン®NF
                            （株式会社大塚製薬工場）  （株式会社大塚製薬工場）
```

                            特殊組成経腸栄養剤
                ┌──────────────────────────┴──────────────────┐
            病態別経腸栄養剤   免疫賦活化経腸栄養剤

  耐糖能障害   腎機能障害   肺機能障害   肝機能障害

    DIMS   レナジー U   プルモケア®-Ex   ヘパスII   オキシーパ®
（株式会社クリニコ）（株式会社クリニコ）（アボット ジャパン 株式会社）（株式会社クリニコ）（アボット ジャパン株式会社）

  グルセルナ®-Ex   明治リーナレン® LP   アノム®
（アボット ジャパン株式会社）（株式会社 明治）   （株式会社大塚製薬工場）

                                                        半固形化栄養剤

                                                        カームソリッド 300
                                                       （ニュートリー株式会社）

図1　経腸栄養剤の分類

9 栄養管理

Q88 術前術後のimmunonutrition（免疫栄養）はなぜ行われるの？

A 免疫強化栄養剤を投与することで術後合併症、特に感染性合併症の発生率が下がるといわれています。

immunonutritionとは？

immune-enhancing diet（免疫強化栄養剤、IED）、最近ではimmune-modulating diet（IMD：免疫調整栄養剤）とも呼ばれる栄養剤を、術前後に投与することで患者の免疫力を強化し術後合併症を減らそうという概念です。1990年代から少しずつ広まりました。これらの栄養剤には、通常の栄養剤よりもアルギニン、グルタミン、ω3系脂肪酸やRNAなど免疫を強化する成分が多く含まれています。

なぜimmunonutritionが行われるのか？

がん患者は術前から低栄養状態にあることが多く、そのような状況では免疫力が低下しやすいことが知られています。また、手術という侵襲が加わることで術後の免疫力がさらに低下することも知られています。

IEDやIMDを経腸投与することで、感染性合併症の発生頻度が約半分に低下することがいくつかの無作為化比較試験で示されています[1,2]。日本静脈経腸栄養学会のガイドラインで周術期のimmunonutritionは推奨されています。米国や欧州のガイドラインでも同様です。

一方でいくつかの問題点があります。大規模な比較試験はない、否定的な結果を示した試験も多い、対象が定まっていない、栄養剤の種類が多くどの成分が必要なのかわかっていない、量やプロトコルが定まっていない、などです。

IEDまたはIMDに含まれている成分の中で重要と思われているのはアルギニンとω3系脂肪酸です。アルギニンは必須アミノ酸ではありませんが、侵襲下では非常に重要な役目を果たすため条件つき必須アミノ酸といわれています。免疫力の増強だけではなく創傷治癒にも重要です。一方で敗血症には有害という意見があり、敗血症時にアルギニンを多く含む栄養剤を投与することは推奨されていません。ω3系脂肪酸はエイコサペンタエン酸（EPA）、ドコサヘキサエン酸（DHA）などですが、抗炎症作用があり注目されています。

どのように行うか？

前述したようにimmunonutritionの明確な適応は決まっていませんが、術前低栄養状態に陥りやすく、また侵襲も大きな手術として、食道がんをはじめとし、頭頸部がん、肝胆膵悪性腫瘍が対象になる場合が多いです。胃がんに対する胃全摘術に関しては、わが国で行われた無作為化比較試験でIED術前投与の効果は否定されました[3]。

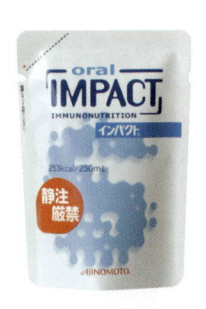

インパクト®
(写真提供：味の素株式会社)
- 世界で最も広く使用されている免疫強化栄養剤。エビデンスも多い。

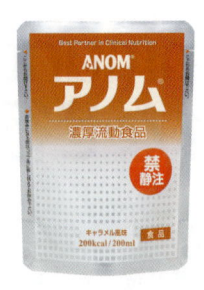

アノム®
(写真提供：株式会社大塚製薬工場)
- ω3系脂肪酸、グルタミン、アルギニン、核酸、抗酸化物質を配合。

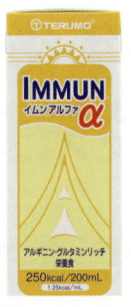

イムン®α
(写真提供：テルモ株式会社)
- グルタミン、アルギニン、ω3系脂肪酸を配合。1.25 kcal/mL。

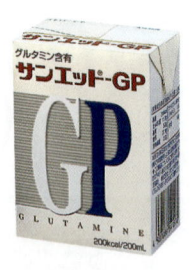

サンエッド®-GP
(写真提供：株式会社三和化学研究所)
- ω3系脂肪酸、微量元素を配合。

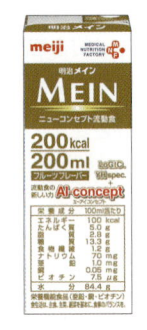

明治メイン®
(写真提供：株式会社 明治)
- ホエイペプチド、乳酸菌発酵成分、および血糖値が上昇しにくいパラチノース配合。

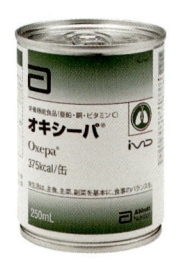

オキシーパ®
(写真提供：アボット ジャパン株式会社)
- アルギニンが含まれていない免疫調整栄養剤。ARDSに有効といわれている。

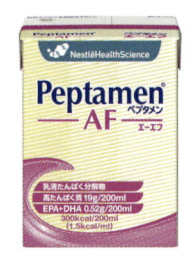

Peptamen® AF
(写真提供：ネスレ日本株式会社)
- ホエイペプチド、ω3系脂肪酸、MCT (中鎖脂肪酸) が配合されている消化態栄養剤。1.5kcal/mL。

図1　術前後に利用できる栄養剤の例

　わが国ではインパクト®を1000mL/日×術前5日間投与する方法が一般的ですが、術前術後投与や術後投与単独でも有効だったという報告があります。

　利用できる栄養剤の種類としては図1に挙げられるものがあります。最も広く使用されている栄養剤はインパクト®です。

（比企直樹、峯　真司）

文献
1. Beale RJ, Bryg DJ, Bihari DJ. Immunonutrition in the critically ill: a systematic review of clinical outcome. *Crit Care Med* 1999；27：2799-2805.
2. Heyland DK, Novak F, Drover JW, et al. Should immunonutrition become routine in critically ill patients? A systematic review of the evidence. *JAMA* 2001；286：944-953.
3. Fujitani K, Tsujinaka T, Fujita J, et al. Prospective randomized trial of preoperative enteral immunonutrition followed by elective total gastrectomy for gastric cancer. *Br J Surg* 2012；99：621-629.

9 栄養管理

Q89 ジー・エフ・オー（GFO®）っていったい何？どういう患者に、なぜ飲ませるの？

A グルタミン、ファイバー、オリゴ糖を含有する食品です。1週間以上の絶食や回復途中の創傷をもつ術後等の患者の消化管粘膜の萎縮や、それによる免疫能の減衰などを回避できる可能性があります。

なぜ腸管を使うことが大切なの？

栄養管理の大原則は「腸が機能している場合は、腸を使う」で、腸管を可能な限り使用することが大切です。

静脈経腸栄養ガイドライン（第3版）には、「静脈栄養施行中に消化管を使用しなければ腸粘膜が萎縮し、bacterial translocation（BT）の要因となることは、熱傷モデルなどを用いた多くの動物実験によって確認されている。

一方、ヒトにおいては、絶食下での静脈栄養施行中に腸粘膜萎縮は認められるもののBTの要因となりうるかどうかは明らかでない。しかし、腸管を用いないこと（絶食など）により、小腸粘膜が萎縮し、それに伴って機械的なバリア機能が低下し、さらには免疫学的バリア機能の低下も招くことは多くの研究で証明されている。」[1] とあります。

GFO とは？

ジー・エフ・オー（GFO®）とは、グルタミン、ファイバー、オリゴ糖を含有する栄養補助食品です（**図1**）。

1週間以上の絶食の症例などに対し、GFO®を投与することで消化管粘膜の萎縮等を回避できる可能性があります。また、グルタミン、ファイバー、オリゴ糖を組み合わせることにより、消化管すべての粘膜に必要な栄養素を補給できます。

グルタミン、ファイバー、オリゴ糖のはたらき

1. G（グルタミン）

グルタミンは、非必須アミノ酸であると考えられていましたが、最近はストレスが強いときや飢餓状態下などでは、条件つき必須アミノ酸になることが多数の研究によって明らかにされています。グルタミンを補給すると、小腸では消化管粘膜の萎縮が抑制され、バリア機能が高まります。

2. F（ファイバー）

ファイバーは、糞便量を増加させ、小腸の通過時間を短期間にすることで、腸の機能を正常化させます。また、ファイバーが体内で作用することにより、バリア機能が維持され細菌の侵入を減少させます。つまり、ファイバーが嫌気性細菌の基質としてはたらくため、正常な腸内細菌叢を維持するのです。

3. O（オリゴ糖）

オリゴ糖は、天然の非消化性の糖で、ヒトの小腸のビフィズス菌によって選択的に利用され、大腸で発酵します。ビフィズス菌が好

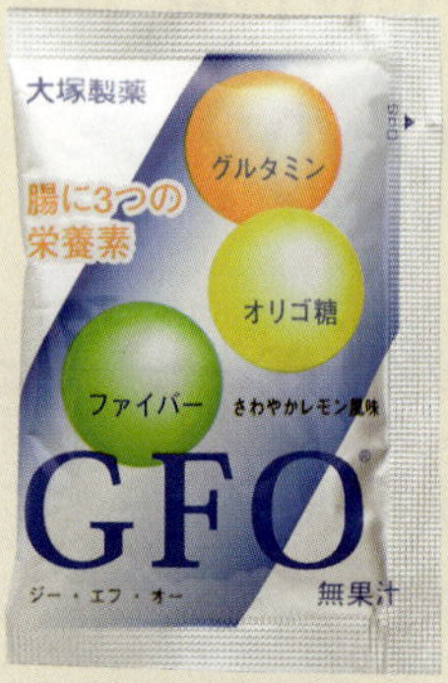

原材料	ポリデキストロース、ラクトスクロース、デキストリン、砂糖、グルタミン、グァーガム酵素分解物、酸味料、香料、甘味料（スクラロース）
内容量	1袋15g
栄養成分	（1袋15gあたり） エネルギー36kcal、タンパク質3.6g、脂質0g、糖質6.01g、食物繊維5.0g、ナトリウム0.2〜1.2mg、ラクトスクロース1.45g、グルタミン3.0g
投与方法	GFO 1袋を水または微温湯約100〜150mLに溶かして飲む。食品として栄養の補助に1日3袋をめやすとする。

ジー・エフ・オー（GFO®）
（写真提供：株式会社大塚製薬工場）

図1　GFO®（粉末清涼飲料）
大塚製薬工場「栄養サポート通信」を参考に作成

む基質で、急速に発酵することから、病原性細菌の過剰な増殖に適さず、かつ腐敗物質の生成を抑制する腸内環境をつくることができます。

（中村典子）

文献
1. 日本静脈経腸栄養学会編：静脈経腸栄養ガイドライン 第3版．照林社，東京，2013：15.
2. 大塚製薬工場「栄養サポートチーム通信」

9 栄養管理

Q90 大建中湯は飲み続けたほうがいいの？

A 大建中湯の服用によって入院期間の短縮などの効果があるとの報告があります。

大建中湯とは？

大建中湯（だいけんちゅうとう）は、乾姜（カンキョウ）、山椒（サンショウ）、人参（ニンジン）、膠飴（コウイ）を配合した生薬で、効能としては、腹部が冷えて痛み、腹部膨満感のあるものとなっています。

特徴としては、腸管通過障害に伴う腹痛、腹部膨満感改善、腸管運動亢進作用、腸管（小腸、大腸）血流量増加作用などがあることから、術後のイレウス防止などに投与されます（表1）。

術後における大建中湯の効能

大建中湯は、術後早期に服用することによって、術後入院日数の短縮効果が認められています。

慶應義塾大学病院外科の報告では、大腸がん手術の比較検討において、開腹手術で大建中湯投与群（のち投与群）で15.2±5.6日、大建中湯非投与群（のち非投与群）で17.3±6.0日で1.9日の短縮、腹腔鏡手術で投与群10.6±5.5日、非投与群で14.9±7.3日で4.3日の短縮が認められ、両群合計で3.5日の入院期間の短縮が見られたとあります[2]。

また、大建中湯の投与によって、術後の排ガスまでに要した日数は投与群で1.91±0.66日、非投与群で3.17±1.62日、飲水開始日までの日数が、投与群1.31±0.68日、非投与群で3.64±1.42日、食事開始日でも投与群が5.46±1.38日、非投与群で6.92±2.71日とどの項

表1 大建中湯の配合生薬とその薬効・薬理

生薬	主な活性成分	作用部位	作用の種類
山椒	ヒドロキシサンショール類	小腸	消化管運動
		大腸	消化管運動
			血流促進
乾姜	ショーガオール	小腸	血流促進
			消化管運動抑制
人参	ギンセノシド類	小腸	消化管運動抑制
		大腸	血流促進
膠飴	マルトース	小腸	消化管運動

目においても有効だとの報告があります[3]。

また他に抗炎症作用や、肝切除後の高アンモニア血症改善効果、門脈血流改善も認められています。

どのように服用する？

大建中湯の投与期間については、開始時期はできるだけ早く行う（飲水開始時期や、術後1～2日後あたりから開始することが多い）ほうがよく、終了時期については、症状が改善するまで服用し、漫然と服用するのでなく、症状により、継続の可否を判断します。

通常用量が1回2包ということもあり、飲みにくいときは、水やお湯に溶いて服用すると飲みやすいです。腹部を温めるという意味でも大建中湯は温めて飲むと効果的です。

漢方薬は一般的に食前（食事30分以上前）または食間に内服するのが通説とされていますが、具体的な理由は、①空腹時のほうが有効成分の吸収がよい、②食事の後に飲むのに比べて、食べ物の影響を受けにくい、③飲む量が多いため、満腹では飲みにくい、④食物や他薬との相互作用の回避、などがあります。

重要なことは、忘れず服用することです。患者が忘れずに飲みやすい時間に合わせるのがよいでしょう。

（佐々木　剛）

文献
1. 三浦典正：漢方薬は食前に飲むのがいいか、食後に飲むのがいいか？. 漢方診療に役立つQ&A, 治療 2009；91：1785-1786.
2. 今津嘉宏：外科手術後早期における大建中湯の有用性「漢方医の立場から－術後入院日数の短縮と副作用対策」. 第5回 日本消化管学会総会学術集会.
3. 山本雅浩：外科手術後早期における大建中湯の有用性「大建中湯の下部消化管における薬理作用機序について」. 第5回 日本消化管学会総会学術集会.

コラム　消化管術後に使用される漢方薬

六君子湯（りっくんしとう）は、食欲亢進ホルモンであるグレリンの分泌促進作用、グレリンシグナル増強作用、消化管運動促進作用などを有する漢方薬です。上部消化管術後の食欲不振、胃部不快感といった消化管機能異常に効果があり、早期経口摂取を促す目的で使用されます。

名前の由来は、「君子危うきに近寄らず」といわれるように「君子」は人格者の意味であり、消化器系にはたらく重要な6つの生薬が配合されていることで「六君子湯」の名が付いたとされています。

（佐々木　剛）

文献
1. 河野透執筆，北島政樹，兼松隆之，田中雅夫監修：EBMに基づく外科領域の漢方の使い方 第2版．ライフ・サイエンス，東京，2009.

9 栄養管理

Q91 消化管出血に投与される経口用トロンビン末は牛乳での投与が必要？

A 確実に効果を出すには、牛乳で投与するのがいいです。

なぜ牛乳がいい？

トロンビンは血液凝固因子の1つで、血液凝固過程の最終段階、すなわちフィブリノーゲンに直接作用してフィブリンに変換させます。したがって、トロンビンは出血局所の血液を急速に凝血させ、損傷血管断端を閉塞し、止血させます。

トロンビンの効果が最も高まるのはpH7付近であり、経口的に用いた場合、胃酸（pH1～2）により酵素活性が低下します。人工胃液を用いた実験で、配合時のpHが2.2まで低下した場合は、トロンビンの活性が44％まで低下したとのデータがあります。

よって、食道など胃よりも上部の出血に使用するのであれば、白湯などの体温に近い水で大丈夫ですが（ただし、逆流性食道炎などの胃酸の逆流がある場合は、牛乳などの緩衝液がよい）、胃を含む下部に出血がある場合は、牛乳などの緩衝液によって胃酸を中和する必要があります。

胃酸の中和には、リン酸緩衝液が胃酸の中和に最もよいとされていますが、入手が難しいため、牛乳を使用します。しかし牛乳アレルギーのある患者には使用できませんし、費用（患者負担）の面で問題がある場合もあります。

牛乳が使用できない場合は？

牛乳、リン酸緩衝液の代わりになるものとして、炭酸水素ナトリウム（重曹）が挙げられます。炭酸水素ナトリウムは医薬品として常備されているので、入手しやすいと思います。

0.5％の炭酸水素ナトリウム溶液（炭酸水素ナトリウム末0.5を100mLの水に溶解）で牛乳やリン酸緩衝液と同じ効果があります。しかし炭酸水素ナトリウムは、消化器系の副作用として、ときに胃部膨満感、まれに胃酸の反動性分泌等が報告されていますので、使用はできる限り少量にとどめ、消化器系の副作用に注意して使用します。

牛乳での投与はどのように行う？

牛乳100mLを用意します。胃酸を先に中和しておくために、まずは約50mLを患者に飲んでもらいます。続いて残りの50mLにトロンビン末を溶かし、飲んでもらいます（**図1**）。

マーロックス®と一緒に服用する方法もありますが、マーロックス®とトロンビン末は混合しておくと活性が著しく低下し、またマーロックス®を先に服用することで、先に胃粘膜にマーロックス®が付着し、トロンビンの効果を下げてしまうことがあるので、先にトロンビンを服用し、15分以上間隔をあ

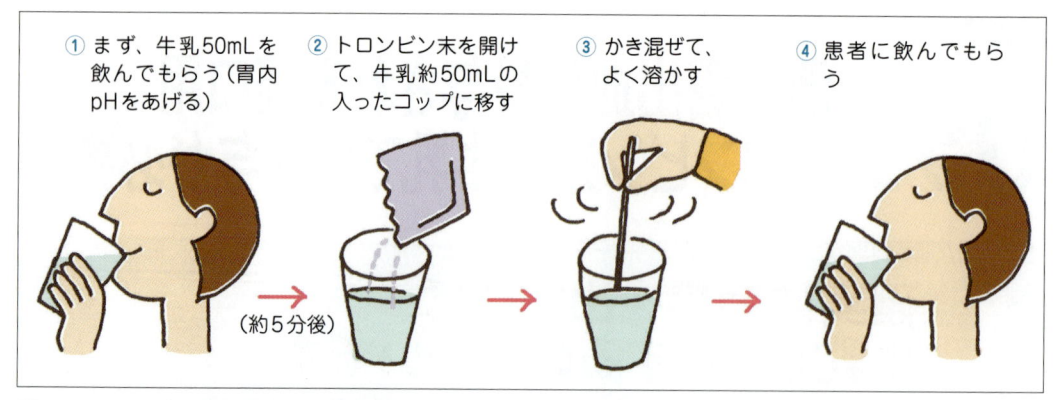

① まず、牛乳50mLを飲んでもらう（胃内pHをあげる）
② トロンビン末を開けて、牛乳約50mLの入ったコップに移す
③ かき混ぜて、よく溶かす
④ 患者に飲んでもらう

（約5分後）

図1　トロンビン末の牛乳での飲み方
清水瓊子，益子寛之，佐々木直美，他：上部消化管出血に対するトロンビン製剤の使用法について．日病薬誌 1999；35：781. より改変し転載

けてマーロックス®を服用するようにします。

PPI（プロトンポンプ阻害薬）やH_2ブロッカーを服用している患者は、胃酸が抑えられています。しかし、PPI（エソメプラゾールマグネシウム水和物）を5日間服用した場合でも、投与5日目の24時間の胃内のpHが4以上になる時間率が59.8％というデータがあります。トロンビンはpHが6以下になると失活がはじまるとされているので、PPI服用だけでは効果が弱まる可能性があります。

以上のことから、胃酸を確実に抑えて確実に効果を出すには、牛乳などでの服用がよいと考えられます。

（佐々木　剛）

文献
1. 田村昌行，秋葉博之，岩崎英久，他：上部消化管出血における経口用トロンビン細粒の使用方法について．日病薬誌 2001；37：1481-1483.
2. 清水瓊子，益子寛之，佐々木直美，他：上部消化管出血に対するトロンビン製剤の使用法について．日病薬誌 1999；35：779-782.
3. 医薬品医療機器総合機構：ネキシウム®カプセル医薬品インタビューフォーム．2013年4月（第8版）．
http://www.info.pmda.go.jp/go/pack/2329029M1027_1_06/ （アクセス 2014.4.10.）

9 栄養管理

Q92 術後の輸液は、多すぎるとよくないって本当？

A 本当です。術後の輸液による過剰な水分やナトリウム負荷は、腸管浮腫により経口摂取が遅れるなど合併症のリスクを高めることがあります。

多すぎる輸液はなぜよくない？

術後回復強化（enhanced recovery after surgery：ERAS →p.25 コラム）プロトコルでは輸液管理に関して"水分およびナトリウムの過剰投与は避ける"ことが推奨されています。

以前は、大量の輸液を入れて循環を維持するという考え方が一般的でした。しかし最近では、術中および術後に過剰輸液およびナトリウム負荷を行うと消化管の浮腫が起こり、術後の胃排出能が障害され、経口摂取に障害が出て、術後の合併症が増加し、在院日数が延長するとの報告があり、輸液を制限したほうがよいという管理が行われます。

術後に1日3L以上で輸液を管理した群と、2L以下に抑えて管理した群の比較では、3L以上の群では体重が約3kg増加していますが、2L以下に抑えた群は体重の増加もなく、入院期間も非常に短いとのデータが出ており、輸液は過剰でないほうがよいとされています。

過剰栄養は合併症のリスクを高める

栄養投与量が必要量を大きく上回る過剰栄養（overfeeding）は、脂肪肝をきたすほか、感染症などさまざまな合併症のリスクを高めることになります[1]。また、慢性的な栄養障害を有する患者に、高エネルギーの輸液を急激に投与することで、refeeding syndromeが発生することもあるので、注意が必要です。

手術の侵襲度にもよりますが、術後の輸液投与の主目的は、術後の経口摂取不能に起因する不感蒸泄を補うことです。十分な利尿が得られるように維持輸液を行い、脱水ならびに輸液過剰にならないように注意しながら、適切な量を投与しましょう（表1）。

（佐々木　剛）

表1　術後栄養管理の要点

1. 術後早期（24～48時間以内）経腸栄養の開始
   →侵襲反応の軽減効果と感染予防効果
2. 術後急性期は過剰エネルギー負荷を避け、血糖コントロール優先
   →高血糖、酸化ストレス付加回避
3. 骨格筋、腸管の不使用期間の短縮（早期リハビリテーション）
   →タンパク同化促進

宮田剛：周術期管理の時期別具体的栄養対策. 馬場忠雄, 山城雄一郎編, 新臨床栄養学 第2版, 医学書院, 東京, 2012：658. より改変

文献
1. 日本静脈経腸栄養学会編：静脈経腸栄養ガイドライン 第3版. 照林社, 東京, 2013：142.
2. Lobo DN, Bostock KA, Neal KR, et al. Effect of salt and water balance on recovery of gastrointestinal function after elective colonic resection: a randomised controlled trial. Lancet 2002；359：1812-1818.
3. 馬場忠雄, 山城雄一郎編：新臨床栄養学 第2版. 医学書院, 東京, 2012：658.

4. 佐藤哲文, 飯野靖彦:周術期の体液管理. 周術期管理のポイント 疼痛管理を中心に, レジデントノート 2012;14:1206-1209.

乏尿時(尿量 0.5mL/kg/時)の輸液負荷で過剰輸液にはなりませんか?

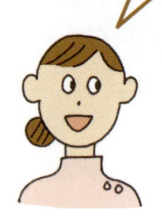

手術侵襲、基礎疾患などを考慮して乏尿時の輸液負荷を検討する必要があります。
例えば侵襲が大きい手術であれば、サードスペースへの体液の移動が多く、脱水に傾きやすいので、それを放置すると腎不全を発症する恐れがあります。もともと腎機能障害がある場合でも多めの輸液が無難でしょう(ただし、透析患者は除く)。
手術侵襲が小さく、腎機能も問題ないような患者では輸液は必要なく、過剰輸液による不利益のほうが大きくなる場合もあります。

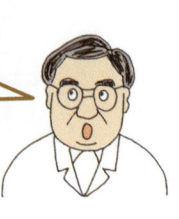

9 栄養管理

Q93 術後の持続点滴って必要？

A 必ずしも必要ではありません。

なぜ手術後に持続点滴を必要とするのか

手術後に持続点滴を必要とする理由は大きく分けて2つあります。

1. 持続的な静脈内薬剤投与が必要なとき

カテコラミンなど、急速に投与すると血中薬剤濃度の急激な上昇により致死的な状態を引き起こす可能性のある薬剤は時間をかけてゆっくり静脈内に投与します。プロスタグランジン製剤のフローラン®（肺高血圧症に対する注射薬）のような作用時間が極端に短い薬剤も、持続的に点滴静注する必要があります。

また、電解質のカリウムは、急速に静脈内に投与すると致死的な不整脈を起こすので絶対に行ってはなりません。

2. 静脈内への薬剤投与経路を確保する

静脈内投与ルートは即効性を期待する薬剤の投与経路として重要で、血圧が急に下がるような緊急時には末梢の静脈が虚脱するため確保が難しくなります。そこで、手術後状態が安定するまでは静脈内投与ルート（留置針）が血栓で閉塞しないように、持続点滴によりルートを確保しておく必要があります。

目的によっては必ずしも持続点滴が必要でない

消化器外科手術後は一時的に経口摂取ができなくなるため、水分・電解質・栄養素（エネルギー、ビタミン）などの補充を目的に輸液が行われます。大事なことは症例ごとに1日どれだけの水分、電解質、栄養素が必要かを決めることで、それを持続的に投与するか間欠的に投与するかは通常大きな問題にはなりません。事実、水・電解質代謝異常、呼吸不全、循環不全、腎不全といった病態が存在しない場合の術後輸液では、1日の必要量を2回に分けて朝・夕に点滴静注することもあります。

ただ、栄養素の投与には投与スピードの上限があり、例えばブドウ糖では5mg/kg/分以下、アミノ酸は10～15g/時以下、脂肪乳剤は脂肪として0.1g/kg/時以下にしなくてはいけません。最近では術後回復強化(enhanced recovery after surgery：ERAS → p.25 コラム）プロトコルの1つとして、過剰な輸液、ナトリウム負荷を避けることで縫合不全、イレウス（腸閉塞）、および心肺合併症を減少できることが証明され[1]、できるだけ早期に点滴を中止し、飲水を開始することが推奨されています。結腸がんの術後では手術翌日に持続点滴を中止して経口摂取を開始したほうが入院期間も短く、医療費の軽減にもつながりました（**表1**）。

表1 持続点滴の期間と術後経過*

持続点滴	術後6日間(n=163)	術後1日のみ(n=57)	P値	
術後合併症			0.878	有意差なし
あり	16 (9.8%)	6 (10.5%)		
なし	147 (90.2%)	51 (89.5%)		
術後在院日数(日)			<0.001	有意差あり
<8	26 (16.0%)	48 (84.2%)		
≧8	137 (84.0%)	9 (15.8%)		
入院医療費(万円)	110.1±25.0	100.8±16.6	0.006	

* 通常の結腸がん術後（和歌山県立医科大学第2外科）。手術翌日に持続点滴を中止して経口摂取を開始することで術後の入院期間も短く、医療費も軽減した。

持続点滴はどう行う？

一時的かつ短時間の点滴静注には通常の注射針（翼状針）が用いられます。点滴の終了時に抜針するので、次の点滴をするときには再度静脈内に注射針を留置する必要があります。また、点滴時には穿刺部を動かすと留置した注射針で静脈を傷つけ輸液が血管外に漏れてしまうことがあり、点滴中は動かないのが望ましいといえます。

一方、留置針は、テフロンないしポリウレタン製のやわらかい外筒を留置するので穿刺部の動きにも強く、長時間（48〜72時間程度）の留置に耐えます。何より留置中は新たに静脈確保をする必要はなく、点滴静注の安定性および簡便さでは明らかに留置針のほうが有用です。消化器疾患術後では経口摂取が十分摂れるようになるまでの一定期間は持続点滴静注を行うことが多くなっているため、留置針を用います。

なお、留置針を使って点滴を間欠的に行うためには、点滴終了後数時間経つと留置針内に凝血塊がつまり閉塞してしまうため、点滴終了時に留置針内をヘパリン液あるいは生理食塩液で満たしておく（ヘパリンロックあるいは陽圧ロック）必要があります。

(瀧藤克也)

文献
1. 飯島毅彦：周術期輸液の考え方の変遷. 日集中医誌 2012；19：578-585.

9 栄養管理

Q94 術後の経口栄養も推奨されているって本当？

A 本当です。術後早期経口栄養摂取は推奨されています。

術後早期経口栄養摂取とは？

「術後1または2病日以内にリキッドダイエット[*1]の経口摂取を開始し、適応状態をみながら通常食に復帰させること」とする定義が一般的に受け入れられています[1]。

目的としては、腸管運動回復促進や吻合部損傷治癒促進効果と考えられています。最近では、術後1病日（術後24時間）以内の摂取開始に限定されるようになってきています。

その根拠は？

侵襲の大きな消化器外科系手術、例えば食道切除や肝臓切除、膵頭十二指腸切除などの場合において、術直後の侵襲期がすぎると代謝動態も安定し、十分な栄養管理が可能となります。この際できる限り早期に経口・経腸栄養を開始することが大切です。

長期の絶食は腸管の絨毛上皮の萎縮を招き、腸管の有する免疫能を低下させるとともに腸管由来のペプチドやホルモンの分泌を減少させ、腸管内細菌叢の乱れやbacterial trans-location[*2]ならびに肝内胆汁うっ滞など、種々の合併症を惹起させることがあるためです。

しかし、高侵襲手術後早期には腸管運動回復遅延などにより3～5分粥食を開始しても、患者はあまり食べられていないのが現状です。

どんな方法で？

一般的には術後の消化吸収能としての腸管機能が良好か否かを検討し、不良であれば成分栄養剤を、腸管機能が良好であれば半消化態栄養剤を使用します。

糖尿病、肝疾患、腎疾患、呼吸器疾患、がんや免疫調整剤などの各種病態別栄養剤の使用の必要性も検討します。病態栄養剤の適応がなければ一般的な半消化態栄養剤として、液体半消化態栄養剤もしくは半固形化栄養剤の使用を考慮します。

いずれにしても術直後の一定期間（1～3日など）をリキッドダイエットにて対処し、その後の食事摂取開始・常食への移行までスムースに行うことが重要です[2]。　**（海堀昌樹）**

[*1] リキッドダイエット：経口栄養補給（oral nutritional supplements：ONS）を目的とする製剤であり、糖質を含む経口補水液、半消化態栄養剤、成分栄養剤に大別される（表1）。
[*2] bacterial translocation：腸管腔内の細菌や細菌が放出する毒素が腸管のバリア機構を突破して生体内へ侵入する病態。

文献
1. Petrelli NJ, Cheng C, Driscoll D, et al. Early postoperative oral feeding after colectomy：an analysis of factors that may predict failure. *Am Surg Oncol* 2001；8：796-800.
2. 寺島秀夫，福沢淳也，只野惣介，他：消化管吻合術後の絶飲食療法は必要か—早期経口栄養摂取のエビデンスと有用性—．特集 消化器疾患における絶飲食療法と栄養管理．消化器科 2007；45：18-24.

表1　リキッドダイエットの特徴

種類	半消化態栄養剤	消化態栄養剤	成分栄養剤
区分	食品と医薬品	食品と医薬品	医薬品のみ
代表的な製品	エンシュア・リキッド® エンシュア®・H （写真提供：アボット ジャパン株式会社）	ツインライン®NF （写真提供：株式会社大塚製薬工場）	エレンタール® エレンタール®P （写真提供：味の素製薬株式会社）
窒素源	タンパク質	オリゴペプチドアミノ酸	アミノ酸
脂肪	中	少～中	極少
流動性	よい	きわめてよい	
味	よい	悪い	
浸透圧	比較的低い	高い	
吸収速度	比較的ゆるやか → 比較的早い		

10 精神的ケア
（術後せん妄への対応）

　術前・術後の精神的ケアにはさまざまなことがあるはずですが、本書でも「術後せん妄への対応」とのテーマがあがっているように、現場ではもっぱら、せん妄の対応に苦慮している現実があります。せん妄は身体疾患や病態がもとで起こる精神症状なので、身体科で対応すべきであり、対応できるはずです。しかも、原因の改善と適切な対応（身体検索と身体管理）で短期間に改善する場合が多いのです。

　事前にリスクを評価したり、原因・誘因をできるだけ排除したりして予防することと、早期診断で迅速に対応することが重要です。そのためにチーム医療が教育的効果も含め、力を発揮すると考えています。

（甲斐利弘）

10 精神的ケア

Q95 そもそも術後せん妄は予防できないの？

A 早期発見、早期介入で予防できる可能性はあります。

せん妄とは、表1のような特徴をもちます。せん妄の要因は、術前・中・後のそれぞれにあります。術後せん妄は表2のような臨床的特徴をもち、しばしば、カテーテルや点滴の自己抜去、安静保持困難、昼夜逆転などが問題になります。

術前の予測と対策

予防対策は、まず術前の評価として、詳細な薬物服用歴の聞き取り、全身状態の評価、知覚・認知障害の発見、手術前の精神的ストレスの有無、神経心理学検査、高齢者専用麻酔計画の使用などの対策を行います。

また、患者本人の現在の状況だけでなく、家族から得られる術前の知的水準やADLに関する情報も、術後せん妄の危険因子の予測に重要です。

術後せん妄は、その危険因子を予測し、早期発見、早期介入を図ることが大事です。具体的には表3のような介入でせん妄の予防を図りましょう。

また、薬剤がせん妄の原因になっている場合もあります。せん妄の原因となる薬剤には、表4が挙げられます。

術中管理

術中管理としては、十分な酸素化と適切な組織灌流を得るための血圧維持、電解質異常

表1 せん妄の特徴

- 意識障害（現実認識における清明度の低下）
- 認知の変化（記憶欠損、失見当識、言語の障害など）
- 障害が短期のうちに出現し、1日のうちで変動する傾向
- 障害が一般的身体疾患の直接的な生理学的結果により引き起こされたもの

表2 術後せん妄の臨床的特徴

- 高齢者に多い
- 中等度以上の手術に多い
- 前駆症状として不眠や不安を訴えるものが多い
- 手術直後から発症するまでの間に、いわゆる意識清明期間があるものが多い
- 幻覚が主症状で、ときに興奮を伴うこともある
- 特に重大な合併症を併発しなければ、通常は1週間以内に消退する
- 軽快したのち、後遺症を残さない。認知症が進行したように見えるときは、新たな脳梗塞の発症の可能性を考えたほうがよい

表3 術後せん妄の危険因子と術前の予防策

- 年齢（60歳以上）
- 長時間の手術（4時間以上）
- アルコール依存
- 精神病の既往
- 認知症の合併、せん妄の既往など
- 検査データの明らかな異常（貧血、電解質異常など）
  　原因となる疾患の精査・治療
- 術後疼痛
  　薬物療法を中心とした疼痛コントロールなど
- せん妄を引き起こすことのある薬剤の服用など
  　せん妄を引き起こす薬剤（表4）のチェックを行う
  　原因となりうる薬剤を使用している場合、主治医と相談し、できる限り中止する

表4　せん妄を起こす可能性のある原因薬剤

薬効分類	代表的薬剤
モルヒネ製剤	●モルヒネ塩酸塩　●モルヒネ硫酸塩
合成麻薬	●ペチジン　●フェンタニル
麻薬拮抗性鎮痛剤	●ペンタゾシン　●ブプレノルフィン
三環系抗うつ薬	●アミトリプチリン　●イミプラミン　●アモキサピン
パーキンソン病治療薬	●セレギリン　●トリヘキシフェニジル塩酸塩　●カベルゴリン　●ブロモクリプチン　●アマンタジン
気管支拡張薬	●テオフィリン
鎮痙薬	●ブチルスコポラミン　●アトロピン
H_2遮断薬	●ファモチジン
抗コリン薬	●ベンプロペリン
抗ヒスタミン薬	●ジフェンヒドラミン　●クロルフェニラミンマレイン酸
抗ウイルス薬	●アシクロビル
インターフェロン製剤	●IFN-α　●IFN-α2a　●IFN-α2b

の補正、適切な薬物使用量、使用する薬物の種類を最小限にとどめる、アトロピン、フルラゼパム、スコポラミンの使用を避けるなどが挙げられます。

術後の対応

術後対策としては、まず**図1**のように環境整備を行います。術後の疼痛管理も適切に行う必要があります。

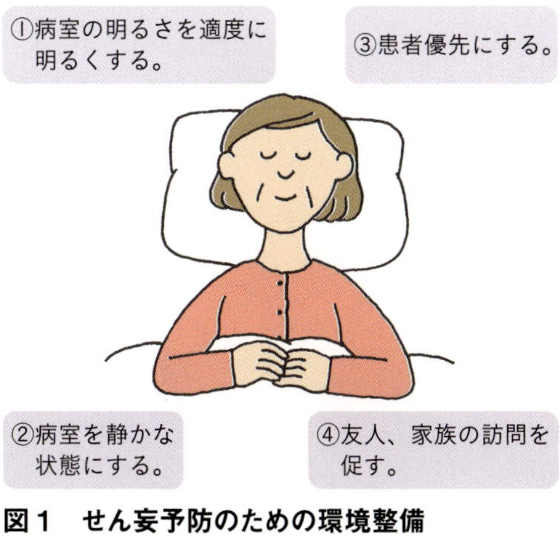

①病室の明るさを適度に明るくする。
②病室を静かな状態にする。
③患者優先にする。
④友人、家族の訪問を促す。

図1　せん妄予防のための環境整備

発症した場合は早期発見、早期介入が重要

せん妄が発症した場合の対応としては、原因の除去（原疾患の治療、原因薬物の除去）、環境調整が基本となります。

せん妄が起こった場合、原因薬剤（**表4**）は中止が望ましいですが、薬剤が原因であるかは可能性であって、さまざまな要因の1つにすぎず、患者の病態から中止できない薬剤もあります。中止するかどうかは主治医とよく相談する必要があります。

（佐々木　剛）

文献
1. 石川純, 矢部辰一郎：ここが知りたい他科知識　周術期の対応　術後せん妄の管理法は？. JOHNS 2007；23：405-407.
2. Parikh SS, Chung F. Postoperative delirium in the elderly. *Anesth. Analg* 1995；80：1223-1232.
3. 山城守也：高齢者術後精神障害とその対策. 消化器外科 1991；14：65-71.
4. 畝本賜男：術後合併症. Clinical Pharmacist 2013；3：29.

10 精神的ケア

Q96 ベンゾジアゼピンはせん妄を誘発する場合が多いけれど、リスクが高いのはどんな人？

A ベンゾジアゼピン系薬剤は、せん妄の原因の1つです。直接因子、誘発因子、準備因子を背景にもつ患者はリスクが高いといえます。

せん妄をきたす薬剤

せん妄の原因としては薬剤によるものが最も多く（**表1**）、その薬剤のなかでもオピオイドと並んで最も多いのが、ベンゾジアゼピン系薬剤です。睡眠薬、抗不安薬としてよく使用されていますが、せん妄の原因の1つとなっています。

表1　せん妄をきたす主な薬剤

- オピオイド
- ベンゾジアゼピン
- ステロイド
- 抗ヒスタミン薬
- 抗コリン薬

さまざまな因子が絡み合い出現する

せん妄はさまざまな因子が影響し、出現します。せん妄の主たる症状は意識障害で、身体状況の悪化や投与した薬剤などにより出現する精神症状です。そのため、必ず、身体要因や薬物などの原因が背景に存在します。

せん妄はさまざまな因子が絡み合って出現し、その因子は直接因子、誘発因子、準備因子の3つの因子に大別されます（**表2**）。その因子を多く背景にもつ患者がせん妄のリスクが高いといえます。

（引地克仁）

表2　せん妄の因子

直接因子 単一で意識障害をきたしうる要因	・せん妄をきたす薬剤の使用 ・依存薬物（アルコールなど）からの離脱 ・脳血管障害、脳炎などの中枢神経疾患 ・感染症、電解質異常、呼吸不全、貧血、腎機能障害、重度外傷などの全身性疾患
誘発因子 単独ではせん妄を誘発しないが、せん妄を増悪させる要因となる	・疼痛、便秘、脱水、尿閉などの不快な症状 ・抑うつ、不眠などの精神的要因 ・環境変化（入院、明るさ、騒音） ・不眠
準備因子 せん妄の準備状態となる因子	・高齢 ・認知機能障害 ・アルコール多飲 ・重篤な身体疾患 ・頭部疾患やせん妄の既往 ・侵襲度の高い手術前

10 精神的ケア

Q97 せん妄の患者には、まず何をしたらいいの？

A 「せん妄の原因・誘因」および「せん妄を悪化させうる要因」のうち、対応可能なものへの対応を行うことです。薬物治療はその次です。

薬物治療の前にすべきこと

　手術を受ける患者の高齢化が進み、せん妄は頻度の高い術前・術後合併症になっています。このため、すべての病棟および担当スタッフがせん妄への対応についての知識をもつことが望まれます。

　せん妄の原因となる因子は多数あります[1]（→ Q96）。これらの因子が同時に複数存在することも多く、原因が明確に区別できないことも少なくありません。これらの因子のなかで対応可能な状況については、薬物治療の前にそれを取り除くか軽減することでせん妄の消失または改善が期待できます。

薬物治療はどのように行う？

　せん妄への薬物治療（表1）は、前述の対応を行った後、またはそれと並行して検討することになります。

　せん妄は通常、「過活動型」「低活動型」「混合型」に分類されます（表2）。

　過活動型せん妄には抗精神病薬が使用されることが多く、ハロペリドールは循環動態への影響や抗コリン性の副作用が少なく、かつ注射剤もあるために使いやすく、しばしば使

表1　せん妄の薬物療法

1. **内服が困難あるいはできない場合**
   ① ハロペリドールの静脈内投与：1-2Aずつ持続点滴に入れるか、50〜100mLの生理食塩水で希釈して点滴投与
   ② リスペリドン内用液、オランザピン・ザイディス（口腔内崩壊錠）（用量は「3. 内服可能で興奮を伴わない場合」と同じ）

2. **内服可能で興奮を伴う場合**
   ① 抗精神病薬
   　ハロペリドール：初期投与量 0.5〜2mg
   　リスペリドン　：初期投与量 0.5〜2mg
   　オランザピン　：初期投与量 2.5〜5mg
   　クエチアピン　：初期投与量 25〜50mg
   　（効果不十分な場合には同量程度の追加を繰り返す）
   ② 気分安定薬の併用
   　必要に応じて抗精神病薬に併用
   　初期投与用：バルプロ酸ナトリウム（100〜200mg）、
   　　　　　　　カルバマゼピン（100〜200mg）

3. **内服可能で興奮を伴わない場合**
   　ミアンセリン：10〜30mg
   　トラゾドン　：25〜100mg

表2 せん妄の3型

型名	特徴	留意事項
過活動型	落ち着きのなさ、焦燥（そわそわ感）、手足の急激な運動、不眠、興奮、幻覚、妄想	・危険行為への対応が必要 ・薬物治療の効果があることも
低活動型	自発性運動の低下（無表情、無気力、発語の減少）、周囲の状況に対する認識・反応性の低下、傾眠傾向	・過活動型より見逃されやすい ・薬物治療の効果は未定 ・うつ病・認知症との鑑別必要
混合型	過活動型と低活動型の両方の特徴が混在	・治療方法は個別に検討必要

Lipowski ZJ：Delirium in the elderly patient. *N Engl J* 1989；320：578-582. より

用されます。クエチアピンとリスペリドンについては、その有効性についての無作為化比較試験によるエビデンスも示されています[2]。

低活動型せん妄に対する薬物治療の効果についてのエビデンスは限定的です[2]。実際の薬の選択には、患者の全身状態、合併症、薬物の副作用の可能性、可能な投薬経路、薬剤の相互作用などを考慮して個別的に検討します。なお、薬物を使用する場合には安全確保（転倒防止など）のために夜間の身体拘束を行う必要が出てくることもあります。

（田中政宏）

文献
1. 井上真一郎, 内富庸介：せん妄の要因と予防. 特集 せん妄の臨床, 臨床精神医学 2013；42：289-297.
2. 明智龍男：せん妄の向精神薬による対症療法と処方計画. 特集 せん妄の診断と治療の現在Ⅰ, 精神科治療学 2013：28：1041-1047.

10 精神的ケア

Q98 術後せん妄が見られる患者の夜間対応はどうする？

A 対症的にまず安全確保を優先するとともに、要因をアセスメントし（→Q96）、その要因に対して治療・ケアします。

術後せん妄時のリスクは？

表1に示したせん妄の症状のため、大声を出す、転倒、点滴などルート類の自己抜去、安静度指示が守れず治療経過に支障をきたすなどのリスクが考えられます。

リスクから患者を守る（安全確保）方法は？

せん妄が予測できるケースでは患者が安心できる環境にするため、あらかじめ家族に協力を求め術後はできるだけ面会を遅くまでしてもらい、必要であれば夜間の付き添いを依頼します。

できるだけルート類は患者の目に入らないように、点滴台の位置を工夫し、ルートは手が届かないところを通し、自己抜去に至らない工夫をしておきます。また、苦痛を最小限にするよう疼痛コントロールや体位をこまめに整えるようにします。

夜間緊急時の対応としては、会話できるようであれば落ち着きを取り戻せるようにはたらきかけます。会話できない状態や、会話では落ち着くことができない場合は、薬物により精神運動興奮を抑え睡眠を確保します。しかし、なかなか効果が得られないこともあります。その場合、詰所近くにベッドを移動するなどして、常に看護師がそばにいる環境にします。

それが難しいときはやむを得ず拘束することも必要となるでしょう。ただし、不安でいっぱいな状況で拘束することは恐怖を抱かせることになり、状況を悪化させ、長期化させてしまう可能性があります。長期化防止のためには、毎日、皮膚、循環のチェックと危険因子のチェックを行い、医師と確認する必要があります。それに加えて、できるだけそばで見守れる環境を整え、状況を説明し安心できるようにかかわることが大切です。

（堀　治）

表1　せん妄の症状

- 不安
- 抑うつ
- 不穏
- 意識混濁
- 昼夜逆転
- 注意力の集中・維持困難
- 短気
- 独語
- 興奮
- 記憶力障害
- 失見当識（日時・場所）
- 構語障害
- 幻覚・妄想　など

文献
1. 古家仁編著：術後精神障害 せん妄を中心とした対処法. 真興交易, 東京, 2003.

10 精神的ケア

Q99 せん妄で処方された薬剤、投与に注意しなければならない状況って？

A せん妄に対して投与する薬剤の副作用・投与する時間、併存する身体疾患などに注意します。

■ ハロペリドールなどの少量投与が第1選択

　せん妄の薬物療法には、抗コリン作用（せん妄を悪化させる）や抗アドレナリン作用（心血管系・呼吸器系に影響を及ぼす）がほとんど見られないハロペリドールなど、ブチロフェノン系薬剤の少量投与が第1選択となります。最近はリスペリドン、オランザピン、クエチアピンなどの非定型向精神薬も少量で使用されます。なお、オランザピンとクエチアピンは糖尿病および糖尿病の既往のある患者には禁忌です。

　抗不安薬や睡眠薬として用いられるベンゾジアゼピン系薬剤やバルビツール薬剤は、せん妄や過鎮静をきたす恐れがあり、ブチロフェノン系薬剤などと併用する場合以外は、せん妄の治療として使用されることはほとんどありません。

■ 薬物の相互作用に注意

　やむを得ず向精神薬を併用する場合や、身体疾患に対する治療薬を投与されている場合には、薬物相互作用に注意します。薬の組み合わせによって、血中濃度が上昇したり、下降したりするので、薬の効果が減弱して薬が効きにくくなったり、薬の効果が増強して副作用や中毒症状が出現したりします。

■ 投薬は夕方～夜間に比重をおく

　せん妄の症状は夕方から夜間にかけて増悪することが多いので、夜間に比重をおいた投薬の仕方が合理的です。しかし、高齢者では少量の向精神薬であっても翌日に持ち越し、日中に傾眠・過鎮静となりがちなので、薬物の服用時間を夕食後や午後3～4時ごろに早めると、ほどよい鎮静効果が得られます。

　せん妄の原因あるいは併存する身体疾患によって、薬物療法を行ううえでの注意すべき点を**表1**にまとめました。

（甲斐利弘）

文献
1. 平沢秀人，一瀬邦弘：せん妄. 松下正明総編集, 臨床精神医学講座10 器質・症状性精神障害，中山書店，東京，1997：10-26.
2. 八田耕太郎：せん妄の治療指針. 星和書店，東京，2005：37-38.

表1　せん妄の原因あるいは併存する身体疾患別の薬物療法

せん妄の原因あるいは併存する身体疾患	推奨	注意点
頭部外傷	バルプロ酸ナトリウム、カルバマゼピンが抗精神病薬より優先する	フェノチアジン系薬剤はけいれん閾値が低下するので好ましくない
パーキンソン病	錐体外路症状増悪の危険が少ないクエチアピンがよい	
AIDS		錐体外路症状が出やすいので抗精神病薬は少ない量で処方
認知症		薬物療法に対する反応は部分的で、副作用に注意
呼吸器疾患		ベンゾジアゼピン系薬剤は筋弛緩作用のため使用しない
循環器疾患		不整脈が悪化しないか心電図で監視する
肝機能障害	ハロペリドールが代謝面で有利	
腎機能障害		初期投与量は控えめにする
消化器疾患	内服できない期間はハロペリドールを点滴投与	
アルコール離脱せん妄	ベンゾジアゼピン系薬剤（ジアゼパム）を投与。興奮が著しいおよび幻覚が強いときは抗精神病薬を使用または併用する	
妊娠・授乳期	ハロペリドールが最もよい	ただし、ハロペリドールは日本のみ妊婦に投与禁忌

最近よく使われる抑肝散（よくかんさん）にはどういう効果があるのですか？

認知症の増悪やせん妄の予防に効果があります。抑肝散のよいところは、神経興奮作用をもつグルタミン酸の作用を抑制することでその効果を発揮するのですが、ドパミンやセロトニンの神経系への影響がないため、ADLを低下させません。特に高齢者には使いやすいですね。

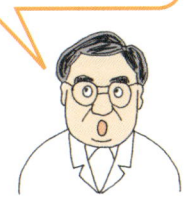

[10 精神的ケア]

Q100 せん妄の治療薬は内服薬がほとんどだけれど、絶飲食中はどうするの?

A 経口投与以外、静脈内投与可能な薬剤はハロペリドールです。

状況に応じて静脈内投与を

唯一、静脈内投与可能な薬剤はハロペリドール（セレネース®）です。1～2A（5～10mg）ずつ持続点滴に混ぜるか、50～100mLの生理食塩水で希釈して点滴投与します。心電図でQTc延長や心室性不整脈などを観察する必要があります。

睡眠リズムをつけるためにも夕方以降に投与量が多くなるように設定することが望ましいです。

原因検索のための頭部精査（CTやMRI）等で静止を必要とする場合、ハロペリドールの点滴のみでは鎮静を得ることが困難なことがあります。その際、せん妄自体の治療には好ましくないベンゾジアゼピン系薬剤を使用せざるを得ないことがあります。具体的には、ミダゾラム（ドルミカム®）やフルニトラゼパム（ロヒプノール®、サイレース®）を使用します。

各薬剤1～2Aを生理食塩水で希釈し計20mLとし、目視下に入眠するまで緩徐に静脈投与を行います。なお、呼吸抑制のリスクがあるためSpO$_2$の測定は必須であり、呼吸抑制が発現した際は迅速にフルマゼニル（アネキセート®）の投与を行ってください。バッグバルブマスクの携行も忘れないでください。

点滴ルートの確保が困難な場合

興奮が非常に強く点滴ルートを確保することすら困難な場合は、セレネース®の筋肉注射（0.5～1A/2.5～5mg）があります。海外ではミダゾラム（ドルミカム®）を舌下投与あるいは点鼻投与（0.5～1A）することがあります。その際、鎮静がかかるのに5～15分要します。

（林　皓章）

文献
1. 八田耕太郎：せん妄の治療指針. 星和書店, 東京, 2005：37-38.

索引

和文

あ
アスピリン ……………………………………… 4
圧痛点 …………………………………………… 79
アルギニン ……………………………………… 157

い
胃管 ……………………………………………… 150
胃薬 ……………………………………………… 77
一次治癒 ………………………………………… 81
いびき様呼吸 …………………………………… 38
イレウス ………………………… 127, 130, 145, 150
イレウス管 ……………………………………… 150
飲水 ……………………………………………… 14
インスリン ……………………………………… 46
　――注射 ……………………………………… 47
　――抵抗性 …………………………………… 14
インフォームドコンセント …………………… 3

う
運動神経麻痺 …………………………………… 139

え
エアリーク ……………………………………… 103
栄養 ……………………………………………… 148
　――管理 ……………………………………… 143
　――素 ………………………………………… 159
　――補助食品 ………………………………… 159
遠隔部位感染 …………………………………… 117
嚥下機能評価 …………………………………… 147
炎症所見 ………………………………………… 49
炎症性サイトカイン …………………………… 40

お
嘔気 ……………………………………………… 100
黄色ブドウ球菌 ………………………………… 117
悪寒戦慄 ………………………………………… 119
オピオイド ……………………………… 53, 65, 174

か
咳嗽 ……………………………………………… 80
開腹手術 ………………………………………… 58
開放式ドレーン ………………………………… 94
ガウン …………………………………………… 123
　――テクニック ……………………………… 123
加温 ……………………………………………… 44
下顎挙上法 ……………………………………… 38
下肢運動 ………………………………………… 140
過剰栄養 ………………………………………… 165
下垂手 …………………………………………… 139
下垂足 …………………………………………… 139
過鎮静 …………………………………………… 178
活性化部分トロンボプラスチン時間
　…………………………………………………… 6
かつら …………………………………………… 29

カテーテル ……………………………………… 93
　――遺残 ……………………………………… 109
　――関連血流感染症 ………………… 117, 121
緩下剤 ……………………………………… 13, 23
間欠的空気圧迫法 …………………… 132, 140
肝硬変 …………………………………………… 100
がん告知 ………………………………………… 2
患者自己調節鎮痛法 …………………………… 65
関節拘縮 ………………………………………… 32
感染 …………………………………………… 86, 100
　――対策 ……………………………………… 113
　――徴候 ……………………………………… 86
浣腸 ……………………………………………… 23
漢方薬 …………………………………………… 162

き
気管挿管 ………………………………………… 15
気胸 ……………………………………………… 103
気道閉塞 ………………………………………… 39
ギャッチアップ ……………………………… 36, 126
急性創傷 ………………………………………… 82
急性副腎不全 …………………………………… 8
休薬 …………………………………………… 4, 6
仰臥位 …………………………………………… 126
強化インスリン療法 …………………………… 46
胸腔ドレーン …………………………………… 103
胸腔内出血 ……………………………………… 49
胸水 …………………………………………… 49, 103
局所陰圧閉鎖量法 ……………………………… 91
筋萎縮 …………………………………………… 32

く
クモ膜下麻酔 …………………………………… 60
クランプテスト ………………………………… 107
クーリング ……………………………………… 42

け
経口栄養 ………………………………………… 169
経口血糖降下薬 ……………………………… 26, 47
経口摂取 ……………………………… 144, 145, 153
経口補水 ………………………………………… 24
経腸栄養剤 ………………………………… 153, 154
経腸栄養法 ……………………………………… 154
経皮的動脈血酸素飽和度 ……………………… 34
血液凝固因子 …………………………………… 163
血液培養 ………………………………………… 119
血胸 ……………………………………………… 103
血栓塞栓症 …………………………………… 4, 6
血糖コントロール ……………………………… 46
血糖値 ………………………………………… 26, 46
解熱薬 …………………………………………… 40
下剤 ……………………………………………… 13
減圧チューブ …………………………………… 150

こ
高カロリー輸液 ………………………………… 153

抗凝固薬 …………………………………… 4, 136
抗菌薬 …………………………………… 115, 119
　――関連下痢症 ……………………………… 117
　――追加投与 ………………………………… 118
　――の投与期間 ……………………………… 118
　――の予防投与 ……………………………… 115
抗血小板薬 ……………………………………… 4
抗血栓薬 ……………………………………… 4, 6
高血糖 …………………………………………… 46
鉱質コルチコイド ……………………………… 8
高体温 …………………………………………… 42
喉頭浮腫 ………………………………………… 39
高度無菌遮断予防策 …………………………… 122
高濃度栄養剤 …………………………………… 155
高濃度酸素吸入 ………………………………… 90
高濃度酸素投与 ………………………………… 35
抗不安薬 ………………………………………… 178
硬膜外カテーテル ……………………………… 60
硬膜外血腫 ……………………………………… 109
硬膜穿刺後頭痛 ………………………………… 109
硬膜外膿瘍 ……………………………………… 109
硬膜外PCA ……………………………………… 70
硬膜外麻酔 …………………………………… 58, 60
硬膜穿刺後頭痛 …………………………… 36, 109
誤嚥性肺炎 …………………………………… 14, 128
呼吸器感染症 …………………………………… 117
呼吸訓練 ………………………………………… 10
呼吸不全 ………………………………………… 10
告知 ……………………………………………… 2
個人防護具 …………………………………… 86, 114
コルチゾール …………………………………… 8
　――分泌調節 ………………………………… 8

さ
細菌 ……………………………………………… 117
臍処置 …………………………………………… 19
サイトカイン …………………………………… 40
採尿バッグ ……………………………………… 105
サージカルマスク ……………………………… 124
サードスペース ………………………………… 50
酸素投与 …………………………………… 34, 90

し
自己血糖測定 …………………………………… 47
事故（自己）抜去 ……………………………… 104
持続吸引ドレーン ……………………………… 101
持続点滴 ………………………………………… 167
自動運動 ………………………………………… 137
自動周期呼吸法 ………………………………… 80
自発呼吸 ………………………………………… 39
シバリング ……………………………………… 42
脂肪壊死 ………………………………………… 84
瀉下剤 …………………………………………… 13
シャワー浴 …………………………………… 16, 112
手指衛生 ………………………………… 86, 114, 123
手術創 ………………………………………… 82, 86

181

手術部位感染 …… 16, 86, 90, 113, 115	**す**	腸管洗浄 …… 12
手術用手袋 …… 30	膵液 …… 100	──剤 …… 12
術後安静臥床 …… 32	──漏 …… 98	腸管浮腫 …… 12
術後イレウス …… 127	膵管チューブ …… 102	腸管麻痺 …… 79
術後悪心・嘔吐 …… 52, 147	睡眠薬 …… 21, 178	長期臥床 …… 128, 130
術後回復強化 …… 47	頭痛 …… 36	腸蠕動 …… 127
術後合併症 …… 32, 34, 125	ステロイド …… 8	──音 …… 79
術後出血 …… 98, 100, 101	──カバー …… 8	腸内細菌 …… 117
術後せん妄 …… 171, 172, 177	──ホルモン …… 8	腸閉塞 …… 130, 145, 150
術後創の管理 …… 81	ストレスホルモン …… 14	治療的ドレーン …… 99
術後体位 …… 33		鎮静スケール …… 54
術後段階食 …… 148	**せ**	鎮静薬 …… 27
術後低酸素血症 …… 34	精神的ケア …… 171	鎮痛薬 …… 65, 67, 68, 128
術後疼痛 …… 73	清澄水 …… 15, 24	
術後尿量 …… 50	制吐薬 …… 53	**つ**
術後の観察 …… 31	成分栄養剤 …… 153, 154	通過障害 …… 153
術後の持続点滴 …… 167	脊髄クモ膜下麻酔 …… 36	通常食 …… 149, 153
術後の体温管理 …… 44	脊椎麻酔 …… 36	
術後の発熱 …… 40	絶飲食 …… 24, 144, 147, 152, 180	**て**
術後の輸液 …… 165	舌根沈下 …… 38	低アルブミン血症 …… 49
術後肺炎 …… 20, 128	セットポイント …… 42	低栄養 …… 157
術後無気肺 …… 10	穿刺針 …… 36	低血圧 …… 109
術前インスリン療法 …… 47	全身性炎症反応症候群 …… 119	低血糖 …… 46
術前オリエンテーション …… 2	全身麻酔 …… 34, 38	低侵襲手術 …… 58
術前休薬 …… 4	全脊髄クモ膜下麻酔 …… 61	ディスポーザブルパンツ …… 88
術前抗菌薬投与 …… 117	蠕動運動 …… 79, 127	低体温予防 …… 40
術前呼吸訓練 …… 10	蠕動痛 …… 79	剃毛 …… 17
術前準備 …… 17	蠕動麻痺 …… 145	手袋 …… 30
術前内服 …… 26	前投薬 …… 27	デュープルドレーン …… 95
術前の処置 …… 1	せん妄 …… 54, 174, 175	転倒 …… 130
術前の絶飲食 …… 24		天然濃厚流動食 …… 154
術前の説明 …… 3	**そ**	
術前の輸液 …… 24	創感染 …… 84	**と**
術中体位 …… 139	早期離床 …… 32, 125, 140	糖質コルチコイド …… 8
術直前の飲水 …… 14	創傷治癒過程 …… 81, 84	疼痛 …… 58
受動的ドレーン …… 96	創部の被覆 …… 86	──緩和 …… 63
循環 …… 31	足関節運動 …… 140	──対策 …… 57
峻下剤 …… 13	足関節血圧 …… 138	糖尿病薬 …… 47
消化管 …… 159	足関節上腕血圧比 …… 136, 138	頭部後屈・顎先挙上法 …… 38
──運動 …… 127		特殊組成経腸栄養剤 …… 154
──の通過障害 …… 21	**た**	ドレッシング …… 82
──の閉塞 …… 145	体位変換 …… 36	ドレナージ …… 93, 96
消化態栄養剤 …… 154	体温 …… 42	ドレーン …… 93
上気道炎 …… 20	──管理 …… 40, 44	──抜去 …… 111
消毒 …… 84	──調節中枢 …… 42	トロンビン …… 163
──薬 …… 84	大建中湯 …… 161	
情報ドレーン …… 99, 101	代謝 …… 31	**な**
静脈血栓塞栓症 …… 132	体性痛 …… 79	内臓痛 …… 79
食事開始の時期 …… 145	多角的鎮痛 …… 73	
褥瘡 …… 32	他動運動 …… 137	**に**
除毛 …… 17	胆汁 …… 100	入浴 …… 16, 112
侵害受容性疼痛 …… 80	──チューブ …… 102	尿 …… 50
神経障害性疼痛 …… 80	──漏 …… 98	──量 …… 50
神経麻痺 …… 139	弾性ストッキング …… 132, 134, 140	尿道カテーテル …… 22, 105, 107
人工呼吸器関連肺炎 …… 54	痰の排出 …… 10	尿路感染 …… 22, 105, 117
人工濃厚流動食 …… 154		
深呼吸 …… 10	**ち**	**の**
滲出液 …… 84	知覚神経 …… 60	膿胸 …… 103
深部静脈血栓症 …… 128, 131, 142	──麻痺 …… 139	脳脊髄液 …… 36
腎不全 …… 50	中心静脈カテーテル …… 121	能動的ドレーン …… 96
	腸液 …… 153	膿瘍 …… 49

は

- 排液 ·· 98
  - ──の色調 ································ 98
  - ──の性状 ································ 98
  - ──バッグ ·································103
- 肺炎 ··· 10, 32
- 排ガス ····································· 144, 153
- 敗血症 ···119
- 肺血栓塞栓症 ················ 129, 131, 142
- 肺塞栓症 ·· 32
- 排痰 ·· 80
- 背部痛 ···109
- 排便 ··153
- 廃用症候群 ····································128
- バクテリアルトランスロケーション ······ 151
- バージャー病 ································136
- 発熱 ·············· 20, 40, 42, 100, 119, 153
- バルビツール薬剤 ·························178
- ハロペリドール ·····························180
- 半消化態栄養剤 ····················· 153, 154
- 反跳痛 ·· 79

ひ

- ひげ ·· 29
- 非ステロイド性抗炎症薬 ·············· 70
- 皮膚の観察 ······································ 86
- 標準予防策 ················ 86, 113, 114, 122
- 病態別経腸栄養剤 ·························154
- 表皮ブドウ球菌 ·····························117
- 頻脈 ··100

ふ

- ファーラー位 ·································126
- フィルムドレッシング ···················· 82
- 腹腔鏡手術 ······································ 58
- 腹腔ドレーン ·································· 99
- 腹腔内感染 ······································ 49
- 腹腔内出血 ······································ 49
- 腹腔内膿瘍 ······································ 49
- 腹式呼吸 ·· 10
- 副腎皮質ホルモン ·························· 8
- 副腎不全 ·· 8
- 腹水 ··· 49, 100
- 腹帯 ·· 88
- 腹痛 ·· 100, 153
- 腹膜炎 ····································· 49, 100
- 腹膜刺激症状 ································100
- プリーツドレーン ·························· 95
- ブレークドレーン ·························· 95
- プロトロンビン時間国際標準比 ···· 6

へ

- 閉鎖式ドレーン ······························ 94
- 閉鎖性ドレッシング ······················ 90
- 閉塞性動脈硬化症 ·························136
- ヘパリンナトリウム ··············· 6, 136
- 便汁 ··100
- ベンゾジアゼピン系薬剤 ····· 174, 178
- ペンローズドレーン ······················ 95

ほ

- 膀胱訓練 ··107
- 縫合不全 ····················· 49, 98, 100, 152
- 乏尿 ··· 50, 166
- 保温 ·· 44

ま

- マキシマル・バリアプリコーション ······ 122
- 枕 ·· 38
- 麻酔 ··· 36, 67
- 麻酔覚醒 ·· 21
- 末梢動脈疾患 ························ 136, 138
- マニキュア ······································ 18
- 麻痺性イレウス ····························100
- 慢性閉塞性肺疾患 ·························· 10

み

- ミルキング ····································102

む

- 無気肺 ·································· 10, 32, 49, 128
- 無尿 ·· 50
- ムンテラ ·· 3

め

- メチシリン耐性黄色ブドウ球菌 ···· 117
- 免疫栄養 ··157
- 免疫強化栄養剤 ····························157
- 免疫調整栄養剤 ····························157
- 免疫賦活化経腸栄養剤 ·················154

や

- 薬物相互作用 ································178

ゆ

- 輸液 ··· 24, 143

よ

- 予防鎮痛 ·································· 67, 68
- 予防的ドレーン ······························ 99

り

- リキッドダイエット ·····················169
- 離床 ·· 125, 128
- 六君子湯 ··162
- 利尿薬 ·· 49
- 流動食 ··149
- リンパ漏 ·· 98

ろ

- 瘻孔 ··153

わ

- ワルファリンカリウム ················ 4, 6

略語・欧文

- ABI (ankle brachial pressure index) ······························· 136, 138
- ACBT (active cycle of breathing technique) ··································· 80
- APTT (activated partial thromboplastin time) ···················· 6
- ASO (arteriosclerosis obliterans) ···· 136
- B型肝炎ウイルス ··························114
- CO_2ナルコーシス ·························· 35
- CRBSI (catheter related blood stream imfection) ············ 117, 121
- CVC (centrsl venous catheter) ······121
- C型肝炎ウイルス ··························114
- D-dimer ··142
- DDS (drug delivery system) ········· 72
- DVT (deep vein thrombosis) ·· 128, 131, 142
- ERAS (enhanced recovery after surgery) ·································· 25, 44
- ERASプロトコル ····························· 25
- HBV ··114
- HCV ··114
- IED (immune-enhancing diet) ···· 157
- IMD (immune-modulating diet) ··· 157
- immunonutrition ····························157
- IV-PCA (intravenous patient controlled analgesia) ······· 58, 64, 70
- MRSA (methicillin-resistant *Staphylococcus aureus*) ··········117
- NPWP (negative pressure wound therapy) ······································ 91
- NSAIDs (non-steroidal anti-inflammatory drugs) ······················ 67, 70, 72, 75, 77
- ONS (oral nutritional supplements) ·· 169
- overfeeding ·····································165
- PAD (peripheral arterial disease) ··· 136, 138
- PCA (patient controlled analgesia) ·· 64, 65
- PCAポンプ ······································ 65
- PONV (postoperative nausea and vomiting) ······························ 52, 147
- PPE (personal protective equipment) ···························· 86, 114
- PTE (pulmonary thromboembolism) ······ 129, 131, 142
- PT-INR (prothrombin time: International Normalized Ratio) ······ 6
- RI (remote infection) ·····················117
- SIRS (systemic inflammtory response syndrome) ··············119
- SP (standerd precautions) ····· 86, 113
- SpO_2 ··· 34, 38
- SSI (surgical site infection) ················· 16, 86, 90, 113, 115
- TAO (thromboangitis obliterans) ···· 136
- T字帯 ·· 88
- VAP (ventilator associated pneumonia) ································ 54

術前・術後ケアの
「これって正しい？」Q&A100

2014年5月25日　第1版第1刷発行	編　著	西口　幸雄
	発行者	有賀　洋文
	発行所	株式会社　照林社
		〒112-0002
		東京都文京区小石川2丁目3-23
		電話　03-3815-4921（編集）
		03-5689-7377（営業）
		http://www.shorinsha.co.jp/
	印刷所	大日本印刷株式会社

●本書に掲載された著作物（記事・写真・イラスト等）の翻訳・複写・転載・データベースへの取り込み、および送信に関する許諾権は、照林社が保有します。
●本書の無断複写は、著作権法上での例外を除き禁じられています。本書を複写される場合は、事前に許諾を受けてください。また、本書をスキャンしてPDF化するなどの電子化は、私的使用に限り著作権法上認められていますが、代行業者等の第三者による電子データ化および書籍化は、いかなる場合も認められていません。
●万一、落丁・乱丁などの不良品がございましたら、「制作部」あてにお送りください。送料小社負担にて良品とお取り替えいたします（制作部　☎0120-87-1174）。

検印省略（定価はカバーに表示してあります）
ISBN978-4-7965-2321-9
©Yukio Nishiguchi/2014/Printed in Japan